临床泌尿外科治疗

焦念辉 ◎ 著

吉林科学技术出版社

图书在版编目（CIP）数据

临床泌尿外科治疗 / 焦念辉著. —— 长春 :吉林科学技术出版社, 2019.5
ISBN 978-7-5578-5601-4

Ⅰ.①临… Ⅱ.①焦… Ⅲ.①泌尿系统疾病–外科学–治疗 Ⅳ.①R699.05

中国版本图书馆CIP数据核字(2019)第108744号

临床泌尿外科治疗
LINCHUANG MINIAO WAIKE ZHILIAO

出 版 人　李　梁
责任编辑　李　征　李红梅
书籍装帧　山东道克图文快印有限公司
封面设计　山东道克图文快印有限公司
开　　本　787mm×1092mm　1/16
字　　数　313千字
印　　张　13.25
印　　数　3000册
版　　次　2019年5月第1版
印　　次　2020年6月第2次印刷

出　　版　吉林科学技术出版社
发　　行　吉林科学技术出版社
地　　址　长春市福祉大路5788号出版集团A座
邮　　编　130000
发行部电话/传真　0431-81629529　81629530　81629531
　　　　　　　　　81629532　81629533　81629534
储运部电话　0431-86059116
编辑部电话　0431-81629508
网　　址　http://www.jlstp.net
印　　刷　北京市兴怀印刷厂

书　　号　ISBN 978-7-5578-5601-4
定　　价　98.00元

前　言

　　医学科技日新月异,各种新技术、新设备、新的诊治手段不段涌现。在医疗技术水平大发展的背景下,泌尿外科迎来了飞速发展的新时期。随着手术方式的不断改进及腔镜技术的日益完善,在临床上广泛应用"微创技术"是21世纪泌尿外科学发展的必然趋势。

　　本书共九章,内容包括泌尿、生殖系统先天畸形、泌尿系损伤、泌尿系统感染、泌尿及男性生殖系统结核、泌尿系结石症、泌尿系肿瘤、梗阻性尿路疾病、肾上腺外科疾病、小儿泌尿系统疾病等内容。对泌尿外科常用诊断及治疗方法均有全面介绍,本书文字精练流畅,通俗易懂,便于广大泌尿外科医师在临床工作中参考。

　　由于作者水平有限及编写时间仓促,书中错误或不当之处在所难免,敬请广大读者批评和指正。在此,特向关心和支持本书出版的专家和同仁致以诚挚的感谢!

编　者

目　　录

第一章 泌尿、生殖系统先天畸形

第一节 概 述

泌尿系统与生殖系统在功能上是两个完全独立的系统，但在胚胎发育及解剖结构上则密切相关。泌尿系统的主要器官肾及生殖系统的生殖腺均来自中胚层，成年男性尿道兼有排尿及排精的功能。泌尿、男性生殖系统畸形是由遗传或环境因素所造成的发育缺陷性疾病。遗传因素是指由上代遗传的生殖细胞即精子及卵子的基因或染色体异常所致，系内在因素。而环境因素是指胚胎在子宫内发育过程中受到某些外部因素的影响如感染、药物及化学毒素等所致，系外在因素。

一、泌尿系统的发生

(一)肾及输尿管的发育

在肾胚胎发育的过程中，包括前肾、中肾和后肾三个相互连续又略微重叠的阶段。人胚的前肾仅存在约 1 周时间，约在胚胎发育的第 3 周末出现，第 4 周末即退化。其并无排泄功能，但如果前肾或其导管未发育，则中肾就不能形成。中肾在胚胎发育的第 4 周末出现在前肾残迹的尾侧，到第 9 周时大部分中肾小管均已退化。在男性一部分中肾小管及中肾导管保留下来形成男性生殖管道的一部分，而在女性中肾退化，仅残留一小部分成为附件。肾小泡的细胞分化为男女性腺的组成部分。后肾出现于胚胎发育的第 5 周初，第 8 周时即有排尿功能，分别来源于生后肾组织及输尿管芽。前者发育为肾单位，而后者形成输尿管、肾盂、肾盏及集合小管。后肾初时位于盆腔，随胎儿发育生长而沿背侧体壁上升成为腹膜后器官。上升的同时向外侧旋转 90°，使肾盂从面向前方转向内侧。

(二)膀胱和尿道的发育

下尿路即膀胱和尿道的发育与生殖系统和后肠的发育密切相关。胚胎 3 周时后肠末端和尿囊基部的膨大部分发育为泄殖腔，4～7 周时泄殖腔被尿生殖膈分为背侧的直肠和腹侧的尿生殖窦。尿生殖窦上方的膨大部分与尿囊相连形成膀胱，其上皮则来自膀胱尿道管的内胚层。当膀胱形成时，尿囊退化成一条壁厚的管即脐尿管，出生后成为一条从膀胱顶部到脐的纤维条索，即脐正中韧带。尿道则主要由尿生殖窦的尿道部发育而成，分为上下两段。在男性上段形成前列腺部和膜部尿道，共同构成男性后尿道，而下段则形成海绵体部尿道的大部分。在女性尿道部上段的一部分和尿道部与膀胱之间的狭窄部分共同形成女性尿道，上段其余部分和整个下段则发育成阴道前庭的大部分。

二、生殖系统的发生

生殖系统的发生包括三个部分，生殖腺、生殖管道及外生殖器。人类生殖系统的发生是先形成中性期生殖腺、两套生殖管道及中性期外生殖器。生殖系统向女性方向发展是一种固有的趋势,只有受到胎儿睾丸雄激素的影响才能使其向男性方向发展。

(一)性腺的发育及下降

胚胎3周时就已开始形成性腺,即在卵黄囊尾部的内胚层细胞中可分辨出原始生殖细胞。第6周时出现不能分辨性别的原始生殖性腺,包括外表的皮质和中央的髓质。当胚胎的性染色体为XX时,皮质发育为卵巢,髓质退化;若为XY时,则皮质退化,髓质发育为睾丸。而生殖管道和外生殖器的性别分化又受性腺调节。间质细胞约在胚胎8周时出现,这标志着睾丸发育的开始,而白膜则是判断生殖腺为睾丸的标志。女性胎儿约在10周后才开始发生卵巢特有的皮质,约在16周时形成原始卵泡,原始卵泡由卵原细胞和卵泡细胞构成。在胚胎期卵原细胞可行有丝分裂而使数目增加,但出生后即停止。

生殖腺的位置原在腹腔的后上方。从胚胎发育的第28周开始,睾丸在腹膜下鞘突后移动,通过腹股沟管下降,约在32周时进入阴囊。而女性约在胚胎第12周时,卵巢即从腹后壁下降到骨盆缘稍下方。

(二)生殖管道的发育

胚胎第6周时,不论男女均发育两套生殖管道,即中肾管和副中肾管。中肾管虽是中肾的排泄管道,但中肾退化时则成为男性的生殖管道。两性生殖管道的分化受胎儿性腺产生激素的调控,男性胎儿睾丸产生雄激素使中肾管保留,副中肾管退化;而女性胎儿体内无雄激素,使中肾管退化,而副中肾管则保留。在男性中肾导管发育为附睾、输精管、精囊腺及射精管,尿道前列腺部的内胚层细胞外突形成前列腺,而尿道膜部的内胚层细胞外突形成尿道球腺。在女性中肾导管退化,而副中肾导管则发育为输卵管、子宫及阴道。

(三)外生殖器的发育

胚胎第6周时,尿生殖窦的腹侧产生一个突起,称为生殖结节。第7～8周后开始发生性别分化。第10周时胎儿外生殖器的性别即可以分辨。对男性胎儿,在雄激素的作用下,生殖结节增长发育为阴茎;第12周时包皮形成。生殖结节内的间质分化为阴茎海绵体和尿道海绵体,两侧的生殖突相互合并形成阴囊,表面残留的合并时的痕迹即为阴囊缝。女性外生殖器的发育迟于男性,生殖结节略生长成为阴蒂,左右生殖突形成大阴唇,尿道襞不融合形成小阴唇。尿生殖窦一小部分形成尿道,其余大部分与尿道沟共同形成阴道前庭。

在泌尿及男性生殖系统的胚胎发育过程中,任何缺陷均可导致发生先天性畸形。畸形可发生于单个器官,也可发生于多个器官甚至多个系统。泌尿系统畸形包括肾、输尿管、膀胱和尿道等畸形,其种类较多,包括数量、位置、形状、结构、旋转及血管畸形等。有些畸形可于患儿早年即出现症状,有些则终生无症状而未被发现,或偶然被发现。在男性生殖系统畸形中,则以隐睾最为常见。

第二节　肾脏畸形

临床较为多见的肾脏的先天性畸形包括囊性肾病变、蹄铁形肾、重复肾盂输尿管畸形及输尿管异位开口、孤立肾及肾发育不全、异位肾等。

一、囊性肾病变

肾脏是人体内最易发生囊肿的器官之一,表现为肾囊肿形成的疾病有多囊肾、单纯性肾囊肿、获得性肾囊肿、髓质海绵肾及肾盂旁囊肿等。因此,肾囊性疾病(cystic diseases of the kidney)是具有同一肾囊肿形态特性的多种混杂疾病,可以发生在婴幼儿、青少年、成年和老年患者,并有较高的发病率,如多囊肾在终末期肾衰竭而需做血液透析或肾移植的患者中约占5%~10%。

(一)单纯性肾囊肿

单纯性肾囊肿(simple cysts)是最常见的肾囊性疾病。它通常为单侧和单发,但也有多发和双侧发生。任何年龄均可发病,从婴幼儿到老年,18岁以下发病率较稳定,平均发病率为0.22%,成年人随年龄增大而上升。其发病机制尚未完全阐明,虽属非遗传性先天性疾病,但可能存在常染色体显性遗传性单纯性肾囊肿。

【病理】

单纯性肾囊肿可见于肾脏各个部位,囊肿多向肾表面生长,呈球形或卵圆形,光滑,轮廓清楚。囊肿较大时使肾外形改变,并压迫邻近正常组织,下极囊肿可压迫输尿管引起梗阻、积液和感染;与周围组织可形成粘连,若腹膜粘连可造成手术困难。囊壁薄,内衬单层扁平或立方上皮,外观呈蓝色,一般囊肿为单房,含有清亮琥珀色液体,也可能伴出血、感染。大约5%~6%囊内液体为血性液体,其中约1/3~1/2的病例有囊壁恶性病变。囊肿发生在肾皮质表浅部位,亦可位于皮质深层或髓质,但与肾盂肾盏不相通。

囊肿起源于肾小管,病变起始为肾上皮细胞增殖而形成之肾小管壁囊肿扩大或微小突出,其内积聚了肾小球滤过液或上皮分泌液,与肾小管相通。最终囊壁内及其邻近的细胞外基质重组,形成有液体积聚的孤立性囊,此时不再与肾小管通。

【临床表现】

患者一般无症状,多见于健康检查或患其他疾病时B型超声、CT检查而诊断。囊肿的大小从直径小于1cm到超过10cm,而大多数小于2cm。若直径达4cm时往往引起症状。主要临床表现为侧腹或背部疼痛,以胀痛为主。当出现并发症时症状明显,若囊内大量出血使囊壁实质膨胀,包膜受压,可发生腰部剧痛;继发感染时,除疼痛加重外,还有体温升高及全身不适。囊肿巨大时,可造成腹块。有时会引起高血压。一般不发生血尿,若囊肿压迫邻近肾实质严重则可产生镜下血尿。肾下极囊肿又可造成肾盂、输尿管不完全性梗阻,甚至引起感染。囊肿随时间推延而增大或稳定不变,其大小和位置改变对肾及周围组织会造成继发性的影响,应当引起重视。

【诊断】

囊肿增大时才引起症状,包括腹块、疼痛、高血压、血尿等。根据典型的症状与体征,以及B型超声、CT、磁共振(MR),一般不难做出诊断。

1.B型超声

对肾囊肿诊断有极大的帮助,应作为首选检查方法。典型的B型超声显像为囊肿轮廓清晰,一般为圆形、椭圆形,囊内无回声,远侧囊壁光滑,边界清楚,该处回声增强,并明显大于邻近正常肾实质的传导。当囊壁显示不规则回声或有局限性回声增强时,应警惕新生物的存在,尤其要严格检查邻近囊肿的肾实质,以免遗漏恶性病变。继发感染时囊壁增厚,囊内有稀疏回声,这是由于囊内液体存在炎性颗粒物质或碎屑所致。伴囊内出血时,囊内出现无回声及回声增强的复合型声像图,只有液体介质中的血块才出现回声增强。

2.CT

显像囊肿光滑,呈均匀的圆或椭圆形状,同邻近的肾实质有鲜明的边缘,而实质肿块常不规则。囊肿 CT 值接近于零,其范围在-10～＋20HU,此值最高也明显低于正常肾实质的 CT 值(＋30～＋50HU),在给予造影剂以后肾囊肿之 CT 值无变化。囊肿伴出血或感染时,呈不均质性 CT 值增加。高密度肾囊肿易被误诊为实质性肾癌,密度增高的原因主要取决于囊液蛋白、褐色含铁物及钙盐含量。对于良性高密度囊肿的诊断应具有:囊肿小于 3.0cm;向肾外生长,囊壁部分光整;呈圆形且边缘清楚,密度均匀:重要的是囊肿增强扫描时回声不增强。若囊肿大于 3.0cm 或完全位于肾内的高密度囊肿,诊断不能完全肯定,应手术探查或密切随访。

3.磁共振(MR)

能确定囊液性质,其优势在于能清楚地显示囊肿的位置和与肾组织的关系。

4.囊肿穿刺和囊液检查

当 B 型超声、CT 等不能做出诊断或疑有恶变时,可在 B 型超声引导下穿刺。穿刺的目的有:①证实肿块的非实质性质;②确定含有的液体是澄清的:③排除囊壁上的充盈缺损;④估计不透光的囊肿与在 B 型超声显像和尿路造影上所见到的病变形状和大小是否完全一致。将囊液抽吸,并做细胞学和生物化学检查,如胆固醇、脂质、蛋白、淀粉酶和 LDH 测定,以及双重对比造影,可以注入造影剂和(或)气体,能显示囊壁情况,若囊壁光滑表示无肿瘤存在。囊壁继发肿瘤时,囊液为血性或暗褐色,脂肪及其他成分明显增高;细胞学阳性;瘤标 CA-50 水平增高。囊肿感染时抽出液亦呈暗色、混浊,脂肪及蛋白含量中度增高,淀粉酶和 LDH 显著增高;细胞学检查有大量炎性细胞;囊液培养可找到病原菌。此法的诊断准确性接近 100%。由于 B 型超声、CT 和磁共振成像的应用,大大提高了对肾囊肿诊断的准确性,且又为无创性检查,故囊肿穿刺已少用。

【鉴别诊断】

单纯性肾囊肿需与肾积水、肾盂旁囊肿、肾细胞癌、囊性肾癌及肾外肿瘤等鉴别。

1.肾积水

临床表现可与单纯性肾囊肿类似,但肾积水往往有引起梗阻的病因,易继发感染:急性梗阻时其症状更为明显,如尿路结石所致肾积水,可有肾绞痛、血尿及尿路刺激征等。影像学检查两者显像完全不同,各有其特征,鉴别诊断时可将影像学资料互为补充,一般鉴别不困难。

2.肾盂旁囊肿

是位于肾门的囊肿,严格地说是由肾门部淋巴或其他非实质性组织发生的囊肿。它常为多房性,如同许多小囊肿联结成网深入肾窦内。尿路造影显示肾盏漏斗的伸长和狭窄,肾门旁圆形肿物压迫肾盂肾盏,出现弧形压迫,与肾盂肾盏不相通。B 型超声显像为肾窦内高回声区内出现无回声。CT 显示囊肿的位置,CT 值可区分肾窦脂肪和肾盂。

3.肾细胞癌

以血尿、肿块和疼痛为常见的临床表现,B型超声显像肾外形不规则,病灶回声衰减,其内部有回声;有液化时伴大小不等之无回声暗区,远侧壁因回声衰减不易形成完整光带。CT表现为CT值略低于或接近于正常肾实质,病灶与正常肾实质分界清楚,边界不规则,呈外向性生长,肿瘤坏死液化时可见大小不等的低密度区。

4.囊性肾癌

又称为囊腺癌,其主要病理特点为囊壁和囊间隔覆盖一层或多层肿瘤上皮细胞,肿瘤可呈乳头状生长向囊腔突出,或为囊壁上的癌。囊性肾癌是乏血管肿瘤,B型超声显像反射极少的低回声,甚至表现为无回声。

5.肾错构瘤

又称肾血管肌脂肪瘤,它是含有不同比例脂肪、平滑肌和血管错构瘤的畸形。临床上表现为肾肿块,亦应与肾囊肿鉴别。B型超声显像的声反射最强,CT有特征性表现,显示软组织密度与脂肪密度相混杂的肿块,CT值大约为-20~-80HU。

6.肾母细胞瘤

又称肾胚胎瘤或Wilm瘤,它是儿童最常见的恶性肿瘤。B型超声显像为复合的非实质性声图像,肿块内部呈低回声,有散在的无回声区,少有完好的界限。CT显像出现散在的低衰减区,对比后有不均匀的增强,并能显示解剖学的关系。

7.肾外肿瘤

可推移肾脏,但很少侵犯肾脏和压迫肾盂肾盏。

【治疗】

单纯性肾囊肿是非遗传性肾囊性疾病,又是良性的囊性病变,患者往往无症状。但是,单纯性肾囊肿的病情并不完全相同,何况疾病过程会有多种变化,需要予以不同的处理。无肾实质或肾盂肾盏明显受压,无感染、恶变,输尿管引流通畅,患者无明显症状如腰痛、血尿、高血压等,一般不予以治疗,可以等待观察,采取B型超声检查,定期随访。若怀疑囊肿有恶性病变如囊腺癌、肾细胞癌,应尽早手术探查和切除。若有继发感染,由于抗生素能穿透囊壁进入囊腔,应采用广谱抗生素治疗或介入超声实施穿刺引流。在治疗无效时,可考虑开放手术。介入超声治疗肾囊肿在我国已逐步开展。过去曾采用经皮穿刺抽吸囊肿液体,有近期短暂的效果,复发率为30%~78%,有时囊肿反而增大,并有一定的并发症,目前不再主张以此作为治疗方法。囊肿去顶减压术在我国各地早已开展。开放性手术的适应证,一般认为囊肿直径4cm以上,肾实质或肾盂肾盏明显受压,或下极囊肿压迫输尿管导致梗阻,患者有明显症状,可以考虑采用囊肿去顶减压术治疗。据报道开放性手术的治愈率100%,但有一定的并发症。腹腔镜囊肿去顶减压术获得优良的疗效,且安全、创伤小、痛苦少、恢复快,被公认为是腹腔镜规范化治疗病种。采用腹腔镜技术做肾囊肿去顶减压有经腹腔和经后腹腔2种途径。

(二)多囊肾

多囊肾(polycystic kidney disease)是肾囊性疾病中最常见的一种,它属遗传性疾病。在1888年此病首次被描述。据尸体解剖检查表明,其发病率约为1/500,且仅1/6的患者在生前因有症状而被发现。另据报道,长期血液透析患者中约10%、肾移植患者中约5%为多囊肾。

根据遗传学研究,多囊肾分为常染色体显性遗传性多囊肾(ADPKD)和常染色体隐性遗传性多囊肾(ARPKD)两类,叙述如下。

1.常染色体显性遗传性多囊肾(ADPKD)

常染色体显性遗传性多囊肾又称成人型多囊肾,是常见的多囊肾病,其发病率约为 1/500～1/1000。由于分子遗传学的发展,对本病的认识日益深入;由于早期发现、早期诊断和治疗,以及降压药、新抗生素的应用,大大改善了预后,并提高了患者的生活质量和延长了生存期。

(1)遗传学特点:ADPKD 为常染色体显性遗传,外显率为 100%,其特点是具有家族聚集性,男女均可发病,两性受累机会均等,连续几代均可出现患者,每个子代均有 50% 机会由遗传获得病理基因。ADP-KD 的致病基因有两个位点,即 16 号染色体短臂 1 区 3 带的第 3 亚带和 4 号染色体长臂 1 区 3 带的第 23 亚带。部分 ADPDK 患者无明显家族史,可能与基因突变、环境和流行病学因素强烈影响致使 ADPKD 形成基因的表达有关。

(2)病理:大多数患者的病变在胎儿时期已存在,随时间推延而逐渐长大,常在成年时才出现症状。通常病变呈双侧性,但病变程度可有不同。其病理特征为全肾布满大小不等、层次不同的囊肿,自米粒大小至直径数厘米不等。大多数在囊肿之间仍可辨认较正常肾实质存在。剖面难以辨认乳头和锥体,肾盂肾盏明显变形,囊内有尿样液体,出血或感染时呈不同外观。光镜下发现囊肿间有肉眼不能见到的正常组织,以及继发性肾小球硬化、肾小管萎缩或间质纤维增殖。囊壁上皮多呈低立方细胞。透视和扫描电镜检查显示囊壁为单纯简单上皮,细胞缺乏尖的微绒毛,含有少量线粒体和其他细胞器。

由于囊肿上皮细胞增殖、细胞分泌功能改变以及囊肿周围组织受损等使囊肿呈进行性增大,这样会使肾实质受压、并发症发生,造成功能性肾实质日益减少,最终导致终末期肾衰竭。

(3)临床表现:ADPKD 是多系统全身性疾病,其病变除肾脏外,可有心血管系统、消化系统及其他系统异常。典型的 ADPKD 症状出现于 30～50 岁,包括镜下或肉眼血尿、疼痛、腹块、胃肠道症状及高血压等。临床表现与其严重程度差异较大,应引起重视。

1)疼痛是最常见的早期症状,疼痛多为腰背部或胁腹部胀痛、钝痛或肾绞痛。因肾脏内囊肿增大、囊内急性出血或输尿管梗阻所致,如有囊内出血或并发感染可使疼痛加剧,血块或结石阻塞输尿管时则可有肾绞痛。

2)血尿 1/4～1/2 的患者病史中有血尿,程度不一。严重时血块可以堵塞输尿管。结石、感染是引起血尿的主要原因。但是 50 岁以上患者出现血尿时,应注意同时发生恶性肿瘤的可能。

3)感染 1/2～2/3 患者会发生尿路感染,女性居多。感染发生于肾实质或囊肿内,一般为单侧性,表现为体温升高、寒战、腰痛、尿路刺激症状。

4)伴有结石者并不少见,约 1/5 患合并肾结石,钙盐和尿酸盐结石均可发生。尿枸橼酸水平下降、感染因素存在都与结石形成有关。

5)腹块为主要体征,体检时可触及一侧或双侧肾脏,呈结节状。单侧者占 15%～30%,双侧者占 50%～80%,单侧者并非没有疾病,只是一侧病理发展缓慢。

6)高血压为部分患者首发症状,约 60% 以上患者在肾功能损害发生之前早已出现高血压。其发生与肾内缺血和肾素-血管紧张素-醛固酮系统的激活有关。高血压会引起肾功能损害、心脏疾病及颅内出血等,这些因素影响其预后。

7)急性肾功能损害与失水、感染、梗阻等诱发因素有关。慢性肾衰竭其病情表现与其他肾病所致类似,但一般无贫血,全身状况较好。血液透析的治疗效果较好。

(4)并发症

1)其他脏器囊肿:可见于肝、胰、脾、肺等处,以肝囊肿为最常见。囊肿的发生率达30%～40%,反之,所有的肝囊肿患者中亦约有一半同时有多囊肾。肝囊肿可为单个或多个,局限于一叶或分布全肝,大小不一。囊壁多衬以单层立方上皮,囊液淡黄澄清,不含胆汁。囊腔基本上不与胆管系统相沟通。肝功能不受影响。10%患者有胰腺囊肿,5%左右有脾囊肿,结肠憩室的发生率为38%,有结肠憩室者死亡率高。肾移植时应注意这一情况,并及时处理。

2)心脑血管病变:除高血压外,可伴发左心室肥大、二尖瓣脱垂、主动脉瓣闭锁不全、颅内动脉瘤等疾病。伴发颅内动脉瘤的患者约4%～16%。患者有心悸、胸痛,应注意听诊及做超声心动图、动脉造影等以明确诊断。

(5)诊断:多囊肾患者多见腰背或胁腹部疼痛、血尿、腹块等,做B型超声、静脉尿路造影而被发现病变。如有家族史、高血压、肾功能损害及伴有多囊肝、胰腺囊肿、颅内动脉瘤等,诊断并不困难。进一步明确诊断依赖于实验室和影像学检查。

1)尿常规:患者早期尿常规无异常,中、晚期时有镜下血尿,部分患者出现蛋白尿,伴结石和感染时有白细胞。

2)尿渗透压:测定最大尿渗透压测定是肾功能受损的敏感指标,与肾功能不全程度一致。当囊肿数目增多,肾脏增大,无囊肿肾实质比例减少时,肾浓缩功能受损更加明显。

3)血肌酐测定:随着肾代偿能力的丧失,血肌酐呈进行性升高。

4)影像学检查:B型超声可清晰显示双肾增大,并存在许多液性暗区。若囊肿太小,也会见到无数异常的小回声复合体布满肾实质。

尿路平片显示肾影明显增大,外形不规则。如囊肿感染或肾周围炎,肾及腰大肌影像不清晰。静脉尿路造影显示肾盂肾盏受压变形,形态奇特呈蟹爪状,肾盏扁平而宽,盏颈拉长变细,常呈弯曲状。

CT显示双肾增大,外形呈开花样改变,有相当多充满液体的薄壁囊肿,其CT值与水相同,且无对比增强。大囊肿明显而突出,非常小的囊肿可能由于部分容积效应,而引起诊断上的困难。成人型多囊肾患者约1/4～1/3能发现肝囊肿,偶尔见到脾、胰腺囊肿。

在鉴别诊断上,B超和CT区别囊性和实质性占位有重要的意义。逆行尿路造影及其他泌尿道内器械操作易引起感染,应尽量避免。

(6)鉴别诊断

1)肾积水:临床上双肾积水虽亦可导致双侧腰痛、腹块以及肾功能损害,但B型超声和静脉尿路造影显像完全不同于多囊肾,可以明确诊断。

2)肾肿瘤:双肾肿瘤在临床上少见,静脉尿路造影显示为肾占位,往往肿瘤居肾脏一极,不像多囊肾的囊肿广泛分布,总肾功能常无异常,B型超声显像和CT可以明确区分囊性与实质性占位。

3)肾错构瘤:静脉尿路造影难以正确判断,但双侧肾错构瘤约占50%以上,有多发性的特点。典型的病例不难被 B 超或 CT 所诊断,同时存在结节性脑硬化者,对诊断有提示作用。而遗传性斑痣性错构瘤具有视网膜和小脑先天性血管瘤病、胰腺囊肿或肿瘤,可伴发双肾多发性囊肿或腺癌,其各种临床表现及 B 型超声、CT 显像等均有助于鉴别。

(7)治疗:应采用对症及支持疗法,主要是控制高血压和预防感染。早、中期多囊肾患者可采用囊肿去顶减压手术。对肾衰竭终末期患者可考虑长期透析,晚期多囊肾患者有条件的应做同种异体肾移植。

2.常染色体隐性遗传性多囊肾(ARPKD)

常染色体隐性遗传性多囊肾(ARPKD)又称婴儿型多囊肾,此型并不多见。系常染色体隐性遗传疾病,可同时见于兄弟姐妹中而父母则无表现。多数在生后不久死亡,极少数较轻类型的患者可存活至儿童期或成年。

(1)遗传学特点及分型:ARPKD 是常染色体隐性遗传性疾病,其致病基因位于第 6 号染色体。Blyth 和 Ochenden(1971 年)将 ARPKD 分为四种类型。

1)围生期型:围生期时已有严重的肾囊性病变,90%集合管受累,并有少量门静脉周围纤维增殖。死亡于围生期。

2)新生儿型:出生后 1 个月出现症状,肾囊肿病变累及 60%集合小管,伴轻度门静脉周围纤维增殖。几个月后由于肾衰竭而死亡。

3)婴儿型:出生后 3~6 个月出现症状,肾囊性病变累及 25%肾小管,表现为双肾肿大,肝脾肿大伴中度门静脉周围纤维增殖。于儿童期因肾衰竭死亡。

4)少年型:肾损害相对轻微,仅有 10%以下的肾小管发生囊性变,肝门静脉区严重纤维性变。一般于 20 岁左右因肝脏并发症、门静脉高压死亡,偶见肾衰竭。

(2)临床表现:因发病时期及类型而不完全相同,起病极早,出生时即肝、肾明显肿大,腹部膨胀。肾体积相对巨大,质硬,表面光滑。在新生儿期常因巨大的肝、肾妨碍横膈活动造成呼吸困难而死亡。有时也伴有肺发育不全。肾衰竭也是此阶段死亡的原因。婴儿期除肾病程度进展外,常有贫血、肾性胃萎缩和高血压,生长发育不良。少年期临床上出现门静脉高压,肝功能不全和食管、胃底静脉曲张明显。继发于门静脉高压的脾肿大和脾功能亢进表现为白细胞、血小板减少和贫血。有时伴有肝内主要胆管扩张(Caioli 征)。

(3)诊断与鉴别诊断:通过病史、体检及影像学检查,一般均能做出诊断,其中当怀疑ARPKD 时,应仔细询问三代家族史,应符合常染色体隐性遗传的特点。

B 型超声显像围生期型子宫内羊水过少,对胎儿和新生儿显像为增大的肾脏,呈均质的高回声,尤其与肝回声比较更明显。正常新生儿肾、肝内回声相同。随时间延长,肾功能损害加重,ARPKD 肾脏会缩小,而不是增大。静脉尿路造影延迟显像肾影,而肾盏、肾盂、输尿管不显影。应与双肾积水、多囊性肾发育异常、先天性肝纤维增殖和肾母细胞瘤(又称 Wilm 瘤)鉴别。双肾积水在儿童常因肾、输尿管、膀胱或尿道畸形为多见。多囊性肾发育异常不伴有肝病变;先天性肝纤维增殖症无肾病变;而 Wilm 瘤大多为单侧,双侧仅占 5%~10%,肾功能存在,B 型超声显像表现为不均质肿块,髓质为低回声。为进一步明确诊断可 CT 证实。

(4)治疗:至今无特殊治疗方法,预后极为不良。出现高血压及水肿时应限制钠盐摄入,应用降压药、襻利尿剂如呋塞米(速尿)等。门静脉高压症引起上消化道出血常危及生命。由于肾功能不全和感染,不宜施行引流术。由于肾、肝同时损害,血液透析和肾移植往往亦不能达到预期的治疗效果。

二、蹄铁形肾

蹄铁形肾指双侧肾在中线处通过肾实质或纤维组织相连形似蹄铁而得名,相连处称为峡部,在人群中的发生率为0.25%。是肾融合畸形中最为常见的疾病。95%的蹄铁形肾是在下极相连,少见上极相连者。两肾的融合发生在沿长轴旋转及向上迁徙过程中,脐动脉及髂总动脉位置的轻微改变,就能改变肾的移动方向而导致双肾的接触和融合。蹄铁形肾可单独发生或伴发其他尿路畸形(如囊性肾病变、重复输尿管、尿道下裂)及其他系统畸形(如骨骼、消化道或心血管畸形等)。

蹄铁形肾可在任何年龄段因出现症状而被发现,男女发病之比为2:1。双肾位置略低于正常,一般位于L3～L4椎体水平,肠系膜下动脉自腹主动脉分叉处;也可位于骶骨隆突水平或盆腔内膀胱后侧。肾长轴呈外上至内下方向,双侧长轴形成倒"八"字形或垂直向。峡部一般位于大血管前方,偶有位于动静脉间或大血管后。因肾旋转异常,肾蒂及肾盂朝向腹侧,使肾盂及输尿管跨越峡部前方垂直向下。肾盏指向背侧,但数量正常。正常肾下盏位于输尿管外侧,但蹄铁形肾患者肾下盏则位于输尿管内侧。由于输尿管在峡部前方下行易形成成角畸形,故蹄铁形肾易继发双肾积水。输尿管膀胱开口位置正常。蹄铁形肾峡部常有自身的血液供应,可直接来源于肾动脉、腹主动脉及肠系膜下动脉等。

患者的临床表现常缺乏特异性,主要为定位不确定的腹部疼痛,可向下腰部放射,并伴有胃肠道症状,但约1/3左右的患者无明显临床症状。当脊柱过伸时,由于峡部压迫后方的神经可导致腹痛、恶心及呕吐。部分患者可继发尿路梗阻、感染及结石等。明确诊断主要依据影像学检查,如静脉肾盂造影(IVU)及CT等。IVU示双肾位置略低于正常,双肾长轴呈倒"八"字形或垂直向,肾盂朝向前方,而肾盏朝向后方,肾下盏位于同侧输尿管内侧。B超及CT检查示双肾于峡部相连。文献报道,蹄铁形肾峡部组织发生肿瘤的易感性增加,可能与胚胎因素有关。对蹄铁形肾的治疗一般认为,当继发梗阻、感染、结石及肿瘤时应行手术治疗,若无明显症状及继发病变,可不予处理。手术应切除峡部,解除对血管神经的压迫及输尿管因峡部而向前的抬高和成角畸形,保持输尿管引流通畅。

三、重复肾盂输尿管畸形及输尿管异位开口

重复肾盂输尿管是较为常见的畸形,包括完全性与不完全性两种。完全性重复指一侧或双侧输尿管全长重复,输尿管可分别开口于膀胱或尿道等部位。而不完全性重复指一侧或双侧输尿管部分重复、汇合后共同开口于膀胱。单侧重复较双侧多6倍。完全重复时,上输尿管口位于下内侧,而下输尿管口位于上外侧。上半肾一般较下半肾为小,仅为后者一半左右。上半肾有梗阻,临床多见上半肾积水。重复肾盂输尿管畸形多是偶然发现,常无明显临床症状,合并感染和结石后方出现临床症状。

若重复的输尿管开口于膀胱以外则称为输尿管异位开口,女性多见。男性多位于后尿道和精囊,女性多位于尿道、前庭和阴道。临床表现取决于输尿管异位开口的位置,对男性而言若开口于尿道外括约肌近端,则无尿失禁;若开口于尿道外括约肌远端,则有尿失禁。对女性而言开口于前庭和阴道,则有持续漏尿,但患者可有间断自行排尿。

重复肾盂输尿管畸形可行静脉肾盂造影确诊，同时伴有输尿管开口异位时 IVU 可间接提示异位开口的位置。对女性患者应仔细检查前庭、阴道及尿道外口，明确开口位置。可经异位开口插管行逆行造影而进一步明确诊断。重复肾盂输尿管畸形的治疗应视重复肾有无积水、感染及功能丧失情况而定，对于上肾严重积水、功能不良的患者，可行上半肾切除术。对于异位输尿管开口，上肾无明显积水、功能良好的患者，可做患侧异位输尿管膀胱再吻合术或与同侧输尿管行端侧吻合术。

四、孤立肾和肾发育不全

先天性孤立肾指出生时一侧肾缺如。肾发育不全指出生时肾结构及功能的异常。系由于在胚胎发育处于前肾阶段时，位于体腔背外侧的生肾结及来自 Wolffian 管的输尿管芽的相互依赖障碍及发育不全所致。

先天性孤立肾患者，如对侧肾发育正常则无临床症状，常因其他原因接受检查时才被发现。单侧肾发育不全的患者如无继发性疾病如结石、积水等，也常无临床症状。其相对较为常见，可引起高血压等继发症状。B 超、CT 及静脉肾盂造影等影响学检查能够明确诊断。在处理一侧肾疾病时，应明确一个基本原则，即必须首先明确对侧肾是否存在及功能如何，避免出现患者为先天性孤立肾或对侧肾虽存在，但因先天性或后天继发性疾病导致其功能完全丧失，从而盲目切除该侧肾。如经检查发现上述情况应及时告知患者，注意自身保护以免造成损伤。若无症状及并发症，发育不全的肾一般无须处理。先天性双侧肾均不发育临床非常罕见，常是 Potter 综合征的一部分，一般出生后仅能存活 24～28 小时。

五、异位肾

异位肾指肾在发生发展过程中因各种原因未到达正常位置。依据肾停留部位不同可分为交叉异位肾、腰部异位肾、腹部异位肾及盆腔异位肾等。异位肾大多发育较差，输尿管短，伴旋转不良，可有迷走血管，常有继发肾积水。当继发感染、结石或压迫邻这器官时可引起临床症状。常见的症状为腰痛、腹痛，患者因此就诊而发现异位肾。很多患者无明显临床症状，而因其他原因进行检查时偶然发现。部分患者腹部体检时可触及包块，按压有不适感，行静脉肾盂造影或增强 CT 检查时可确诊。异位肾由于其位置异常，常位于腹部或盆腔，易于其他科就诊时误诊为肿瘤而予以切除。因此在腹部或盆腔肿瘤的鉴别诊断中，应注意是否存在该畸形。异位肾患者若无明显临床症状及并发症，通常无须手术处理。如继发结石、积水等而需手术时，需注意了解患侧输尿管及肾血管是否存在畸形，避免术中损伤。同时应明确患肾及对侧肾形态及功能隋况，以备如术中发现异位肾继发病变严重需切除患肾的情况。

第三节　输尿管畸形

一、输尿管膨出

是指输尿管末端在膀胱黏膜下呈囊状扩张突向膀胱，使输尿管口失去正常形态，常呈针孔状。大小差别很大，直径从 1～2cm 到几乎占据全膀胱；囊肿的外层是膀胱黏膜，内层为输尿管黏膜,两者之间为菲薄的输尿管肌层。

其形成是源于输尿管芽管腔延迟开放;按其位置可分为单纯性输尿管膨出,囊肿完全位于膀胱腔内,输尿管口较正常略有偏移;如输尿管膨出部分位于膀胱颈或尿道,则称异位输尿管膨出。单纯性输尿管膨出多并发于单一输尿管,囊肿较小,多见于成人,又称成人型,对上尿路影响较小。异位输尿管膨出多较大,常合并重复肾双输尿管畸形,下肾部的输尿管穿越膀胱肌层,开口于膀胱三角区。带有囊肿的上输尿管经黏膜下层,开口于膀胱颈或后尿道,引起尿路梗阻。故上肾部多发育不全、发育不良乃至积水性萎缩并有肾盂肾炎等改变。

【临床表现】

异位输尿管膨出是女孩严重下尿路梗阻中最多见的原因。小儿多于生后数月内就有尿路感染,女孩的输尿管膨出可间歇地从尿道脱出,不常见尿潴留,但当异位输尿管膨出经膀胱颈脱出时,可有尿潴留。女孩因大的异位于尿道的输尿管膨出使外括约肌松弛及降低其有效率,故可有些尿失禁。

【诊断】

异位输尿管膨出,常并发肾部发育不良,无功能或功能很差,故放射线所见是它对同侧或对侧肾、输尿管影响的情况。大的异位输尿管膨出不但引起下肾部输尿管梗阻,也同样影响对侧　再常见输尿管膨出歪曲了同侧下输尿管口,使下肾部的黏膜下输尿管段变短而发生反流。

静脉尿路造影所见同于输尿管口异位,但上肾部更扩张、积水或不显影,膀胱颈部有圆形光滑的充盈缺损。有时膨出局部壁过薄凹入似呈分叶状,但与膀胱横纹肌肉瘤的多发不规则充盈缺损不同。

用稀释的造影剂做排尿性膀胱尿道造影,可观察有无反流,排尿时输尿管膨出是否被压缩,及其后有无逼尿肌支持,呈膀胱憩室样。

单纯性输尿管膨出,可因膨出内并发结石而有血尿。静脉尿路造影因肾功能良好,可见膀胱内有圆形充药的输尿管膨出及菲薄的膨出壁。

【治疗】

输尿管膨出的治疗常需个别化。对于小的单纯性输尿管膨出,如无症状,也不引起尿路梗阻,就不需要治疗。绝大多数输尿管膨出,其上半肾因受压积水、感染,功能不良,则须做患侧上半肾切除。如术后仍有症状再处理输尿管膨出。如经内腔镜单纯切开异位输尿管膨出或做膨出去盖术,则术后多有膀胱输尿管反流,须再切除患侧上半肾。对于肾功能良好的单一输尿管膨出可经内腔镜用 3FBugbee 电极刺入,或做膨出切除、输尿管膀胱再吻合术。并有双输尿管的可做输尿管肾盂吻合术或上输尿管与下输尿管的端侧吻合术。

二、输尿管口异位

多见于女性。异位输尿管口可位于泌尿系或生殖管道,如开口于三角区与膀胱颈间则不产生症状;如开口于膀胱颈远侧可致梗阻、反流,在女性可有尿失禁。

女性输尿管口异位于前庭附近约占 1/3,位于阴道者占 25%,罕见开口于宫颈及子宫。男性则位于前列腺尿道者占半数,位于精囊者约 1/3,其他可位于输精管或射精管、附睾。输尿管口异位于直肠是很罕见的。

双侧输尿管口异位约占 7.5％～17％,有些是单肾并输尿管口异位:一侧输尿管口异位,对侧是重复畸形并不少见。异位输尿管口距正常位置愈远,相应肾发育也越不正常。

【临床表现】

男性常无症状,除非有梗阻或感染,由于持续有小量尿流入后尿道,可能有尿频、尿急。如输尿管口异位于生殖道,可有前列腺炎、精囊炎、附睾炎。如系单一输尿管,膀胱镜检查可见患侧三角区不发育,膀胱底后外侧常被其下扩张的输尿管抬高,而其内扩大膨出的输尿管酷似异位输尿管膨出。

女性约半数有尿失禁,表现为正常分次排尿及持续滴尿。如尿储存于扩大的输尿管中,则患者于仰卧时不遗尿,但站立时则有尿失禁。女性有尿失禁是因异位输尿管口位于括约肌的远侧。输尿管口位置愈高,尿失禁愈轻,但常有梗阻,这是由于输尿管跨过膀胱颈的肌肉受挤压所致。较高位的异位输尿管口中 75％有膀胱输尿管反流,也就是既反流又梗阻,常并发感染,多见于幼儿。小婴儿也可因梗阻出现腹部肿物。

【诊断】

诊断女性输尿管口异位有时很容易,有时却很困难。如并发重复肾双输尿管时,静脉尿路造影,功能良好的下半肾常显示向外下移位。仔细检查女性外阴,有时可在尿道口附近找到间断滴尿的异位输尿管口,自此插入导管做逆行造影可确诊。但造影常有困难,一方面由于管口难找,其次导管难插入狭窄的开口。静脉注射靛胭脂罕有帮助,这是因为病肾欠缺足够的浓缩能力。假如是单一输尿管,病肾常无功能,尤以异位肾或交叉异位及融合时诊断困难,应用超声检查在膀胱后寻找扩大的输尿管可有帮助。膀胱镜及阴道镜有时可协助寻找异位输尿管口。

【治疗】

根据肾功能决定,如单一输尿管开口于生殖系,肾功能常严重丧失,则做肾、输尿管切除。如异位开口于膀胱颈或尿道,肾功能常较好,则做输尿管膀胱再吻合术。如并发重复肾,上肾部功能丧失,做上半肾切除。罕见的情况是上半肾尚有功能,则做上输尿管与下肾盂吻合或将上输尿管与下输尿管吻合;也可做双输尿管膀胱再吻合。

双侧单一输尿管口异位,如输尿管口位于尿道,则膀胱三角区及膀胱颈均发育差。多见于女性,患者有完全性尿失禁。静脉尿路造影及排尿性膀胱尿道造影可以诊断。可试做重建手术,包括输尿管膀胱再吻合,用肠管扩大膀胱及 Young-Dees-Leadbetter 膀胱颈重建术。如仍不能控制排尿,可考虑做以阑尾为输出道的可控性尿路改流术(Mitrofanoff 术)。

第四节 膀胱畸形

一、重复膀胱

有完全性与不完全性重复。一般说完全性重复,左右并列,在男性 90％有双阴茎,在女性则有双子宫、双阴道。约 40％～50％患者有肠重复,而腰骶椎也可能重复。

部分重复可能是矢状面或冠状面分隔,各连一输尿管,共同连一尿道。此外尚有葫芦形或多房性膀胱。

本症多合并上尿路或其他器官畸形,而致产或生后不久死亡。但也有重复膀胱无症状被偶然发现或因合并其他尿路畸形继发感染、结石经尿路造影而被诊断的。

二、膀胱憩室

本症是由于先天性膀胱壁局限性薄弱,加以下尿路梗阻,膀胱内压上升,使膀胱壁自分离的逼尿肌束之间突出而形成憩室。但也有先天性巨大憩室不并发尿路梗阻者。

膀胱憩室多见于男性,多为单发性,以位于输尿管口附近者最常见,憩室增大时,输尿管口就被包括在憩室内而发生反流。做排尿性膀胱尿道造影时发现平日小的膀胱憩室于排尿时显著增大,当排尿终了时,其内容又回入膀胱,呈假性剩余尿。另一型膀胱憩室位于顶部,大概与脐尿管消失不全有关。

治疗:主要是解除下尿路梗阻,控制感染。如憩室巨大,压迫膀胱颈及尿道须切除。而输尿管口邻近憩室或在憩室内造成严重反流,须做防反流的输尿管膀胱再吻合术并修复输尿管口膀胱部的肌肉缺损。

三、脐尿管畸形

在肛胎长达40～50mm时,泌尿生殖窦分为两部分,上方膨大部分演化成膀胱,其下段管形部分形成尿道。膀胱顶部扩展到脐部,与脐尿管相互固定。随着胚胎的逐渐长大,膀胱沿前腹壁下降。在此下降过程中,自脐有一细管即脐尿管与膀胱相连,以后退化成一纤维索。若脐尿管完全不闭锁,则在胎儿出生后膀胱与脐相通称脐尿管瘘。若脐尿管两端闭锁,而中段有管腔残存,则形成脐尿管囊肿。如果脐尿管只在一端闭锁,则形成脐窦或膀胱顶部憩室。

(一)脐尿管瘘

多见于男性,表现为脐部瘘口被覆黏膜或皮肤,不断有清亮尿液渗出。静脉注射靛胭脂或从尿道导管将亚甲蓝注入膀胱,可见染色尿液自脐部漏出。

本症应与脐肠瘘、脐茸鉴别。经瘘口注入造影剂照侧位像,以判断造影剂进入膀胱还是小肠。膀胱造影在脐尿管瘘患者可见造影剂从膀胱顶上达脐部。

如无下尿路梗阻,则可手术闭合瘘管。

(二)脐尿管囊肿

多见于男性,囊肿位于脐下正中,介于腹横筋膜与腹膜间。小者无明显症状,大者可引起腹疼及肠道压迫症状。囊肿可继发感染。腹侧位平片显示前腹壁与囊肿间无肠曲存在。膀胱造影可显示膀胱顶部有受压现象。治疗为切除囊肿,如继发感染形成脓肿,应先切开引流,待炎症消退后再行切除。

四、泄殖腔外翻

约200 000个出生儿中有1例。患儿常早产。在外翻组织中,中间是肠黏膜,两侧是膀胱黏膜,其上缘相连如蹄铁形,并有各自的输尿管,外翻的肠管似盲肠。本症最常合并脊柱裂及双下腔静脉。

第五节　尿道畸形

一、尿道瓣膜

（一）后尿道瓣膜

后尿道瓣膜是男童先天性下尿路梗阻疾病中最常见的。Ymmg 于 1919 年首先详细描述了本症，并做了合理的分型。国内施锡恩与谢元甫（1937）曾报道 5 例后尿道瓣膜症。黄澄如等（1987）报道了国内例数最多的后尿道瓣膜症。

【病理及胚胎学】

后尿道瓣膜可分为三型。Ⅰ型最常见，占引起梗阻瓣膜的 95％。其形态似一对大三角帆发自精阜的远端，走向前外侧膜部尿道，两侧瓣膜会合于后尿道的背侧中线，中央仅留一孔隙。可逆行插入导尿管，但排尿时，瓣膜向远端膨大突入膜部尿道，甚至可达球部尿道，造成梗阻。瓣膜的组织结构为单一的膜性组织。病因不太清楚，可能是尿生殖窦发育不正常或中肾管迁移的遗迹异常。Ⅱ型瓣膜从精阜走向后外侧膀胱颈，一般认为该型不造成梗阻。Ⅲ型占梗阻性后尿道瓣膜的 5％。该类瓣膜位于精阜远端呈环状隔膜样，中央有一孔隙。同Ⅰ型瓣膜一样不影响插管，但造成排尿困难。Ⅰ、Ⅲ型瓣膜的病理构成不同，但临床表现、治疗方法及预后均无明显差别，甚至尿道镜检查也难区分。

【病理生理】

后尿道瓣膜于胚胎形成的早期就已出现，可引起泌尿系统及其他系统的发育异常及功能障碍。

1.肺发育不良

患后尿道瓣膜的胎儿因肾功能差，排尿少，导致羊水减少，从而妨碍胎儿胸廓的正常活动及肺在子宫内的扩张，造成肺发育不良。生后患儿常有呼吸困难、呼吸窘迫综合征、气胸及纵隔气肿。患儿多死于呼吸衰竭。有肺发育不良的患儿死亡率达 50％。

2.肾小球、肾小管异常

因尿路梗阻、反流使肾曲管内压力增高造成肾发育不良，破坏肾的集合系统，造成肾小管浓缩功能障碍。另外反复泌尿系感染也使肾小球滤过率降低。

3.膀胱输尿管反流及肾积水后尿道瓣膜合并

膀胱输尿管反流者占 40％～60％。其原因是膀胱内压力增高，使输尿管口抗反流机制失调；输尿管口周围有憩室形成也是反流的另一原因。膀胱输尿管反流易发生反复泌尿系感染，导致肾瘢痕、远期高血压、肾衰竭等并发症。后尿道瓣膜多合并不同程度的肾积水、输尿管扩张，其原因除膀胱输尿管反流外，还有因膀胱内压力增高，上尿路引流不畅。

4.膀胱功能异常

后尿道瓣膜患者中 25％以上有不同程度的膀胱功能异常。主要表现为尿失禁。可能因为膀胱肌肉收缩不良、膀胱顺应性差、膀胱颈肥厚等造成排尿困难，也可能是膀胱容积小、膀胱括约肌收缩功能差引起。即使切除了后尿道瓣膜后，相当一部分患者膀胱功能异常仍无好转。青春期后很多患者的尿失禁会减轻或消失。

【临床表现】

由于年龄和后尿道瓣膜梗阻的程度不同，临床表现各异。新生儿期可有排尿费力、尿滴沥，甚至出现急性尿潴留。有时可触及胀大的膀胱、积水的肾、输尿管，即使膀胱排空也能触及增厚的膀胱壁。如合并肺发育不良可有呼吸困难、气胸。腹部肿块或尿性腹水压迫横膈也可引起呼吸困难。因尿路梗阻引起的尿性腹水占新生儿腹水的40％。尿性腹水多来自肾实质或肾窦部位的尿液渗出。婴儿期可有生长发育迟缓、营养不良、尿路败血症。学龄儿童多因排尿异常就诊。表现为排尿困难、尿失禁、遗尿等。

【诊断】

产前超声检查可于胎儿期检出后尿道瓣膜，其特点为：①常为双侧肾、输尿管积水；②膀胱壁增厚；③前列腺尿道长而扩张；④羊水量少。如能于产前诊断后尿道瓣膜可尝试宫内手术，做膀胱尿液引流，防止肾功能进一步恶化，减轻肺发育不良。

产后诊断除临床表现外，排尿性膀胱尿道造影（VCUG）、尿道镜检最直接可靠。VCUG见前列腺尿道长而扩张，梗阻远端尿道极细；膀胱边缘不光滑，有小梁及憩室形成。40％～60％合并膀胱输尿管反流。尿道镜检常与手术同期进行。于后尿道清晰可见瓣膜从精阜两侧发出走向远端，于膜部尿道呈声门样关闭。另外静脉尿路造影、肾核素扫描可了解上尿路形态及肾功能。对合作的患儿做尿流动力学检查，了解有无膀胱功能异常。术前术后测定尿流率可明确尿路梗阻解除情况。

【治疗】

后尿道瓣膜患者的治疗原则是纠正水电解质失衡，控制感染，引流及解除下尿路梗阻。若患者营养情况差，感染不易控制，需做膀胱造口或膀胱造瘘引流尿液。极少数患者用以上方法无效，需考虑输尿管皮肤造口或肾造瘘。一般情况好转及大部分患儿均可用尿道镜电切瓣膜。电切瓣膜后应定期随访，观察排尿情况，有无泌尿系感染及肾功能恢复情况。小儿一般情况改善较快，但膀胱形态及功能恢复要慢得多，而扩张输尿管的恢复更慢。后尿道瓣膜的并发症如膀胱输尿管反流、膀胱输尿管连接部梗阻，在术后观察无明显好转，仍有严重泌尿系感染可经手术治疗。对膀胱功能异常也应定期复查。

【预后】

早期诊断、早期正确治疗是关键。后尿道瓣膜合并肾发育不良的肾功能很难恢复。一般认为合并尿性腹水、巨大膀胱憩室、一侧重度输尿管反流的患者往往因尿液有了相对的缓冲而保护了肾脏（或其中一侧肾脏），所以预后较好。1岁以内患者，血肌酐在88μmol/L以下或血肌酐在术后2年内恢复正常的预后好。患者的病情恶化表现为蛋白尿、高血压及持续血肌酐升高，这种患者的最终治疗是血透析或肾移植。

(二)前尿道瓣膜及憩室

先天性前尿道瓣膜是男性患儿中另一较常见的下尿路梗阻，可伴发尿道憩室。本病较后尿道瓣膜少见。

【病因与病理】

前尿道瓣膜及憩室形成的胚胎学病因尚不明确,有可能是尿道板在胚胎期某个阶段融合不全,也可能是尿道海绵体发育不全使局部尿道缺乏支持组织,尿道黏膜因而向外突出。前尿道瓣膜一般位于阴茎阴囊交界处,两侧瓣膜从尿道背侧向前延伸于尿道腹侧中线会合。同后尿道瓣膜一样不妨碍导尿管插入,但阻碍尿液排出,造成近端尿道扩张,有的伴发尿道憩室。尿道憩室一般位于阴茎阴囊交界处的阴茎体部,分为 2 种:①广口憩室,远侧唇构成瓣膜,引起梗阻;②有颈的小憩室,多不造成梗阻,但可并发结石而出现症状。

前尿道瓣膜梗阻造成的泌尿系统及全身其他系统的病理生理改变与后尿道瓣膜相同。多数病例不像后尿道瓣膜那么严重。

【临床表现】

患儿有排尿困难,膀胱内大量残余尿。憩室被尿液潴盈时,可于阴茎阴囊交界处出现囊性肿物,排尿后用手挤压肿物有尿排出。若伴发结石可被触及。其他表现与后尿道瓣膜相同。

【诊断】

除病史查体外,泌尿系平片观察有无结石,静脉尿路造影了解上尿路情况,尿动力学检查了解尿道梗阻情况及有无膀胱功能异常。排尿性膀胱尿道造影可明确诊断。造影示阴茎阴囊交界处前尿道近端扩张,伴憩室则见尿道憩室影像。梗阻远端尿道极细,膀胱可有小梁及憩室形成,也可有膀胱输尿管反流。尿道镜检查能清晰观察到瓣膜的形态、位置。

【治疗】

治疗原则同后尿道瓣膜。对单纯前尿道瓣膜可用尿道镜电切。对合并有憩室的病例应采用手术切除。

二、尿道缺如及先天性尿道闭锁

由于这两种病使产前胎儿在宫内排出的尿液潴留于膀胱内,致膀胱扩张,进而压迫脐动脉,引起胎儿循环障碍,多为死产。常合并其他严重畸形。有的病例因合并膀胱外翻、脐尿管瘘或直肠膀胱瘘使尿液能排出而存活。尿道闭锁的预后决定于闭锁部位,如为后尿道闭锁,与尿道缺如相同,多于产前或生后不久死亡。前尿道闭锁尤其靠近尿道外口者,上尿路受影响相对较轻,可行尿道造瘘,日后再考虑尿道成形术。

三、尿道重复

按两个尿道的排列位置可分为上下位或称矢状位尿道重复,及左右并列位尿道重复两种类型。上下位尿道重复可分为很多类型,最多达 10 种,最主要有 4 种:①不完全性尿道重复,副尿道位于正常尿道的背侧或腹侧,与膀胱不通,往往合并尿道下裂。这种类型可无症状,或因慢性感染有分泌物,有的可致严重尿道梗阻。有症状者需切除副尿道。②不完全性尿道重复。尿道经常在后尿道分叉后于阴茎阴囊部会合。③完全性尿道重复,副尿道位于阴茎背侧,尿道开口可位于阴茎头至阴茎根任何位置。经常合并阴茎上翘,包皮异常分布于阴茎腹侧,类似尿道上裂。由于正常尿道有正常括约肌控制,所以只要切除副尿道,矫正阴茎上翘可取得满意效果。④副尿道于前列腺部尿道分叉,开口异位于会阴或肛周,而正常位置的尿道发育差或闭锁。由于有膀胱括约肌控制,无尿失禁。其治疗较困难,可旷置发育差的尿道,将会阴或肛周的尿道口经分期或一期游离、移植物代尿道成形术移植尿道口至阴茎头。并列位尿道重复少见,一般发生在重复阴茎的病例中,而且常伴发重复膀胱。

女性尿道重复罕见。可表现为 2 种类型:①主尿道于会阴,副尿道于阴蒂下;②两个尿道均开口于会阴或阴道,前者稍多见。有症状者需做尿道成形术。

四、巨尿道

指先天性无梗阻的尿道扩张。发生率低。多位于阴茎体部尿道,合并有尿道海绵体发育异常,有的也有阴茎海绵体发育异常。巨尿道可并发不同程度的尿道下裂及上尿路异常,尤其在 prune-belly 综合征中常见。巨尿道分为 2 种类型:①舟状巨尿道,合并有尿道海绵体发育异常;②梭形巨尿道,合并有阴茎、尿道海绵体发育异常。以上 2 种巨尿道均可伴发其他严重畸形而致早期死亡。对巨尿道的治疗可行裁剪、紧缩尿道,并应早期处理上尿路异常。如有严重的阴茎海绵体发育缺乏,应考虑变性手术。

五、尿道息肉

一般指男性后尿道的息肉,发病率极低。息肉多位于精阜附近,可脱入前列腺部尿道。组织成分为良性的纤维血管组织。可导致排尿困难、尿潴留、血尿、感染等症状。做排尿性膀胱尿道造影可见后尿道内有充盈缺损影像,结合膀胱尿道镜检可明确诊断。可经膀胱尿道镜切除或经耻骨上切开膀胱手术切除。如息肉切除不彻底,有复发的可能。

六、阴茎及尿道外口囊肿

多位于阴茎头尿道外口边缘及包皮系带处,也有的位于冠状沟和阴囊中线。肿物呈小囊泡样,小如粟粒,大如豌豆。囊壁很薄,内含胶冻样或水样液体。多无症状,大的囊肿可影响排尿;如继发感染则表面充血红肿,严重者可形成脓肿或瘘孔。小的囊肿不必处理,较大的囊肿行囊肿去顶或手术切除。

七、尿道下裂

【病因】

在胚胎期由于内分泌异常或其他原因导致尿道沟闭合不全,形成尿道下裂。尿道沟是从近端向远端闭合,所以尿道口位于远端的前型尿道下裂占比例最大。外生殖器发育依赖双氢睾酮的调节。双氢睾酮是睾酮经 5-α 还原酶的作用转化而成。任何睾酮产生不足或转化成双氢睾酮过程出现异常均可导致如尿道下裂等外生殖器畸形。母亲在孕期应用雌激素较多,有致尿道下裂的危险。尿道下裂发病有明显的家族倾向,有报道 8% 的患者父亲及 14% 患者兄弟中也有尿道下裂,可能与基因遗传有关。

【临床表现】

典型的尿道下裂有三个特点:①异位尿道口,尿道口可出现在正常尿道口近端至会阴部尿道的任何部位。部分尿道口有狭窄,其远端为尿道板。②阴茎下弯,即阴茎向腹侧弯曲。目前认为尿道下裂有明显阴茎下弯只占 35%,而且往往是轻度下弯。导致阴茎下弯的原因有尿道板纤维组织增生;阴茎体尿道腹侧皮下组织各层缺乏及阴茎海绵体背腹两侧不对称。③包皮的异常分布。阴茎头腹侧包皮因未能在中线融合,故呈 V 形缺损,包皮系带缺如,全部包皮转至阴茎头背侧呈帽状堆积。

尿道下裂依尿道口位置,可分为 4 型:①阴茎头,冠状沟型;②阴茎体型;③阴茎阴囊型;④会阴型。由于阴茎下弯的程度与尿道口位置不成比例,有些前型尿道下裂却合并严重的阴茎下弯。为了便于估计手术效果,Bareat 按阴茎下弯矫正后尿道口的退缩位置来分型的方法被很多医师接受。

【诊断及鉴别诊断】

尿道下裂是外生殖器畸形,经体检很容易确诊。当尿道下裂合并双侧隐睾时要注意有无性别异常。检查方法包括:①查体。观察患者的体形、身体发育、有无第二性征。外生殖器检查有无阴道,触摸双侧睾丸表面质地、体积。②检查染色体、口腔及阴道黏膜的 X 性染色质。③尿 17-酮类固醇测定。④剖腹或腹腔镜检查及性腺活检。常见的性别异常有:

1.肾上腺性征异常(女性假两性畸形)

因肾上腺皮质增生引起。外生殖器检查可见阴蒂增大如尿道下裂的阴茎。经常有尿生殖窦残留,其开口前方与尿道相通,后方为阴道。性染色体 46,XX,性染色质阳性,尿 17-酮类固醇排泄量增加。

2.混合性腺发育不全

一侧为睾丸,另一侧为发育差的原始混合性腺。阴茎外观为尿道下裂。染色体为 46,XY/45,XO 嵌合体。腹腔内有输卵管、子宫。

3.真两性畸形

外观为尿道下裂合并隐睾。性染色体半数以上为 46,XX,少数为 46,XX/46,XY 嵌合体。性腺多在腹腔内,兼有睾丸、卵巢两种成分。

4.男性假两性畸形

性染色体为 46,XY,性染色质阴性,但内外生殖器发育不正常,外生殖器可表现为全似男性至全似女性。

【手术治疗】

目前公认的治愈标准:①阴茎下弯完全矫正;②尿道口位于阴茎头正位;③阴茎外观接近正常,能站立排尿,成年后能进行正常的性生活。目前,多依据尿道下裂有无合并阴茎下弯来选择手术方法。

1.无阴茎下弯或经过阴茎背侧白膜紧缩、不需切断尿道板能矫正阴茎下弯的尿道下裂治疗方法

(1)阴茎头、冠状沟型 MAGPI(尿道口前移,阴茎头成形)。

(2)冠状沟、冠状沟下型及尿道口位于阴茎体前 1/3 的尿道下裂病例 Mathieu(尿道口基底翻斗式皮瓣)。

(3)阴茎体、阴茎根型尿道下裂 Onlay islandflap(加盖岛状包皮瓣)。

(4)尿道板卷管尿道成形(Snodgrass 术)

2.有阴茎下弯的尿道下裂用 Duckett 带蒂岛状包皮瓣管形尿道成形术

该方法虽然操作复杂,在熟练掌握手术技巧后,手术成功率可达 70%～80%以上。即使术后并发尿道瘘也易修复。

第六节　阴茎异常

一、包茎与嵌顿包茎

(一)包茎

包茎(phimosis)指包皮口狭小,使包皮不能上翻显露阴茎头。分先天性及后天性或生理性及病理性2种。

1.病因、病理

先天性包茎可见于每一个正常新生儿及婴幼儿。新生儿出生后包皮与阴茎头之间均有粘连,数月后粘连逐渐吸收,包皮与阴茎头分离。至3~4岁后由于阴茎及阴茎头生长,阴茎勃起,包皮可向上退缩,外翻包皮可显露阴茎头。小儿3岁后有90%的包茎自愈,17岁以后仅不足1%有包茎。包茎自愈后的小儿大部分均有包皮过长,属正常现象。

后天性包茎多继发于阴茎头包皮炎及,包皮和阴茎头损伤。包皮口有瘢痕挛缩,无弹性和扩张能力,包皮不能向上退缩,并常伴有尿道口狭窄。这类包茎不会自愈。

有包茎的小儿由于包皮囊内分泌物堆积,刺激阴茎头和包皮内板,可造成阴茎头包皮炎。包皮口严重狭窄的病例可发生排尿困难,甚至影响阴茎发育。

2.临床表现

包皮口狭小者有排尿困难,表现为尿线细,包皮囊鼓起。包皮囊内常有大量的包皮垢堆积于冠状沟,隔着包皮看见呈白色的小肿块,常被家长误认为是肿瘤。包皮垢可诱发阴茎头包皮炎。急性炎症时阴茎头及包皮的黏膜潮湿红肿,可产生脓性分泌物。小儿疼痛不安、包皮水肿。阴茎头包皮炎反复发作,由于阴茎痛痒,小儿易养成用手挤压阴茎的习惯,长期可造成手淫。

3.治疗

婴幼儿期的先天性包茎如无症状可不必处理。如有症状,可将包皮试行上翻,以便扩大包皮口,显露阴茎头,清除包皮垢。对于阴茎头包皮炎患儿,在急性期局部用硼酸水等外用药治疗,待炎症消退后试行手法分离包皮,无效时考虑做包皮环切术。绝大部分先天性包茎均不必手术。后天性包茎因有纤维狭窄环,需做包皮环切术。有的观点认为包茎与阴茎癌有关,但包皮环切术并不普及的国家如北欧的阴茎癌发生率很低,所以只要注意及时正确治疗包茎,讲究良好的卫生习惯,可以预防阴茎癌。目前包皮环切并没有一个公认的指征。以下适应证可供参考:①包皮口有纤维狭窄环;②反复发作阴茎头包皮炎;③5岁以后包皮口仍严重狭窄,包皮不能上翻显露阴茎头。

(二)嵌顿包茎

嵌顿包茎(paraphimosis)是包茎或包皮过长的并发症。当包皮上翻至阴茎头后方,如未及时复位,包皮环将阻塞静脉及淋巴循环引起水肿,致使包皮不能复位,造成嵌顿包茎。包皮环发生水肿后,包皮狭窄环越来越紧,以至循环阻塞和水肿加重,形成恶性循环。

1.临床表现

水肿的包皮翻在阴茎头的冠状沟上,在水肿的包皮上方可见狭窄环。阴茎头呈暗紫色肿大。患儿因疼痛剧烈,哭闹不止,可有排尿困难。时间过长,严重的嵌顿包茎可发生包皮和阴茎头坏死脱落。

2.治疗

嵌顿包茎患儿如及时治疗,大部分均可经手法复位。如手法复位失败或嵌顿时间长,应做包皮背侧切开术。若嵌顿包皮已经破溃或情况允许,可急诊做包皮环切术。

二、阴茎阴囊转位

阴茎阴囊转位又称阴茎前阴囊,指阴囊异位于阴茎上方,分为部分性和完全性。常并发会阴型或阴茎阴囊型尿道下裂。

【治疗】

阴茎阴囊转位并不影响性生活,治疗只是解决外观异常。对于不太严重的部分性阴茎阴囊转位可不必治疗。手术是沿两侧阴囊翼上缘、阴茎阴囊交界处做"M"型切口,将阴囊转至阴茎下方。对于合并重度尿道下裂的病例,在完成尿道成形术后使用上述方法。为了保护包皮瓣血运,多主张在术后 6 个月修复阴茎阴囊转位。

三、阴茎阴囊融合

阴茎阴囊融合又称蹼状阴茎,指阴囊中线皮肤与阴茎腹侧皮肤相融合,使阴茎阴囊未完全分离。绝大部分是先天性,也有继发于包皮环切术后或其他手术切除阴茎腹侧皮肤过多所致。

【治疗】

在阴茎阴囊之间的蹼状皮肤上做纵切横缝,或加做 V-Y、W 等成形术。

四、隐匿阴茎

隐匿阴茎(conceled penis)指阴茎隐匿于皮下,阴茎外观短小,包皮口与阴茎根距离短。包皮背侧短、腹侧长,内板多、外板少。包皮如鸟嘴般包住阴茎,与阴茎体不附着。如果用手将阴茎周围皮肤后推可显示正常的阴茎体。当查体时于阴茎头背侧触及一浅沟,应注意可能并发尿道上裂。很多隐匿阴茎是继发于肥胖儿下腹部尤其是耻骨前脂肪堆积。

【治疗】

隐匿阴茎的治疗及手术年龄有很大争论。肥胖儿隐匿阴茎经减肥可明显改善。而其他绝大部分隐匿阴茎患儿随年龄增长均能自愈,在成年人中罕见隐匿阴茎。所以如不合并包茎、能上翻包皮显露阴茎头,可不必手术。

五、阴茎扭转

阴茎扭转(peniletorsion)指阴茎头向一侧扭转,偏离中线,多呈逆时针方向,即向左扭转。该类患者的阴茎一般发育正常,部分患者合并尿道下裂或包皮分布异常。阴茎腹侧中线偏向一侧。很多病例是在做包皮环切或外翻包皮时发现的。

【治疗】

如果不影响阴茎的外观及功能可不必治疗。对于因阴茎皮肤导致的阴茎扭转使用阴茎皮肤脱套后均可矫治。而对于因阴茎海绵体扭转的患者多需要松解阴茎根部海绵体,手术大而且效果不满意。

六、重复阴茎

重复阴茎(diphallia)极少见,发生率约 1:500 万。重复阴茎的大小可从一个很小的附属体到正常大小的阴茎。大部分有重复尿道和独立的海绵体组织。一般两个重复阴茎的位置是并列的。多合并其他泌尿生殖系畸形及肛门直肠、心血管畸形等。

【治疗】

切除发育不良的阴茎及尿道,对发育好的阴茎行成形手术。

七、小阴茎

小阴茎(mlcropenls)指外观正常的阴茎体长度小于正常阴茎体长度平均值 2.5 个标准差以上的阴茎。小阴茎的长度与直径比值正常。有的病例可有阴茎海绵体发育异常,睾丸发育差或下降不全。

阴茎长度的测量是用手提阴茎头尽量拉直,使其长度相当于阴茎充分勃起的长度,用测量尺测从耻骨联合前至阴茎头顶端的距离。对于隐匿阴茎应注意推开阴茎周围脂肪。

【病因】

正常男性外生殖器于胚胎的前 12 周完成。阴茎发育受激素的控制。妊娠的前 3 个月,胎盘产生绒毛膜促性腺激素(HCG),妊娠 4 个月后胎儿下丘脑分泌促性腺激素释放激素(GnRH)或称黄体生成素释放激素(LHRH),刺激垂体前叶分泌黄体生成激素(LH)及滤泡刺激素(FSH)。HCG、LH、FSH 刺激睾丸间质细胞产生睾酮(T),T 在 5-α 还原酶的作用下转化为双氢睾酮(DHT),DHT 刺激阴茎发育。以上任何一个环节出现障碍,均可影响阴茎发育,而小阴茎多因胚胎 14 周后激素缺乏所致。其常见病因如下:

1.促性腺激素分泌不足的性腺机能减退

主要指下丘脑分泌异常,包括因脑组织结构异常如无脑儿畸形等无下丘脑或下丘脑发育差,有的虽然下丘脑结构正常但分泌功能差。

2.促性腺激素分泌过多的性腺机能减退

这类患者的下丘脑及垂体分泌功能均正常,只是睾丸分泌睾酮减少。包括睾丸缺如、睾丸下降不全等。睾酮减少通过负反馈促使性腺激素分泌过多。

3.原发性小阴茎

有些患者下丘脑-垂体-性腺轴激素分泌正常,但有小阴茎畸形,部分患者到了青春期阴茎又多能增长。病因不清楚,可能是一过性睾酮分泌下降等原因。也有少部分患者可能为雄激素受体异常。另外小阴茎患者可有性染色体异常。

【诊断】

(1)病史:询问有无家族遗传病史,注意母亲孕期情况。

(2)查体:有无与染色体、脑发育异常有关的畸形。检查外生殖器,测量阴茎长度,阴囊发育,睾丸的大小、质地及位置。

(3)染色体核型。

(4)影像学检查:主要检查脑部有无下丘脑和垂体畸形。

(5)促性腺激素检查:对小阴茎患者应常规做性腺激素检查。先测定 FSH、LH、T。6 个月～14 岁小儿的上述 3 个值均偏低。如 FSH、LH 高而 T 低,则应做 HCG 刺激实验除外原发性睾丸功能低下。如 T、FSH、LH 均低,则先做 HCG 刺激实验鉴定睾丸功能,然后做促性腺激素释放激素刺激实验鉴定脑垂体前叶功能。如以上实验均正常则考虑小阴茎的原因在下丘脑。对于脑垂体发育不良的患者应做脑垂体前叶筛查实验。如果通过检查发现激素分泌均正常,应考虑是否为阴茎的受体对雄激素不敏感。

(6)腹腔镜:主要用于对未触及睾丸患者的探查。

【治疗】

小阴茎的治疗很困难。

1.内分泌治疗

对于脑垂体功能异常的患者,用与 FSH、LH 功能类似的 HCG 刺激治疗。方法为 5 天肌肉注射一次 500 单位的 HCG,共 3 个月。对于下丘脑功能异常者应用 LHRH 等促性腺激素释放激素直接替代。如单纯睾丸功能异常用睾酮替代。方法为外用睾酮霜或肌肉注射睾酮,每 3 周 1 次,每次 25mg,共 4 次。

2.手术治疗

对于合并睾丸下降不全患者行睾丸固定术。对于激素治疗无效的小年龄患者应用最多的是变性手术。

第二章 泌尿系损伤

第一节 肾 损 伤

肾位于第 12 胸椎和第 3 腰椎之间的腹膜后间隙,后面有腰大肌、腰方肌和胸廓软组织,外面有第 10~12 肋骨,前面有腹膜及腹腔脏器,这些解剖结构使肾受到保护。肾外面被 Gerota 筋膜所包围,其中富有脂肪,称为脂肪囊,形成肾的脂肪垫,同时肾有一个锥体上下的活动度,可以缓冲外界暴力的作用,所以轻度外力,肾不易受到损伤。但是肾作为一实质器官,血流相当丰富,每分钟有 1200~1500mL 血流通过双肾,相当于心排出量的 1/4,这使肾的脆性大大增加,因此外力强度稍大即可造成肾的损伤。

肾损伤可在以下情况下发生:

1.直接暴力

患者受到撞击、跌打、挤压等,肾区受到直接打击所致,为最常见的致伤原因。

2.间接暴力

患者在运动中突然加速或减速、高处坠落后双足或臀部着地,爆震冲击波等致使肾受到惯性移位而致伤。

3.穿透伤

多见于弹片、枪弹、刀刺等锐器损伤,多合并胸、腹及其他脏器损伤,损伤复杂而严重。

4.医源性肾损伤

医疗操作如肾穿刺、腔内泌尿外科检查或治疗也可发生肾损伤。

5.自发性肾破裂

如果肾已有原发疾病如:肾积水、肾结核、肾肿瘤或囊性疾病,肾也可在无明显外来暴力作用下自发破裂。

根据肾损伤的严重程度可以分为:

1.肾轻度挫伤

损伤仅局限于部分肾实质,形成实质内瘀斑、血肿或局部包膜下小血肿,也可涉及肾集合系统引起少量血尿。由于损伤部分的肾实质分泌尿液的功能减低,故很少有尿外渗。一般症状轻微,愈合迅速。

2.肾挫裂伤

是肾实质挫裂伤,如伴有肾包膜破裂,可致肾周血肿。如肾盂、肾盏黏膜破裂,可见明显的血尿。但一般不引起严重的尿外渗。经内科治疗,大多可自行愈合。

3.肾全层裂伤

肾实质严重挫伤时外及肾包膜,内达肾盂、肾盏黏膜,此时常伴有肾周血肿和尿外渗。如肾周筋膜破裂,外渗血尿可沿后腹膜外渗。血肿若破入集合系统,则引起严重的血尿。有时肾一极可完全撕脱,或肾完全裂伤呈粉碎状。这类肾损伤症状明显,后果严重,均需手术治疗。

4.肾蒂损伤

肾蒂血管撕裂时可致大出血、休克。如肾蒂完全断裂,伤肾甚至可被挤压通过破裂的横膈进入胸腔。锐器刺伤肾血管可致假性动脉瘤、动-静脉瘘或肾盂静脉瘘。对冲伤常使肾动脉在腹主动脉开口处内膜受牵拉而破裂,导致肾动脉血栓形成,使肾失去功能。

5.病理性肾破裂

轻度暴力可使已有病理性改变的肾破裂,如肾肿瘤、肾积水、肾囊肿、脓肾等。有时暴力甚至不被察觉,称为自发性肾破裂。

一、诊断

(一)临床表现

肾损伤的主要症状有休克、出血、血尿、疼痛、伤侧腹壁强直和腰部肿胀等。

1.休克

早期休克可由于剧烈的疼痛所致,但其后与大量失血有关,其程度依伤势和失血量而定。除血尿失血外,肾周筋膜完整时,血肿局限于肾周筋膜;若肾周筋膜破裂,血液外渗到筋膜外形成大片的腹膜后血肿;若腹膜破裂,则大量血液流入腹膜腔,使病情迅速恶化。凡在短时间内迅速发生休克或快速输血2单位后仍不能纠正休克时,常提示有严重的内出血。晚期继发出血常见于伤后2～3周,偶尔在2个月后亦可发生。

2.血尿

90%以上的肾损伤患者可存在血尿,轻者仅为镜下血尿,但肉眼血尿较多见。严重者血尿甚浓,可伴有条索状血块和肾绞痛,有大量失血。多数病例血尿是一过性的。开始血尿量多,几天后逐渐消退。起床活动、用力、继发感染是继发血尿的诱因,多见于伤后2～3周。部分病例血尿可延续很长时间,甚至几个月。值得注意的是没有血尿不能除外肾损伤的存在,尿内血量的多少也不能断定肾损伤的严重程度和范围。如肾盂遭受到广泛的损伤、肾蒂撕脱、肾动脉血栓形成、输尿管断裂或被血块或者是肾组织碎片完全堵塞、血液流入腹腔以及血和尿同时外渗到肾周围组织时,尽管伤情很严重,但血尿可不明显。

3.疼痛与腹壁强直

伤侧肾区有痛感、压痛和强直。身体移动时疼痛加重,但轻重程度不一。这种痛感是由于肾实质损伤和肾被膜膨胀所引起。虽然腹壁的强直会影响到准确的触诊,但在某些病例仍可在腰部扪及肾出血形成的肿块。疼痛可局限于腰部或上腹部,或散布到全腹,放射到背后、肩部、髋部或腰骶部。如伴腹膜破裂而有大量尿液、血液流入腹腔,可致全腹压痛和肌紧张等腹膜刺激征。这种情况在幼童较易发生。

另外,当血块通过输尿管时可有剧烈的肾绞痛。腹部或腰部的贯通伤常有广泛的腹壁强直,由腹腔或胸腔的脏器损伤引起,但亦可由肾区血肿或腹腔内出血所造成。

4.腰区肿块

肾破裂时的血或尿外渗在腰部可形成一不规则的弥漫性肿块。如肾周筋膜完整,则肿块局限,否则在腹膜后间隙可形成一广泛的肿胀。以后皮下可出现瘀斑。这种肿胀即使在腹肌强直时也往往可以扪及。从肿胀的进展程度可以推测肾损伤的严重程度。为缓解腰区疼痛，患者脊柱常呈侧突。有时尚需与脾、肝包膜下出血形成的肿块鉴别。

（二）辅助检查

1.X 线检查

肾挫伤及表浅肾裂伤，腹部 X 线平片常无重要发现。当严重肾损伤引起肾周血肿、尿外渗时显示肾影增大、边缘模糊。另外尚可发现有腹腔内游离气体、气-液平面、腹腔内容物移位、气胸、骨折、异物等严重损伤的证据。排泄性尿路造影能确定肾损伤的程度和范围，肾损伤时应采用大剂量静脉尿路造影，不需要腹部加压，避免进一步造成肾损伤。当肾内有出血时显示肾盂、肾盏受压，变形或移位，肾破裂时出现造影剂外渗。尿路造影对伤肾及对侧肾功能的评价有重要意义，但由于肾损伤后血管痉缩或肾分泌功能受抑制，显影效果差，对肾损伤程度分级缺少特异性和敏感性，当前已很少使用，大多为 CT 所替代。

2.B 超检查

具有快速、简便、无创伤之优点，能立即提供肾实质损伤的情况、有无肾周血肿和尿外渗以及腹膜后间隙的情况，常作为首选检查。当全身情况不稳定不宜做其他检查时，更有意义。但肾挫伤时可无异常发现，也不能清晰显示肾实质破裂程度。

3.CT 检查

CT 检查是一种安全、迅速、有效而无创伤的检查，能精确显示肾脏损伤部位、程度，其诊断肾损伤敏感性与特异性高，分辨率也高，诊断符合率为 $98\% \sim 100\%$。肾损伤时常规行 CT 增强扫描检查，增强 CT 扫描能精确显示肾实质裂伤、尿外渗、肾周血肿以及肾损伤程度。

4.肾血管造影

目前已很少用，当 CT 或静脉尿路造影显示一侧或双侧肾不显影，或其他肾血管损伤征象时，应作肾动脉造影或数字减影血管造影，进一步确定诊断。在肾动脉造影时可进行肾动脉栓塞治疗。

5.放射性核素检查

有助于确定诊断。但在急症情况下，其可行性及正确性均不及 CT 或静脉尿路造影。

（三）鉴别诊断

1.肝脏损伤

出血量较大，多有休克症状，腹腔可抽出不凝血，有腹膜刺激症状，没有血尿。

2.脾脏损伤

内出血及休克发展较快，腹腔内积血，可叩诊出移动性浊音，腹腔穿刺可抽得不凝固血液。腹膜刺激症状不明显。没有血尿。

二、治疗

肾损伤的治疗依照伤员的一般情况、肾损伤的范围和程度，以及有无其他器官损伤而确定。

1.一般处理

对有严重休克的患者，首先进行紧急抢救，包括卧床休息、镇静止痛、保温、补充血容量等。许多病例经过处理后，休克获得纠正，一般情况得以好转。若休克系大量出血或弥漫性腹膜炎引起,则应选择及早而安全的探查手术。伴有腹腔脏器损伤时,需剖腹探查。单纯的肾损伤,如无严重的出血一般采用支持治疗。包括:①绝对卧床休息至少2周,待尿液变清后可允许起床活动,但小裂伤创口的愈合需4～6周,因此剧烈活动至少应在症状完全消失后1个月才能进行;②镇静、止痛、解痉;③合理的抗生素的预防性应用和止血药物的应用;④严密的观察生命体征,必要时输血补充血容量;⑤及时随访有无并发症如高血压的出现。

2.闭合性肾损伤的处理原则

轻度肾损伤采用非手术治疗,包括卧床休息,预防性应用抗生素,密切观察血尿及局部情况,测定血红蛋白、红细胞数、血细胞比容等。近来,对深度皮质裂伤亦主张先采用非手术治疗,避免了不必要的手术探查及由此所致的肾切除。观察期间若有继续出血的征象,应及时手术治疗。肾蒂损伤、肾粉碎性损伤、完全性肾断裂应采取手术治疗。大的腹膜后血肿及尿外渗亦有手术引流的指征。大多数闭合性肾损伤已不再需要手术治疗。

3.开放性肾损伤的处理原则

开放性肾损伤经复苏处理后,若血流动力学仍不稳定,应立即手术探查。枪伤所致者,因损伤范围及强度大,应及早探查。刺伤所致的肾损伤,若病情稳定,可先做影像学检查,再行决策。对浅表肾实质刺伤未累及集合系统,仅表现为包膜下血肿或肾周血肿,有无持续性出血时,可先采用非手术治疗。

4.手术治疗

若出现下列情况者应及时手术探查:①开放性肾损伤伴有腹腔其他脏器损伤者;②经检查证实肾蒂损伤、肾粉碎性损伤、完全性肾断裂;③经抗休克治疗后血压不能回,升或升而复降,提示有大出血者;④持续性血尿无减轻趋向,红细胞计数、血红蛋白量、血细胞比容均呈进行性下降;⑤非手术治疗过程中,肾区肿块无缩小且不断增大。手术探查对于多数患者宜采用经腹切口,以便全面探查,探查肾前,先控制肾蒂,以防止难以控制的出血及保护肾脏。

肾损伤的手术治疗有下列常用的几种方法:

(1)肾修补术:适用于肾裂伤的范围较局限,整个肾的血液循环无明显障碍者。创缘整齐者可直接缝合;创缘不整、血运不良者应先清创。若创缘对合有困难者,可用肾周筋膜或肌肉瓣填充,并用腹膜覆盖固定。

(2)肾部分切除术:适用于肾的一极严重挫伤或一极肾组织已游离且无血运,无保留价值,而其余组织无创伤或有裂伤可以修补者。肾部分切除后的断面应以肾包膜或游离的腹膜覆盖,促进切面愈合及防止继发性出血。

(3)肾切除术:肾切除术既能解除出血原因和感染来源,亦可避免再度手术和晚期残疾的后患,但原则上应尽一切力量保留伤肾。在病情危重需行肾切除时必须证实对侧肾功能良好后才能进行。肾切除适应证:①无法控制的大出血;②广泛的肾裂伤,尤其是战时的贯通伤;③无法修复的肾蒂严重损伤;④伤肾原有病理改变且无法修复者,如肾肿瘤、肾脓肿、巨大结石和肾积水。

(4)肾血管修复手术或肾血管重建手术:肾蒂损伤时,在术中应根据伤情,争取吻合或修补断裂或破裂的血管,重建肾的血液循环。此类手术应争取在伤后12小时以内完成,若延迟至18小时以后,手术修复已无意义。

5.栓塞治疗

随着介入技术和设备的不断完善,尤其是数字减影血管造影技术的出现,可以动态监测血管和组织内密度的微小变化,为肾内动脉超选择性栓塞治疗(即超选择性插管至出血动脉分支内进行栓塞)提供可靠的依据,也使超选择性栓塞更为准确。对于经非手术治疗仍无缓解的严重血尿、单纯的肾血管损伤、肾血管损伤合并轻微的、不需要外科手术处理的其他脏器损伤及肾碎裂伤范围较局限者宜选用;相反,对于严重的肾盂、肾盏或近段输尿管破裂,则需外科手术探查或修补;合并确切的或可疑的需外科手术处理的肾毗邻脏器损伤、生命体征不平稳者则不宜选用。

第二节　输尿管损伤

输尿管为一细长而由肌肉黏膜构成的管形器官,位于腹膜后间隙,周围保护良好并有相当的活动范围。因此,由外界暴力(除贯通伤外)所致的输尿管损伤较为少见;但在临床上因腹部手术、盆腔手术、妇科手术及泌尿外科腔道镜检查及手术而造成的输尿管损伤却常有发生。

1.外伤性损伤

多见于战时,输尿管损伤时常伴有其他内脏的损伤或贯通伤。非贯通性损伤很少见,可因直接暴力使肾突然向上移位及使相对固定的输尿管被强烈牵拉而过度伸展,导致输尿管从肾盂肾盏撕裂或离断,这种创伤多见于背后受到重击。

2.手术损伤

多见于腹部或盆腔内进行较广泛的手术时,如子宫切除、结直肠癌根治性切除术时。手术损伤多见于下段输尿管,因此部位解剖较复杂,手术野较深,不易辨清输尿管位置。损伤可为结扎、钳夹、切开、切断、部分截除或损害输尿管血供而致管壁坏死。术时不一定被发现。直到术后出现漏尿或无尿(双侧损伤)时才被发现。

3.器械损伤

多见于泌尿外科输尿管逆行插管、输尿管肾盂镜或腔内泌尿外科操作时。有过结石、创伤或感染性炎症的输尿管,因壁层溃疡或组织脆弱较易遭受损伤。正常输尿管轻度损伤时大多不产生永久性的损害,仅在严重损伤时可致输尿管狭窄。

4.放射性损伤

比较罕见,多见于盆腔脏器肿瘤高强度放射物质照射后,输尿管及周围组织充血、水肿、坏死,以致输尿管壁瘢痕纤维化、粘连狭窄,引起输尿管梗阻。

分类

输尿管损伤的病理变化及后果与创伤的类型、发现及处理的时间和方法有密切关系。

1.钳夹伤

轻者无不良后果,重者造成输尿管狭窄、肾积水。如钳夹部位短期内坏死脱落则形成输尿管瘘。

2.结扎伤

(1)单侧结扎:若对侧肾功能正常,可无症状,或仅轻度的腰部胀痛。单侧输尿管完全结扎后的梗阻,引起肾盂、肾盏反流及再吸收来维持尿生成与尿排泄之间的平衡,在一定时期内可以保持肾功能不致丧失,当梗阻解除后,肾的排尿功能可完全恢复。病理缓冲的安全时间,根据已知的动物实验及临床经验,2 周的时间比较安全,也有长达至术后 2～3 个月发现的病例。如在上述安全期内,仍可考虑行修复性手术,不可贸然实行肾切除。长期完全输尿管梗阻,可因反流压力致使肾血液循环受阻而发生肾萎缩。

(2)双侧结扎:一旦双侧输尿管均被完全结扎,壶即发生无尿,很容易被查出。如贯穿结扎为部分性的,则所致的部分性狭窄可引起肾积水或输尿管瘘。也有将结扎肠线吸收后,梗阻解除而不留上述病理改变者。

3.离断或切开

如在手术或外伤当时即被发现,立即实行修补或吻合,处理得当,则不留后遗症。若未发现,尿液渗入腹膜腔可引起尿性腹膜炎,渗入腹膜后可引起蜂窝织炎。此类病例如不及时处理,终将中毒、休克致死。部分病例尿液可经阴道或腹壁切口引流出来,形成输尿管瘘。未经手术处理的输尿管切口或形成的输尿管瘘,必将引起输尿管狭窄,继而引起肾、输尿管积水,并易诱发肾盂肾炎。

4.穿孔伤

多见于输尿管插管、输尿管镜检查、输尿管镜下碎石术中,尿液漏至腹膜后,可引起腹痛、腹胀,穿孔较小者可自愈。

5.扭曲

结扎缝合输尿管附近组织时,可牵拉输尿管形成扭曲,或因输尿管周围组织的炎症反应及瘢痕收缩,粘连牵拉输尿管形成扭曲,导致尿液引流不畅,输尿管上段扩张、肾积水,并可并发结石形成及感染。

6.缺血性坏死

在盆腔手术时,如根治性子宫切除术,广泛的清扫髂血管及输尿管周围淋巴组织时,输尿管盆段的鞘膜和血液循环都可能遭到破坏,有的甚至使平滑肌撕裂。这样一段输尿管的蠕动功能势必减退或消失,尿液将在此淤积、扩张。而广泛的组织创伤,盆腔的组织液的渗出较多,引流不畅易导致感染。缺血、扩张、内压升高、蠕动很差的输尿管浸泡在可能感染的积液中,必会发生穿孔及大段坏死。此时若已形成周围组织粘连,尿液外渗后,可被包围形成局限性的盆腔脓肿,并向薄弱的阴道穿孔,形成输尿管阴道瘘。完成上述病理过程,常需经 1～2 周的时间。故此类输尿管损伤多在术后一周左右开始出现症状,多为双侧受累。

一、诊断

(一)临床表现

输尿管损伤的症状极不一致,可因术中及时发现并立即处理而无临床表现,也可因伴有其他重要脏器的损伤而被忽视。另外,输尿管单侧损伤和双侧损伤的临床表现也不一致。

1.尿外渗或尿瘘

可发生于损伤一开始,也可于 4～5 天后因血供障碍(钳夹、缝扎或外膜剥离后缺血)使输尿管壁坏死而发生迟发性尿外渗。尿液由输尿管损伤处外渗到后腹膜间隙,引起局部肿胀和疼痛,腹胀、患侧肌肉痉挛和明显压痛。如腹膜破裂,则尿液可漏入腹腔引起腹膜刺激征。一旦继发感染,可出现脓毒血症如寒战、高热。尿瘘常发生于输尿管损伤后2～3周,如同时有腹壁创口或与阴道、肠道创口相通,可发生尿瘘。

2.感染

多为继发性感染,受伤后的输尿管周围组织发炎、坏死及尿液渗入腹膜后及腹腔,很快形成脓肿或腹膜炎,临床上多表现为发热、腰痛、腹肌紧张及肾区叩痛。

3.血尿

输尿管损伤引起的血尿的严重程度与创伤的程度不成正比,如输尿管逆行插管或输尿管镜术后,引起输尿管黏膜的擦伤可引起较严重的血尿,而输尿管完全离断或被结扎,不一定有血尿出现。

4.梗阻症状

术中误扎输尿管引起梗阻的早期,因肾盂、肾盏反流及再吸收能力,可维持尿生成与尿排泄之间的平衡,在一定时期内可以保持肾功能不致丧失。尤其是单侧输尿管完全结扎可因对侧肾功能正常而无症状或症状轻微。部分患者患肾因长期完全梗阻而萎缩,可完全无症状。双侧输尿管被离断、撕脱或结扎后,伤后立即出现无尿。输尿管损伤也可因炎症、继发感染、水肿、尿瘘、粘连等造成输尿管狭窄引起梗阻,可表现为腰痛、肾积水、继发性的肾感染、肾功能受损。

(二)辅助检查

盆腔手术后的患者,如果发现尿少、血尿、无尿、肾区压痛及尿外渗等现象,应考虑到输尿管损伤的可能性,应进一步检查。

经膀胱镜逆行插管时,往往插管受阻,逆行造影显示梗阻或造影剂外溢。

排泄性尿路造影时伤侧肾脏显影不佳或不显影。

B超检查的诊断意义不大,只能发现尿外渗和梗阻造成的肾积水。

二、治疗

输尿管损伤的治疗原则为恢复输尿管的连续性或完整性,减少局部发生狭窄的机会,保持尿液引流通畅,尽一切可能确保患侧肾功能。

(一)处理原则

患者全身情况危重、休克、脱水、失血严重或合并有其他重要脏器创伤时,应先改善全身情况及优先处理重要器官的创伤,再根据情况处理输尿管损伤。

手术中发生并及时发现的输尿管损伤,立即进行处理是损伤修复的最佳时机,此时损伤组织尚无水肿或粘连,手术修复简单易行,术后恢复良好,并发症亦少。对手术中未能及时发现,术后72小时内及时发现并明确诊断的输尿管损伤,应立即处理。对延迟发现或发生的输尿管损伤,若超过72小时,原则上不宜立即修复,因为尿外渗引起局部组织充血、水肿及炎症反应,输尿管及周围组织的修复能力差,手术成功的机会很小。

对输尿管的损伤段应彻底扩创,直至输尿管两端有明显渗血为止,以防止因局部组织缺血、失活而导致吻合口破裂,同时应注意不能过多破坏输尿管鞘及周围组织;修复及吻合输尿管应在无张力的情况下进行。

（二）处理方法

根据输尿管损伤的类型、部位、缺损范围、损伤时间长短、患者全身情况及肾功能情况选择不同的处理方法，目前尚无统一的治疗标准。

1.*留置支架管法*

对于输尿管挫伤、逆行插管、输尿管镜操作等造成的损伤或术后早期发现的输尿管损伤，若输尿管的完整性未被破坏，血运良好，可经输尿管镜逆行插管或破裂部位插入输尿管导管或双 J 管，保证引流通畅即可。

2.*经皮肾穿刺造瘘术*

对于休克、全身条件差的患者，肾造瘘术是挽救生命的重要措施。另外对于发现较晚（超过 72 小时）的输尿管损伤，也应当行肾造瘘术，3 个月后再行输尿管修复手术。

3.*吻合手术*

对开放手术术中及术后 72 小时内发现的输尿管损伤应立即行输尿管端端吻合术或输尿管膀胱吻合术。若输尿管部分断裂或完全断裂，但无明显缺损者，可行端端吻合术，内置双 J 管引流；对损伤部位距输尿管膀胱开口 5 cm 以内的输尿管损伤可考虑输尿管膀胱吻合术；对缺损或病变段在 5～9 cm 的患者，可采用输尿管膀胱瓣（Boari 膀胱瓣）吻合术，对于缺损或病变段较长者，也可采用膀胱腰大肌悬吊输尿管膀胱吻合术；若缺损段太长，也可行回肠代输尿管术。后者因手术较复杂，并发症多，选择应慎重。

4.*肾切除术*

对梗阻时间长，患肾功能丧失者；长期尿瘘继发肾脏感染无法控制者；以及因肿瘤、腹膜后广泛粘连，已无法再做修复手术者，且对侧肾功能良好，可行患侧肾切除术。

第三节　膀胱损伤

膀胱是贮存、排泄尿液的肌膜性囊状器官，其大小、形状、位置随储尿量及年龄的变化而变化。其随着贮存尿液的多少而呈膨起或空虚。儿童的膀胱位置较高，几乎全在前腹壁之后，无骨盆保护。在成年男性，膀胱介于耻骨与直肠之间，顶部及后壁的一部分为腹膜所覆盖，其下与前列腺部尿道相通，后面为精囊和输精管壶腹部，膀胱与直肠之间是直肠膀胱陷凹。在膀胱排空时，全部在骨盆内；膀胱充盈时，则顶部上升与前腹壁接触。女性膀胱之后方为子宫，两者之间是子宫膀胱陷凹。故女性膀胱的位置较男性为靠前和较低，而覆盖于膀胱后壁的腹膜返折，因与子宫相连，故较男性者为高。

一、病因与分类

空虚的膀胱位于骨盆深处，受到骨盆、筋膜、肌肉及软组织的保护，除骨盆骨折或贯通伤外，一般不易损伤。但当膀胱充盈时，膀胱顶部高出耻骨联合以上，与前腹壁相贴，失去骨盆的保护，由于体积增大，壁薄而紧张，故而在受到外力作用时容易导致膀胱损伤。膀胱在肿瘤、结核、结石、神经源性膀胱等病理情况下其损伤的概率较正常膀胱高，而且易发生自发性膀胱破裂。此外,骨盆手术、下腹部手术、妇科手术及泌尿科膀胱镜操作时,均可造成医源性损伤。膀胱异物如铁钉、铁丝、缝针等尖锐异物也可造成膀胱穿孔。

根据膀胱损伤的原因不同,膀胱损伤可分为闭合性损伤(钝挫伤)、开放性损伤(贯通伤)、医源性损伤三类。

1.闭合性损伤

最常见,约占膀胱损伤的80%。多发生于膀胱膨胀时,因直接或间接暴力,使膀胱内压骤然升高或强烈震动而破裂,如撞击、踢伤、坠落或交通事故等。其他如骨盆骨折时骨片刺破膀胱或待产,膀胱被压于胎头或耻骨之间过长,造成膀胱三角区缺血性坏死,形成膀胱阴道瘘。酒醉后膀胱膨胀、壁薄,也易受伤破裂。另外,存在病变的膀胱如肿瘤、结核等不能耐受过度膨胀,发生破裂,则称之为自发性膀胱破裂。

2.开放性损伤

多见于战时,以弹片和刺伤多见,常合并其他脏器损伤如直肠、阴道损伤,形成膀胱直肠瘘或膀胱阴道瘘。

3.医源性损伤

也较常见,膀胱镜检查、尿道扩张、TURP、TURBT、膀胱碎石术等操作不慎,可损伤膀胱。下腹部手术如疝修补术、输卵管结扎术、剖宫产以及盆腔脏器手术等也易伤及膀胱。

由于膀胱位于腹膜间位,故膀胱破裂可根据裂口与腹膜的关系分为腹膜内型、腹膜外型和腹膜内外混合型。当膀胱膨胀时,其破裂部位多位于膀胱顶部及后壁,裂口与腹腔相通,尿液进入腹腔,可引起严重的尿性腹膜炎。而骨盆骨折所致的膀胱破裂,其破口多在膀胱的前侧壁或底部,尿液外渗均在腹膜外膀胱周围组织中。战时的火器伤,其损伤部位与弹道方向有关,腹膜内外破裂可同时存在,且多伴有其他脏器损伤。

二、诊断

(一)病史及体检

患者下腹部或骨盆受外来暴力后,出现腹痛、血尿及排尿困难,体检发现耻骨上区压痛,直肠指检触及直肠前壁饱满感,提示腹膜外膀胱破裂。全腹剧痛、腹肌紧张,压痛及反跳痛,并有移动性浊音,提示腹膜内膀胱破裂,行腹腔穿刺可抽出血性尿液。

(二)临床表现

膀胱壁轻度挫伤仅有下腹部疼痛,少量终末血尿,短期内自行消失。膀胱全层破裂时症状明显,腹膜外型与腹膜内型破裂有不同的表现。

1.休克

骨盆骨折所致剧痛、大出血,膀胱破裂引起尿外渗及腹膜炎,伤势严重,常发生休克。

2.腹痛

腹膜外破裂时,尿外渗和血肿引起下腹部疼痛、压痛及肌紧张,直肠指检可触及肿物且有触痛。腹膜内破裂时,尿液流入腹腔而引起急性腹膜炎症状,并有移动性浊音。

3.血尿和排尿困难

有尿意,但不能排尿或仅排出少量血尿。当有血块堵塞或尿外渗到膀胱周围、腹腔时,则无尿液自尿道排出。

4.尿瘘

开放性损伤可有体表伤口漏尿;如与直肠、阴道相通,则经肛门、阴道漏尿。闭合性损伤在尿外渗感染后破溃,也可形成尿瘘。

(三)辅助检查

1.导尿检查

骨盆骨折时,常合并前列腺尖部尿道断裂。对此,应首先进行导尿检查。若能顺利将导尿管插入膀胱导出尿液,则应进一步在导出尿液后向膀胱内注入一定的生理盐水。然后抽出,如抽出量与注入量相同,则表明膀胱壁是完整的。但若抽出量明显多于或少于注入量,则提示膀胱可能有破裂。

2.膀胱造影

自导尿管注入 15%泛影葡胺 200～300mL,拍摄前后位 X 线片,抽出造影剂后再拍摄 X 线片,可发现造影剂漏至膀胱外。腹膜内膀胱破裂时,则显示造影剂衬托的肠袢。

3.腹腔穿刺

采用腹腔穿刺抽液,并测定抽出液中氨的含量。对诊断有无腹膜内型膀胱损伤有一定帮助。

4.手术探查

经检查证实有膀胱破裂、腹内其他脏器损伤或后尿道断裂者,应做好术前充分准备,及时施行手术探查。根据探查发现,分别进行适当处理。

三、治疗

膀胱挫伤一般不需要特殊处理,除卧床休息,多饮水,让其自行排尿或尿道置管引流外,必要时给予镇静、抗感染药物。血尿和膀胱刺激征可在短期内消失。

各种原因引起的腹膜内膀胱破裂和开放性膀胱损伤应手术治疗。

(一)紧急处理

抗休克治疗,如输液、输血、止痛、使用广谱抗生素预防感染。合并骨盆骨折时,行骨盆固定,防止加重损伤。

(二)保守治疗

膀胱挫伤或造影时仅有少量尿外渗,症状较轻者,可从尿道插入导尿管持续引流尿液 7～10 天,并保持通畅;使用抗生素,预防感染,破裂可自愈。

(三)手术治疗

膀胱破裂伴有出血和尿外渗,诊断明确后,立即手术修补,根据损伤部位和程度修补裂口,充分引流尿外渗,耻骨上留置膀胱造口管或者留置导尿。腹膜外膀胱破裂行修补术后,应放置引流管,充分引流外渗的尿液。腹膜内膀胱破裂则行剖腹探查,吸净腹腔内尿液,并处理其他脏器的损伤。

第四节　尿道损伤

尿道按其解剖结构可分为前尿道(包括尿道球部和阴茎部)及后尿道(包括尿道前列腺部和膜部)。尿道损伤中前尿道损伤多由骑跨伤引起;后尿道损伤往往为骨盆骨折所致。在成年男性,由于有致密的耻骨前列腺韧带将前列腺固定于耻骨,而膜部尿道在穿过尿生殖膈时被固定于坐骨耻骨支之间,典型的后尿道损伤常位于前列腺尖部。如骨折移位轻,尿道可为不完全断裂;严重者可为完全断裂,此时由于前列腺及膀胱周围血肿可将前列腺上抬而移位。在小儿,由于前列腺组织尚未发育,因此后尿道破裂可发生在尿道前列腺部或膀胱颈部。由于后尿道损伤多为暴力或挤压性骨盆骨折所致,因此临床上常合并有其他脏器或组织的损伤,这些合并伤增加伤情的复杂性及严重程度,如忽视全面检查,后尿道的损伤易被忽视,处理不当会增加并发症的发生,并可伴有膀胱或直肠等脏器的损伤。尿道损伤按伤情分挫伤、裂伤、完全性断裂等三种。平时闭合性损伤常见,而战时以贯通伤多见。因此在损伤的处理上必须按照损伤的部位、伤情及其程度而有不同。如果处理不当,极易发生尿道狭窄、梗阻、尿瘘、假道形成或性功能障碍等,因此早期诊断及正确处理非常重要。

一、诊断

(一)临床表现

1.前尿道损伤

(1)尿道出血:外伤后,即使不排尿时也可见尿道外口滴血。尿液可呈血尿。

(2)疼痛:受损伤处疼痛,有时可放射到尿道外口,尤以排尿时为剧烈。

(3)排尿困难:尿道挫裂伤时因疼痛而致括约肌痉挛,发生排尿困难。尿道完全断裂时,则发生尿潴留。

(4)局部血肿:尿道骑跨伤常引起会阴部及阴囊处肿胀、瘀斑。

(5)尿外渗:尿道断裂后,用力排尿时,尿液可以从裂口处渗入周围组织,形成尿外渗。尿外渗或血肿并发感染后,则出现脓毒血症。

2.后尿道损伤

(1)休克:骨盆骨折所致后尿道损伤,一般较严重;常合并大出血,引起创伤性、失血性休克。

(2)疼痛:下腹部痛,局部肌紧张,并有压痛。

(3)排尿困难:伤后不能排尿,发生急性尿潴留,而且导尿管无法插入膀胱,于后尿道处受阻。

(4)尿道出血:尿道口无流血或仅少量血液流出。

(5)尿外渗及血肿:会阴、阴囊部常出现血肿及尿外渗。

前尿道损伤的征象一般较为明显,诊断较易,后尿道损伤的诊断较困难,特别是伴有膀胱及直肠损伤时。对疑有骨盆骨折时,应行骨盆摄片检查。对于尿道损伤者,尿道造影检查是确诊的主要方法,一般多主张在 X 线透视下行逆行尿道造影。诊断性导尿有可能使部分损伤成为完全损伤,加重出血,增加感染机会,对怀疑有尿道破裂或断裂者,不宜使用。有指征者必须在严格无菌条件下轻柔地试插导尿管,如能顺利插入导尿管,则说明尿道损伤不重,可保留导尿管作为治疗,不要随意拔出;如一次插入困难,不应勉强反复试探,以免加重创伤和导致感染。直肠指检在判断有无肛管直肠合并伤的存在具有参考价值,可常规进行,但在判断时应慎重考虑。直肠指检是必要的,对于前列腺周围血肿不明显,且能清楚地扪及前列腺者,说明后尿道未完全断裂;若发现前列腺向上移位,表明后尿道完全断裂。在骨盆内有血肿时,在指检时可能误将血肿当作没有移位的前列腺而做出错误的判断;后尿道断裂而耻骨前列腺完整时,无前列腺的向上移位。对于严重休克者,不可只注意尿道损伤的诊断,应注意有无盆腔大血管损伤及其他内脏器官的合并伤,必要时应进行手术探查。对于开放性损伤,只要仔细检查局部一般都能得到明确诊断,但对于贯通性枪弹伤,应特别注意合并伤的存在,以防漏诊。

二、治疗

(一)处理原则

首先应纠正休克,然后再处理尿道损伤。如伴有骨盆骨折的患者须平卧,勿随意搬动,以免加重损伤。治疗尿道损伤的基本原则是引流尿液和尿道断端的重新衔接以恢复尿道的连续性。

(二)前尿道损伤的处理

对于症状较轻,尿道挫伤或轻度裂伤的患者,尿道的连续性存在,无排尿困难者,一般不需要特殊治疗。如果裂伤较重并有排尿困难或出血者,可留置导尿,一旦导尿成功,则保留导尿 2～3 周,如导尿失败应立即手术探查并行经会阴尿道修补术,术后留置导尿管 2～3 周。对于尿道完全断裂的患者应立即行经会阴尿道修补术,并同时彻底清除坏死组织、血肿。如病情严重不允许较大手术,可单纯行耻骨上膀胱造瘘术,3 个月后再修补尿道。

(三)后尿道损伤的处理

目前后尿道损伤主要有三种治疗方法:单纯膀胱造瘘＋延期尿道修复、急诊Ⅰ期尿道吻合术以及开放或经内镜的尿道会师术。

1.单纯膀胱造瘘＋延期尿道修复

当存在生命垂危、组织广泛受损、医疗条件有限或医师经验不足等情况时,都主张只进行膀胱造瘘。在 3～6 个月后再行后尿道修复。

2.急诊Ⅰ期尿道吻合术

由于后尿道断裂多伴骨盆骨折,患者濒于休克,耻骨后及膀胱周围有大量出血,如行修复术,要清除血肿,碎骨片,有可能导致更严重的出血,故有一定的困难。但如患者伤情允许、血源充沛,有经验的医师可以选用且可得到较好的效果。

3.尿道会师术

后尿道损伤时,常由于合并其他脏器严重外伤,病情危重,患者不能耐受大手术,此时可经耻骨上切口经膀胱行尿道会师术。目前由于内镜技术的进步,也可以在内镜下完成会师术。

三种方法各有优缺点,单纯膀胱造瘘不行耻骨后探查,可减少血肿感染机会,但术后尿道狭窄几乎是不可避免的,需再次手术修复,治疗时间长。急诊Ⅰ期尿道吻合可在手术同时清除血肿,但要在结构破坏严重的盆腔中控制出血,并进行尿道断端的吻合并非易事;在游离、修剪前列腺及尿道周围组织的过程中可能损伤血管神经束和尿道内括约肌,造成阳痿和尿失禁,并可能将尿道不完全断裂转变成完全性尿道断裂。尿道会师则无法完全保证尿道断端的解剖对合,如对合不当,尿道回缩,断端分离,瘢痕再次形成反而造成长段尿道缺损;如两个断端套叠则可造成人为的瓣膜,形成尿道梗阻。另外,会师过程中还可能加重尿道或血管神经损伤,导致术后阳痿的发生增多。总的来说,不管采取何种方法,治疗的目的均为尽可能减少尿道外伤后并发症的发生或力争将并发症的程度降至最低,尤其是避免尿失禁以及医源性的性功能损伤。

第三章　泌尿系统感染

第一节　泌尿系统感染总论

【概述】

　　致病微生物侵入泌尿系统内繁殖而引起的尿路上皮的炎症称为泌尿系感染,也称尿路感染,是一种很常见的临床疾病,在感染性疾病中的发病率仅次于呼吸道感染,其影响不仅限于泌尿外科,而且涉及内科、妇产科等多个科室的临床工作。尿路感染的发病率随年龄的增高而增加,尤其是女性在进入婚育年龄后有明显上升。有研究发现,在 65 岁以上人群中,至少有20%的女性及 10 %的男性有过尿路感染史。虽然不断出现的多种新型抗生素已极大地提高了对这类疾病的治疗效果,但如何减少发病率和进一步提高治愈率仍然是一个极具挑战性的课题。

　　尿路感染有多种分类方法:根据患病时间的长短可以分为急性感染和慢性感染;根据患病部位可以分为上尿路感染和下尿路感染,其中又可以根据具体的感染器官部位和程度而分为多种类型;根据有无并发症可以分为无并发症感染和有并发症感染;根据是否为初次发病可分为初发性感染和复发性感染;在复发性感染中又可分为由新的或是来自尿路以外的致病微生物引起的感染,以及由在尿路中的原致病微生物引起的感染,后一种感染也称感染再犯。尿路感染的复发是一个很严重的问题,至少有 25 %的患者会发生,而其中的绝大多数属于感染再犯。

　　值得注意的是,在泌尿系感染患者中有很大一部分属于医源性感染,由留置尿管、经尿道或经腔镜操作及手术引起。据统计,医源性尿路感染在医院内感染中占 35%～50%,发生率仅次于医院内呼吸道感染,而且有较高的死亡率。医源性尿路感染的大多数是由留置尿管引起的,尿管留置时间越长,发生感染的机会就越大,有研究显示,超过 10 天者几乎都会被感染。目前,泌尿外科疾病的治疗正在朝经腔内微创技术方向发展,使高龄及有重要脏器并发症的患者也能够得到治疗,因此必须重视对医源性尿路感染的预防与治疗。

【病原体】

　　尿路感染的致病微生物绝大多数来源于正常存在于肠道的革兰氏阴性杆菌,因此可以看作是一种内源性感染。其中以埃希大肠杆菌最常见,其他的致病细菌有变形杆菌、克雷白杆菌、葡萄球菌、绿脓杆菌、粪链球菌等。可以引起尿路感染的致病微生物还有衣原体、支原体、真菌、滴虫和病毒等。肠道中数量较多的厌氧菌群,也存在于阴道及远端尿道,但却较少在尿路感染中出现。慢性及复杂尿路感染常有多种致病菌混合存在。

【发病机制】

尿路感染的主要途径为上行感染,肠道细菌先在会阴部定居、繁殖,然后污染尿道外口,经尿道进入膀胱。女性尿道短而直,并且靠近阴道和直肠,容易受到污染,性交时也容易将细菌带入尿道,因此女性尿路感染远多于男性。正常情况下,膀胱内的尿液不会逆行进入输尿管,但当膀胱内有感染时,炎症引起的黏膜水肿,造成输尿管膀胱入口处结构和功能的改变,使抗尿液反流机制遭到破坏,容易发生尿液上行反流,将细菌带入输尿管和肾,导致上尿路感染。血行性感染在尿路感染的发生中较少,可继发于皮肤、口腔、鼻咽部感染及细菌性心内膜炎等,多发生在肾实质部位,以金黄色葡萄球菌感染为主。当机体免疫力低下时,血行性感染的机会增加。少数情况下,周围器官的感染直接蔓延,也可造成尿路感染。经淋巴途径的感染在临床上较难得到证实。细菌进入泌尿系统后是否引起感染取决于细菌的数量和毒力以及机体的防御机能两个方面。在尿路感染的发病机制中,致病菌黏附于尿路黏膜的能力是非常重要的环节,这种黏附能力来自致病菌的菌毛,而绝大多数革兰氏阴性杆菌都有菌毛。菌毛能够产生黏附素,与尿路上皮细胞的受体结合,使细菌黏附于尿路上皮,进而开始生长繁殖,最终侵袭组织造成感染。宿主尿路上皮细胞受体的密度也是发病的重要环节,反复感染的患者的受体密度较高。另一方面,宿主本身对细菌的入侵有多方面的防御功能。正常尿液的酸碱度和高渗透压、尿液中所含的尿素和有机酸均不利于细菌的繁殖。尿路上皮细胞分泌的黏液、肾髓袢细胞分泌的 T-H 蛋白都具有抗细菌黏附的作用,而膀胱的排尿活动更可以将细菌冲刷出去。另外,机体的免疫系统也会对感染产生相应的特异性与非特异性免疫反应。如果这些防御机制遭到破坏,就会造成致病菌的入侵。除上面提到的因素外,梗阻和异物也是造成或加重尿路感染的重要因素。梗阻引起尿液滞留,尿路腔内压力升高,从而导致上皮细胞抵御细菌感染的能力下降。异物、尿路结石或留置的尿管除直接造成上皮细胞的损伤外,还为细菌提供了更大的附着面积,也是造成感染的原因之一。

【诊断】

根据临床症状、体征和实验室检查结果,尿路感染的诊断多无困难,但单纯做出尿路感染的诊断是不够的,还应做到定位诊断,并且了解有无导致尿路感染发生的易感因素存在,这样才能对治疗提供最大的帮助。

(一)尿沉渣检查

发现脓尿,即尿液中白细胞超过 5 个/高倍显微镜视野,是诊断尿路感染的一个重要指标。感染性尿液中常伴有红细胞存在,但对诊断尿路感染无意义,也不代表感染的严重程度。

(二)尿涂片染色

对未离心的新鲜尿进行涂片,做革兰氏染色,如每高倍视野可见一个细菌,表明有尿路感染。如果做尿沉渣涂片,则阳性率会提高。根据所见细菌属革兰氏阴性还是阳性,是球菌还是杆菌,可以对治疗提供很大帮助。

(三)尿培养和菌落计数

菌落计数是诊断尿路感染的关键性指标,菌落计数大于 10^5/mL 称为有意义菌尿。在有阳性结果后还应继续进行抗生素敏感实验,为临床治疗提供指导。

（四）尿液标本的留取

原则上都应留取中段尿进行检查,必要时需分段留尿分别进行检查。在留取涂片或培养的尿标本时,原则上应该首先清洗消毒尿道外口及男性龟头或女性外阴。女性可通过导尿留标本,以减少被污染的可能。最严格的留取尿液标本的方法为耻骨上膀胱穿刺。留取的尿液标本放置时间不应过长,宜在 1 小时内处理。

（五）尿路感染的定位

一般而言,上尿路感染常有高热、寒战等毒血症症状和明显的腰痛、肾区叩击痛,而下尿路感染以膀胱刺激症状为主,少有全身症状。但仅根据临床症状和体征定位很不可靠,常还需要做进一步的检查,如免疫荧光检查、尿酶检查和膀胱冲洗后尿培养等。如果在尿标本中发现白细胞管型,则是上尿路感染的有力证据。

（六）影像学检查

对于反复发作或治疗效果差的尿路感染的患者,尤其是男性患者,应进行影像学检查,目的在于了解尿路情况,找出引起尿路感染反复发生的不利因素如畸形、梗阻、结石、反流等。具体检查手段包括尿路 X 线平片及造影、B 超、CT 和磁共振水成像（MRU）等。

【治疗原则】

尿路感染的治疗原则在于消除细菌,缓解症状,避免肾功能受到损害及感染扩散。新的更为有效的抗生素的不断问世,使尿路感染的治疗效果不断提高,但同时也带来了抗生素滥用的问题。合理地、有针对性地用药,是治疗成功的关键。在获得尿培养和抗生素敏感试验结果之前,应选用对革兰氏阴性杆菌有效的药物,对于初发的尿路感染,多数可以治愈。如果治疗三天后患者的症状及尿液检查结果没有改善,则需根据药物敏感试验结果更换抗生素。应注意选用在肾及尿液内浓度高、对肾损伤小的药物。

针对不同部位和类型的尿路感染,应给予不同的治疗。过去强调对尿路感染至少应进行 7～10 天的治疗,但近来的研究结果发现,对于仅以膀胱刺激症状为表现的下尿路感染患者,采用单剂或三天的短程抗生素疗法同样有效,对少数未能治愈者,再给予更积极的治疗也为时未晚。但对于复杂、合并器质性病变、妊娠、免疫力低下的下尿路感染,以及男性下尿路感染患者,仍应与上尿路感染一样,给予充分的长达 14 天的治疗。对于临床症状严重的患者,还应选择静脉给药。单一药物治疗失败、严重感染、混合感染及出现耐药菌株时,需联合使用两种或两种以上的抗生素。

如发现有导致尿路感染的局部或全身因素,应加以矫正。一般认为,糖尿病患者尿路感染的发生率并不很高,但一旦发生则病情较重,需在积极治疗感染的同时控制血糖。

对有发热等感染症状的急性尿路感染患者,应嘱其卧床休息,鼓励多饮水。对膀胱刺激症状重者,可给予黄酮哌酯、酒石酸托特罗定等膀胱解痉药物对症治疗。

治疗结束时临床症状消失,尿细菌学检查阴性,并在停药后第 2、第 6 周复查时仍为阴性,方可视为治愈,否则应继续治疗。

坚持每天多饮水,保证足够的尿量,是预防尿路感染最有效的方法。女性患者应注意会阴部卫生,尤其在月经、妊娠和产褥期。感染与性生活有关者,应于性交后排尿并可服用单剂抗生素予以预防。绝经后反复发生尿路感染的女性,可在阴道内少量放置雌激素。需要进行尿路器械检查或治疗的患者,应在操作前预防性应用抗生素,操作时须注意严格执行无菌原则。需要长期留置导尿管的患者,应选用密闭式连续引流装置,保持尿液引流的通畅,但不宜采用预防药物,否则反而容易产生耐药菌株。

第二节 肾 感 染

根据不同的感染途径、细菌和病变部位,肾脏非特异性感染可分为:①肾盂肾炎;②肾乳头坏死;③肾皮质化脓性感染;④肾周围炎及肾周围脓肿;⑤脓肾。

一、肾盂肾炎

肾盂肾炎是常见病,女性多于男性,有两种感染途径:①上行性感染,细菌可由输尿管进入肾盂,再侵入肾实质。②血行性感染,细菌由血流到肾小管,从肾小管蔓延到肾盂。由于感染途径不同,因此炎症首发部位不一样,但肾实质和肾盂先后都发生炎性病变,所以,临床上均称为肾盂肾炎。而单纯性肾盂肾炎,实属罕见。

(一)急性肾盂肾炎

【病因】

肾盂肾炎感染的细菌主要来自尿路上行感染。当用各种器械检查或者经尿道手术时,细菌可由体外带入,经尿道上行感染。但更常见的是移居于会阴部的肠道细菌经尿道、膀胱、输尿管至肾脏。尿路梗阻和尿流停滞是急性肾盂肾炎最常见的诱因。尿路在梗阻以上部位扩张和积液,有利于细菌繁殖,引起肾盂肾炎。肾盂肾炎经常是由革兰氏阴性杆菌所引起,约占70%以上,其中大肠杆菌最为常见,其次是变形杆菌、克雷白杆菌、产气杆菌、绿脓杆菌等;革兰氏阳性细菌约占20%,常见的为链球菌和葡萄球菌。近年来研究发现有些大肠杆菌株表面有P纤毛,其黏附素与尿路上皮细胞特异性P纤毛大肠杆菌受体结合。黏附于尿路上皮引起急性肾盂肾炎。P纤毛的黏附素分为Ⅰ级、Ⅱ级、Ⅲ级,其中具有Ⅱ级黏附素的菌株与肾盂肾炎紧密相关。血行性感染仅约30%,多为葡萄球菌感染。

【病理】

急性肾盂肾炎可侵犯单侧或双侧肾脏,肾盂肾盏黏膜充血、水肿、表面有脓性分泌物,黏膜下可有细小的脓肿。于一个或几个肾乳头,可见大小不一,尖端指向肾乳头,基底伸向肾皮质的楔型炎症病灶。病灶内肾小管腔中有脓性分泌物,小管上皮细胞肿胀、坏死、脱落。间质内有白细胞浸润和小脓肿形成,炎症严重时可有广泛性出血。较大的炎症病灶愈合后可留下疤痕。合并尿路梗阻者,炎症范围常很广泛。肾小球一般无形态改变。

【临床表现】

常发生于生育年龄妇女,有两组症状群。①泌尿系统症状:包括尿频、尿急、尿痛等膀胱刺激症状,腰痛和(或)下腹部痛、肋脊角及输尿管点压痛,肾区压痛和叩痛。②全身感染症状:如寒战,发热、头痛、恶心、呕吐、食欲不振等,常伴有血白细胞计数升高和血沉增快。

【诊断】

急性肾盂肾炎的诊断,主要根据病史和体征,还需进行下列检查。

1.实验室检查

血液白细胞总数和分叶核粒细胞升高,血沉较快。尿液中有少量蛋白,若干红细胞,大量脓细胞,偶见白细胞管型。尿沉渣涂片染色可找到致病细菌,细菌培养阳性,为了临床选用合适的抗菌药物,同时需做抗生素敏感试验和菌落计数。当患者有脓毒性症状时,需做血液细菌培养。

2.X 线检查

腹部平片有时可显示尿路结石阴影。静脉尿路造影可发现肾盏显影延缓和肾盂显影减弱。有时可见输尿管上段和肾盂轻度扩张,这并非由于梗阻,而是细菌内毒素麻痹了集合系统的缘故。在急性肾脏感染期间忌施逆行性尿路造影,以免炎症扩散。

3.B 型超声检查

显示肾皮质髓质界限不清,并有比正常回声偏低的区域。

4.CT 扫描

显示患侧肾外形肿大,增强扫描可见楔形强化降低区,从集合系统向肾包膜放散。

【鉴别诊断】

急性肾盂肾炎需要和急性膀胱炎、肾皮质化脓性感染或肾周围炎、急性胰腺炎、急性胆囊炎、肺底部炎症相鉴别。胰腺炎患者,血清淀粉酶升高,尿中不含脓细胞。肺底部肺炎刺激胸膜引起肋缘下疼痛,与急性肾盂肾炎的区别可予以胸部摄片明确诊断。急性胆囊炎时疼痛在腹部,伴有右上腹部肌肉紧张和反跳痛,尿中无脓细胞。

【并发症】

急性肾盂肾炎因诊断不及时,未能很好地控制感染,特别是革兰氏阴性杆菌若侵入血循环,可导致菌血症和中毒性休克。若治疗不适当,可发展为慢性肾盂肾炎,引起肾衰竭。在急性暴发性肾盂肾炎期间,除可引起败血症外,可造成对侧肾感染和多数皮质脓肿,亦可在其他脏器引起转移性脓肿。

【预防】

首先要早期发现尿路梗阻,及时治疗。应用泌尿系器械时,必须严格执行无菌操作。对于全身性感染和身体其他部位的感染病灶,积极治疗,防止血行扩散。日常应注意个人卫生,及时清除附着于外阴部的细菌。

【治疗】

1.全身支持治疗

急性肾盂肾炎患者有高热,需卧床休息,给予足够营养,补充液体,保持体内水电解质平衡,应维持尿量每日在 1500mL 以上,以促进体内毒素排出。膀胱刺激症状明显者,可给予解痉药物泌尿灵。

2.抗菌药物治疗

首先收集尿液做尿沉渣涂片、细菌培养和抗生素敏感试验。急性肾盂肾炎病情较急,需要及时处理,在细菌培养尚未明确前,根据尿涂片染色结果,采用毒性小的广谱抗生素治疗。如为革兰氏阳性球菌,可选用万古霉素;革兰氏阴性杆菌,可选用头孢菌素、广谱青霉素、氨基糖甙类抗生素或者给予复方新诺明、喹诺酮类合成药物。根据尿液细菌培养结果和对抗生素敏感情况,选用有效抗菌药物。病情较重者,可以几种抗菌药物联合应用。有的患者在治疗过程中,原发细菌经治疗后消失,但又产生一种新的细菌,或者细菌本身发生突变,对正在应用的抗菌药物产生耐药性,所以需反复进行细菌培养及药物敏感试验,根据检查结果,重新调整抗菌药物。伴有肾功能不良者,应使用对肾脏毒性小的抗生素,氨基糖甙类抗生素对肾脏有毒性反应,要慎重使用。抗菌药物的使用,应持续到体温正常,全身症状消失,细菌培养阴性后 2 周。若治疗后,症状未好转,则应考虑并发肾内或肾周围脓肿,需行 B 型超声或者 CT 检查,以明确炎症发展情况。

【预后】

急性肾盂肾炎虽然发病较急,病情严重,若处理及时,选用适当的抗菌药物,彻底治疗,预后良好。根据 Mevrier 近 15 年观察,若急性肾盂肾炎由于延误诊断和治疗不彻底,约 20% 患者有导致患侧肾萎缩或皮质瘢痕形成的危险。有一部分病例因尿路梗阻而未采取相应措施,反复感染,可以转为慢性肾盂肾炎。

(二)慢性肾盂肾炎

慢性肾盂肾炎是由于急性感染期间治疗不当或者不彻底而转入慢性阶段。有时因为重新感染而引起轻度炎症。慢性肾盂肾炎的特征是有肾实质瘢痕形成。

【病因】

慢性肾盂肾炎常见于女性,有的患者在儿童时期有过急性尿路感染,经过治疗,症状消失,但仍有"无症状菌尿",到成人时逐渐发展为慢性肾盂肾炎。大多数慢性肾盂肾炎是由于上行性感染引起。有些急性肾盂肾炎治愈后,因经尿道器械检查后而又激发感染。尿流不畅(如后尿道瓣膜、膀胱憩室、尿路结石和神经源性膀胱等),膀胱输尿管反流也是引起反复尿路感染、肾瘢痕形成、肾功能损害的主要原因。革兰氏阴性菌的尿路感染,可引起全身和局部反应,在反复感染的患者中抗体增加,这些抗体大多数为 IgG 和 IgA,IgG 抗体可能形成抗原抗体复合物,并能固定补体,从而造成肾脏损害。

【病理】

慢性肾盂肾炎的肾脏根据病程和病情的进展,可以正常或者缩小。肾包膜苍白,不易剥脱,肾外表因瘢痕收缩而凹凸不平,呈大小不等的结节状,肾漏斗部瘢痕收缩,肾盏呈钝性扩张;肾实质萎缩,皮质与髓质有时分界不清;肾盂黏膜苍白和纤维化。镜下可见肾实质内有浆细胞和淋巴细胞广泛浸润,部分肾实质被纤维组织所代替。早期肾小球尚正常,肾小球周围有纤维化改变。晚期肾小球有硬化,肾小管萎缩,管腔内有时可见白细胞和透明管型。叶间动脉和弓状动脉壁变厚,管腔变窄导致肾脏瘢痕形成。

【临床表现】

慢性肾盂肾炎的临床表现根据肾实质损坏和肾功能减弱的程度而有所不同,而肾脏变化是进行性的。当炎症在静止期,症状不明显,但有持续细菌尿,常有肾区轻微不适感,或伴有轻度膀胱刺激症状。当出现反复发作的急性炎症时,可伴有局部肾区疼痛、畏寒、发热和膀胱刺激症状。如果侵犯双侧肾脏,可表现为慢性肾衰竭,患者有高血压、面部、眼睑等处水肿,恶心、呕吐和贫血等尿毒症症状。

【诊断】

目前多数学者认为,其诊断标准应该严格。指影像学检查发现有肾皮质疤痕和肾盂肾盏变形,肾功能学检查有异常,且在病史中或尿细菌学检查有尿路感染的证据者。如无上述改变,则尿路感染的病史虽长亦不能诊断为本病。对慢性肾盂肾炎患者需做全面彻底检查,以明确:①致病菌;②单侧或双侧感染;③原发病灶;④肾实质损害范围及肾功能减损程度;⑤有无尿路梗阻。首先应行尿液细菌培养和抗生素敏感试验,菌落计数每毫升尿液超过 10^5 细菌可肯定为感染。慢性肾盂肾炎患者往往有贫血,除非急性发作时血液中白细胞数可升高,一般正常。腹部平片可显示一侧或双侧肾脏较正常为小,同时发现有无尿路结石存在。静脉尿路造影可见肾盏扩张,肾实质变薄,有时显影较差,输尿管扩张。逆行肾盂造影能显示上述变化。如行膀胱排尿造影,部分患者可显示膀胱输尿管反流。膀胱镜检查可能发现在患侧输尿管口有炎症改变,输尿管插管受阻,静脉注射靛胭脂证实患肾功能减弱。放射性核素扫描可测定患肾功能损害,显示患肾较正常小。动态扫描还可查出膀胱输尿管反流。

【鉴别诊断】

必须指出,有些肾盂肾炎患者的临床表现与膀胱炎相似,仅凭临床表现很难鉴别,需进一步做定位检查方能确诊。

1.输尿管导尿法

通过输尿管导管收集肾盂尿液标本做培养,查明感染部位是一侧或双侧肾。此项检查为损伤性检查法,不作为临床上常规使用。

2.膀胱冲洗试验

是尿路感染直接定位诊断方法,近年来常用此法来定位,认为比较简便和准确。将导尿管插入膀胱,行尿液培养计数,然后注入 0.2% 新霉素 100mL,20 分钟后排空膀胱,再用 2000mL无菌生理盐水,反复冲洗,以后每 10 分钟收集尿 1 次,行尿菌培养及细菌计数,共计 3 次。经冲洗后,尿培养无细菌生长,说明为膀胱炎;如 3 次尿细菌培养为阳性,而每次菌落计数逐渐上升,说明为肾盂肾炎。

3.用免疫荧光技术检查

尿沉渣中抗体包裹细菌(ACB)肾盂肾炎为肾实质感染,机体可产生抗体将致病菌包裹;而膀胱炎为黏膜浅表感染,故细菌无抗体包裹。

4.尿沉渣镜检

如能发现白细胞管型则是肾盂肾炎的有力证据。

5.尿酶测定

肾盂肾炎时,尿 N-乙酰-β-氨基葡萄糖苷酶(NAG)排出量增多,而下尿路感染时多为正常,但也有学者认为其定位作用有限。

6.尿 β2 微球蛋白(β2-MG)测定

多数学者认为尿 β2-MG 含量升高提示肾盂肾炎,但少数膀炎患者的尿 β2-MG 也可能升高。

7.Tamm-Horsfall(TH)蛋白及其抗体测定

曾有报告血清抗 TH 蛋白抗体在急性肾盂肾炎时会上升,特别是有膀胱输尿管反流时。新近提出,尿 TH 蛋白包裹游离细胞在肾实质感染时呈阳性,膀胱炎时则阴性。

8.血清 C-反应蛋白含量

Hellerstein 将 C-反应蛋白含量与 Fairley 试验多次比较,证实在肾盂肾炎患者中,存在 C-反应蛋白量升高的倾向,但本试验假阳性较高。

9.尿乳酸脱氢酶(LDH)测定

LDH 以几种同工酶形式在体内存在。正常尿液内 LDH 的 5 个同工酶不显,在膀胱炎时尿内仅见 LDH1 但在肾盂肾炎时可见 LDHl-5。

慢性肾盂肾炎与泌尿系结核,临床症状有相似之处。在结核患者中,尿液可发现抗酸杆菌,结核菌培养可确诊。静脉尿路造影可发现典型的一侧肾肾小盏边缘如虫蛀状,有时出现空洞和钙化。

【并发症】

由于严重血管硬化、肾缺血,可导致高血压,还可出现尿毒症的征象。

【治疗】

慢性肾盂肾炎的治疗,应采用综合措施。

4.全身支持疗法

注意适当休息,增进营养和纠正贫血、中医中药治疗等以促进全身情况的改善,每日需要保持足够液体的摄入。

2.加强抗菌药物治疗

抗菌药物治疗在慢性期间具有非常重要的意义,需要达到彻底地控制菌尿和反复发作的目的。所以抗生素的选择,应根据尿液细菌和抗生素敏感试验结果,选用最有效和毒性小的抗生素。抗菌药物的应用至少 2～3 周,还需要继续长期应用小剂量口服抗生素来抑制细菌生长。有时需维持几个月以上。治疗期间反复检查尿液中的白细胞和细菌培养。

3.彻底控制和清除体内感染病灶

慢性前列腺炎、盆腔炎和尿道炎等感染病灶需彻底控制和清除。

4.外科治疗

及时纠正引起感染的原发病变,如尿路梗阻、结石、畸形和膀胱输尿管反流等。

【预防及预后】

在治疗过程中,应当防止反复感染,如能早期解除尿路梗阻和纠正膀胱输尿管反流,则预后较好。由于延误诊断或治疗不彻底,导致双侧肾脏瘢痕萎缩,病情恶化,需行血液透析治疗和肾移植。但一般在无梗阻、反流及其他并发症时,成年患者,肾盂肾炎很少引起肾衰竭。

(三)黄色肉芽肿性肾盂肾炎

黄色肉芽肿性肾盂肾炎是慢性细菌性肾盂肾炎的一种类型,其特征是肾实质破坏,出现肉芽肿、脓肿和泡沫细胞。

【病因】

目前病因仍不明了,可能与以下因素有关:①细菌感染,长期慢性炎症致肾组织持续破坏,脂质释放,被组织细胞吞噬而形成黄色瘤细胞。②尿路梗阻合并感染。③脂代谢异常。④免疫功能紊乱,特别是局灶型黄色肉芽肿性肾盂肾炎多由于宿主免疫功能低下,以致肾实质内轻度炎症性病变不能自行愈合。变形杆菌、大肠杆菌是最常见的病原菌。耐青霉素的金黄色葡萄球菌也可引起。尽管可以肯定本病由细菌感染引起且尿路梗阻可促进其发生,但发病机制尚不清楚。

【病理】

病理表现有两种类型,①局灶型:较少见,主要表现为肾内黄色瘤样肿物。②弥漫型:患肾明显增大,多数为脓肾,肾实质严重破坏,肾盂肾盏表面或肾实质内可见大小不等的黄色瘤样肿物。病变可扩展到肾周和肾外组织,肾周广泛粘连纤维化,并累及周围邻近组织器官。

Malek 临床分期 I 期肾内期:病变局限于肾实质,仅侵入 1 个肾盏或部分肾实质;Ⅱ期肾周期:肾内病变同 I 期,但已穿透肾实质侵犯肾周围脂肪;Ⅲ期肾旁期:病变弥漫于大部分或全部肾脏,并广泛累及肾周围组织及后腹膜。

镜下见橙黄色病变由炎症组织构成,其组成为大的泡沫巨噬细胞、细胞质呈颗粒状的小巨噬细胞、中性白细胞、淋巴细胞、浆细胞和成纤维细胞。肾盂黏膜周围可见大量的中性粒细胞和坏死组织碎片。偶尔可见异物巨细胞。泡沫巨噬细胞的胞浆,特别是颗粒小巨噬细胞的胞浆,PAS 染色呈强阳性。

【临床表现】

本病不常见,但近年来有增多趋势。可发生于任何年龄,最常见于 50～70 岁,女多于男(2：1)。本病仅仅累及一侧肾脏,极少双侧肾同时受累。临床表现多样复杂,缺乏特异性,绝大多数患者表现为肾区疼痛、发热、腹部肿块、乏力、厌食、体重下降和便秘。常合并有尿路结石、梗阻性肾病或糖尿病病史。常存在泌尿系感染,尿中有大量白细胞,中段尿细菌培养阳性率达 57%～78%。Ballesfercs 等报道尿中发现泡沫细胞阳性率达 80%,但其他报道阳性率不高。此外可有贫血、血沉增快、血白细胞增多等。部分病例表现为肝功能异常,是由于反应性肝炎所致,表现为 α-球蛋白升高,A/G 蛋白倒置,碱性磷酸酶升高,当肾切除后可恢复正常,这种肾原性肝功能改变是其重要特征。

【诊断】

黄色肉芽肿性肾盂肾炎临床表现缺乏特异性,应根据实验室和影像检查综合分析。静脉尿路造影检查无特异性,可表现患肾肾影增大,肾输尿管结石并肾积水、患肾不显影或肾盂肾盏受压、破坏。B超对诊断黄色肉芽肿性肾盂肾炎无特异性,可表现为肾积水、肾输尿管结石,或肾内低回声病变。近年来有采用B超引导下细针穿刺活检而明确诊断的报道。CT 扫描对诊断黄色肉芽肿性肾盂肾炎有重要意义。局灶型,较少表现有泌尿系结石及梗阻,表现为肾实质内低密度软组织肿块,平扫密度低于肾实质,由于肿块内含有大量脂质的泡沫细胞,CT 值可为负值。增强扫描强化不明显或轻度强化;明显低于肾实质强化后密度。弥漫型,可显示肾输尿管结石,增大的肾内见多个水样低密度区(为扩张的肾盏及坏死液化的肉芽组织),增强扫描显示包绕低密度区域的周围肾组织轻度或中度强化,而低密度区并无强化。肾血管造影时,可见大多数黄色肉芽肿样肾病变区血管减少或完全无血管。虽可见肾内小动脉但无周围血管分支,然而,也有些病例显示血管增多。如尿中发现了泡沫细胞则可作出定性诊断。

【鉴别诊断】

黄色肉芽肿性肾盂肾炎常与尿路结石、梗阻和感染并存,而常被诊为尿路结石、脓肾、肾结核或肾肿瘤,术前需与这些疾病鉴别。其中与肾癌鉴别最为重要。肾癌多有肉眼血尿;肾癌CT平扫与肾实质相近,CT值30~50Hu,增强扫描有强化;血管造影,肾癌表现为血管增粗紊乱,并出现病理性血管和动静脉瘘,有助于鉴别。肾结核是易与黄色肉芽肿性肾盂肾炎混淆的另一疾病,肾结核常有膀胱刺激症状,并进行性加重,尿沉渣可查到抗酸杆菌,静脉尿路造影、CT有助于二者鉴别。

【治疗】

黄色肉芽肿性肾盂肾炎抗菌治疗效果不佳,但亦有报道小儿局灶型及弥漫型经长期抗感染治疗而痊愈者。因病变为单侧性,难与肾肿瘤鉴别,或肾功能完全破坏,大部分患者行肾切除术。近年来由于影像学发展,早期诊断率提高,主张根据临床分期决定治疗方案。Ⅰ、Ⅱ期可行肾部分切除术,Ⅲ期行患肾切除及肾周围病变组织切除术。

(四)肾乳头坏死

肾乳头坏死又称为坏死性乳头炎,是由肾乳头处髓质内层缺血性梗死而引起的一种疾病。在肾脏感染中为不常见类型。1877年由Friedreich首先报道,多见于女性,发病年龄一般在50岁左右。

【病因】

肾乳头坏死病因复杂,常发生于其他疾病病程内,直接或间接侵害肾脏,如糖尿病、酒精中毒、肝硬化、镰状细胞血色素病、尿路梗阻、感染等。常继发于长期服用某些非甾体类镇痛消炎药,包括阿司匹林、非那西汀、吲哚美辛、布洛芬等。罕见于长期服用利福平等抗结核药物。动物实验表明富含咖啡因的物质如咖啡、茶等可增加消炎止痛药物对肾小管间质的破坏作用,增加肾乳头坏死的发病率。关于肾乳头坏死的发病机制仍有争论,研究资料表明肾乳头微血管改变和局部缺血性损伤是主要原因,局部缺血被认为是引发肾乳头坏死最终的直接原因。

【病理】

肾乳头坏死的病理改变一般是双侧性,可以几个或者全部肾小盏进行性受损。根据肾乳头坏死严重程度分为原位肾乳头坏死、部分肾乳头坏死和全肾乳头坏死。最初损伤发生在肾乳头附近的肾髓质部直小血管,引起不同程度的循环障碍,血流缓慢而淤滞,造成乳头缺血性坏死。肾乳头坏死由乳头顶端开始直至皮质和髓质交界处。坏死乳头有时可脱落,随尿液排出体外。肾切面可见一个或几个乳头消失,有时在肾盂内可见到游离的脱落坏死乳头,表面钙化。肾乳头脱落处镜下可见有分叶核粒细胞,小圆形细胞和浆细胞浸润,有典型慢性肾盂肾炎的病变,肾锥体严重缺血。

【临床表现】

1.暴发型

少数患者表现为高热、寒战、肾区疼痛。病情迅速恶化出现中毒性休克、少尿和尿毒症,昏迷而死亡。

2.慢性型

大多数患者呈比较长期慢性症状,少数患者症状不明显,静脉尿路造影发现乳头病变。多数患者有不同程度的症状,有时表现为慢性膀胱炎症状,有时并发为急性肾盂肾炎。由于脱落的坏死乳头引起输尿管梗阻,有时表现为反复发作肾绞痛。

【诊断】

急性型肾乳头坏死有高热、休克和肾区叩痛。慢性型症状较少,若急性发作体温可升高,肾区有叩痛。病史中有糖尿病、镰状细胞血色素病、尿路梗阻、感染和长期使用消炎镇痛剂者有助于本病的诊断。

急性暴发型白细胞计数显著升高,尿液检查有脓细胞和细菌尿,进行性尿毒症,尤其是在未完全控制的糖尿病患者,氮质血症不断加重。慢性型患者有感染尿,贫血和肾功不全表现,酚红排泄试验降低.1.5 小时内排出量小于 30%,尿素氮升高。

排泄性尿路造影是诊断肾乳头坏死的首选方法,原位肾乳头坏死尿路造影缺乏特异性。部分肾乳头坏死和全肾乳头坏死尿路造影较典型,表现为肾乳头萎缩,边缘不规整,肾盏扩大,髓质内空洞。如全肾乳头坏死,坏死乳头脱落游离于充满造影剂的小腔中形成典型的"印戒征"(ringshadow),通常为三角形充盈缺损。超声对肾乳头坏死的诊断敏感性较低,表现为肾窦周围髓质多个圆形或三角形囊腔,偶尔可在囊腔边缘见到弓状动脉产生的强回声。肾盂内脱落的乳头,表面有时钙化,可拟诊为肾盂结石。

【鉴别诊断】

急性肾乳头坏死与急性肾盂肾炎的区别在于后者不像前者突发和发展为急性肾衰竭;菌廊症引起双肾皮质脓肿与急性肾乳头坏死相似.两者都有进行性肾功能损害。初期,静脉尿路造影,两者都可无异常,2~3 周后当肾乳头坏死脱落时,可显示肾乳头髓质之间的空洞。肾皮质脓肿 B 超、CT 检查可显示肾内占位病变,以此可助鉴别。

【治疗】

治疗上应积极控制原发病,肾乳头坏死与多种原发病有关,最常见的是糖尿病,对伴有糖尿病者,应首先设法控制血糖。对长期服用镇痛剂患者,应立即停止使用。加强抗菌药物治疗,根据尿细菌培养和药物敏感试验选用合适的抗菌药物。同时加强全身支持疗法。肾乳头坏死位于一侧,是暴发型不能控制而危及生命者,如对侧肾脏正常,可考虑切除患肾,但必须慎重,因对侧肾也有可能有早期病变或在以后受损。坏死的肾乳头脱落下降到输尿管引起急性尿路梗阻,需行输尿管内插入导管,最好是双 J 管,或者肾造瘘解除梗阻。Abek 等采用前列腺素 E_1,40mg 每日 1 次静脉注射治疗糖尿病引起的肾乳头坏死,在静脉注射前列腺素 E_1 后,肾血流量增加,血浆肌酐清除率提高,而抗生素治疗和输尿管插管肾盂积液引流都不能有效改善肾功能。前列腺素 E_1 治疗肾乳头坏死可以改善肾脏微循环,缓解局部缺血和阻止组织损伤,改善肾脏功能。

【预后】

少数急性暴发型肾乳头坏死患者,病情发展迅速,可引起死亡。多数慢性肾乳头坏死患者,虽然肾功能有所下降,经长期治疗后,预后尚好。

(五)肾皮质化脓性感染

肾皮质化脓性感染为葡萄球菌经血运进入肾脏皮质引起的严重感染,在没有形成液化的肾脏炎性肿块称为急性局灶性细菌性肾炎,形成脓肿时称之为肾皮质脓肿或化脓性肾炎,几个脓肿融合则称为肾痈。在广谱抗生素发展的今天,由于及时应用抗生素控制原发感染灶,肾皮质化脓性感染的发生率较前减少,而且多数表现为急性局灶性细菌性肾炎。

【病因】

肾皮质化脓性感染的致病菌最常见的是金黄色葡萄球菌,细菌可由体内其他部位化脓性病灶,经血液循环进入肾脏。例如疖、痈、脓肿、感染的伤口、上呼吸道感染或者肾邻近组织感染,偶可继发于尿路梗阻如尿路结石,或者先天性畸形如儿童的膀胱输尿管反流。近来有报道艾滋病患者发生肾脓肿常为真菌感染。

【病理】

初期病变局限于肾皮质,表现为肾间质充血、水肿和白细胞浸润,炎症可扩散至肾周。肾实质病灶可以坏死、液化形成脓肿,这些多发微小脓肿可集合形成多房性脓肿。多数病例由于治疗及时,控制炎症,皮质感染能自行消失;一部分病例由于未及时治疗,小脓肿融合成大脓肿,成为肾痈;少数病例发展到晚期,可穿破肾被膜,侵入肾周围脂肪,形成肾周围脓肿。偶尔感染侵犯、穿破肾盂肾盏。病变愈合后局部可形成瘢痕。

【临床症状】

本病一般为突然发作,伴有寒战、高热、食欲不振和菌血症症状,初期无泌尿系刺激症状,因感染在皮质未侵入肾盂,尿液检查无脓尿。患侧腰部可触及肿大的肾脏,肌肉紧张,由于化脓性病灶局限于肾皮质,使肾被膜张力增高,出现患侧腰痛及压痛,肋脊角有明显叩痛。部分病例在病程开始时仅呈亚急性或慢性炎症的表现,以至诊断困难,延误治疗,所以病程往往维持较长时期。

【诊断】

除上述病史,临床症状体征外,血液中白细胞增多,以分叶核粒细胞增多为主,血液细菌培养可呈阳性。影像学检查根据病变程度而有不同的表现。

1.急性局灶性细菌性肾炎

腹平片常无明显异常,静脉尿路造影对诊断有一定帮助,少数患者可出现肾盂肾盏受压。B超检查示肾实质局灶性低回声区,边界不清。CT检查为低密度实质性肿块,增强后密度不均匀增强,仍低于正常肾组织,肿块边界不清,不同于肾皮质脓肿由新生血管形成的界限清楚的壁。有文献报道CT示肾实质局限性肿大并有多个层面肾筋膜增厚是该病定性诊断依据。

2.肾皮质脓肿

腹部平片显示患侧肾脏增大,肾周围水肿使肾影模糊,腰大肌阴影不清楚或消失。当脓肿破裂到肾周围时,腰椎侧弯。静脉尿路造影可显示肾盂肾盏受压变形。B型超声显示不规则的脓肿轮廓,脓肿为低回声区,或混合回声区,肾窦回声偏移,稍向肾边缘凸出。CT肾扫描显示肾皮质不规则低密度病灶,CT值介于囊肿和肿瘤之间,增强CT扫描边缘增强明显,中心部无增强。肾被膜、肾周筋膜增厚,与邻近组织界面消失。放射性核素肾扫描显示肾占位病变,肾缺损区与肾囊肿相似,用67Ga可提示感染组织。

【鉴别诊断】

本病应与急性肾盂肾炎区别,因为两者症状和体征相似。急性肾盂肾炎在尿路造影中无肾盂肾盏受压移位改变,B超、CT无肾内占位病变。应注意与急性胆囊炎区别,急性胆囊炎患者尿液常规正常,右上腹可触及有压痛的胆囊,胆囊造影和尿路造影可助鉴别。与伴有发热的肾癌区别,肾癌不同于肾皮质化脓性感染的血白细胞,分叶核粒细胞明显增高,而血白细胞常为正常高值,肾区无明显叩痛,与急性局灶性细菌性肾炎相比较肾癌肿物较大,边界较清楚,经抗感染治疗后急性局灶性细菌性肾炎症状消退,复查B超、CT肿块缩小,可助鉴别。肾肿瘤内液化坏死与肾皮质脓肿难以区别.CT增强扫描脓肿壁呈壳状增强,而肿瘤不具有此特征。

【并发症】

本病治疗不及时,可发展为败血症,肾皮质脓肿可穿透肾包膜进入肾周围引起肾周围脓肿。

【治疗】

肾皮质化脓性感染一旦确诊为金黄色葡萄球菌引起,应立即应用耐青霉素酶及对β内酰胺酶有抵抗力的抗生素治疗。例如羧苄西林或头孢菌素等。对急性局灶性细菌性肾炎,局限于肾实质内小于5cm的脓肿采取抗菌药物治疗常能治愈,疗程3~5周,并定期B超、CT检查监测肿物的变化。肾皮质脓肿如药物治疗无效时,脓肿直径大于5cm,中心部液化明显,突向肾外者可行脓肿切开引流。

肾皮质化脓性感染继发于慢性肾盂肾炎,治疗可根据血液、尿液或脓肿穿刺液细菌培养和抗生素敏感试验结果,选用合适的抗生素。若伴有尿路结石,则需行取石术。如脓肿引流不畅,肾脏破坏严重,必要时可行肾切除术。并发肾周围脓肿时,应施行肾周围脓肿切开引流术。

【预后】

肾皮质化脓性感染若能早期获得诊断,选用对金黄色葡萄球菌有效的抗生素,预后良好,一般病程为1~2周,急性炎症症状逐渐消失。个别病例因严重脓毒症偶可死亡,但由于目前广谱抗生素的应用,已极为罕见。若延误诊断,内科治疗无效,并发肾周围脓肿,如早期手术切开引流,亦可获得治愈。

(六)肾周围炎与肾周围脓肿

肾周围炎是指炎症位于肾包膜与肾周围筋膜之间的脂肪组织中,如感染未能及时控制,则可发展成为脓肿,称为肾周围脓肿。以单侧多见,双侧少见,右侧多于左侧。男性较多。发病年龄常见于20~50岁之间。

【病因】

肾周围炎、肾周围脓肿可由多种致病菌引起,近年来由于广泛应用广谱抗生素,血运感染日趋减少,致病菌昔日以金黄色葡萄球菌为主,转为大肠杆菌及变形杆菌为主,金黄色葡萄球菌次之。其他致病菌还包括许多革兰氏阴性杆菌,如克雷白杆菌、肠杆菌、假单孢菌和绿脓杆菌等。肠球菌和链球菌在文献上也有过报道。某些厌氧菌如梭状芽孢杆菌、多形杆菌和放线菌也可致病,而且常规细菌培养为阴性。肾周脓肿约 25％为混合性感染。约 25 ％既往有糖尿病病史。

感染途径包括:①肾内感染蔓延至肾周间隙。多数肾周脓肿由此途径感染,包括肾皮质脓肿、慢性或复发性肾盂肾炎(由于存在尿路梗阻)、肾积脓、黄色肉芽肿性肾盂肾炎等。②血源性感染。体内其他部位感染病灶,经血运侵入肾周围间隙。常见有皮肤感染、上呼吸道感染等。③经腹膜后淋巴系统侵入。来自膀胱、精囊、前列腺、直肠周围、输卵管或其他盆腔组织的感染,由淋巴管上升到肾周围。④来自肾邻近组织的感染,包括肝、胆囊、胰腺、高位盲肠后阑尾炎和邻近肋骨或椎骨骨髓炎等。有时为肾外伤以及肾、肾上腺手术后引起的感染。

肾周围炎如原发病灶经抗菌药物控制感染后,炎症可在数周内逐渐消失,仅遗留纤维组织。如炎症继续发展,则形成脓肿。脓肿如在肾上部周围,离膈肌较近,可引起病侧胸膜腔积液、肺基底部炎症,或穿破横膈、胸膜和支气管形成支气管胸膜瘘。肾旁间隙脓肿,可向上形成膈下脓肿,如脓肿位于肾下后方,刺激腰肌,脓液沿腰大肌向下蔓延,可破入髂腰间隙、腹腔或肠道。

【临床症状】

如继发于严重慢性肾感染,则有持续和反复发作尿路感染病史。如为金黄色葡萄球菌感染,常有体内其他部位感染病灶(如皮肤感染等)。肾周围炎症进展缓慢,患侧肾区有叩痛。2周后当肾周围脓肿开始形成时,患者有寒战、发热等症状,患侧腰部和上腹部疼痛,患侧肋脊角叩痛,患侧腰部肌肉紧张和皮肤水肿,并可触及肿块。当患侧下肢屈伸及躯干向健侧弯曲时,均可引起剧痛。

【诊断】

肾周围炎的诊断除根据病史和体征外,还应行实验室检查。有贫血、白细胞总数和分叶核粒细胞升高。如为金黄色葡萄球菌感染,因系血运扩散,尿中无白细胞和细菌。如继发于肾脏本身感染,则尿中可找到脓细胞和细菌,血液培养可发现细菌生长。X 线检查,腹部平片显示肾外形不清,肾区密度增加,腰椎向一侧弯曲,凹向患侧,腰大肌阴影模糊;静脉尿路造影显示患侧肾显影差或不显影,摄片时如令患者做吸气动作,由于肾脏固定显影不受影响,相反,健侧肾由于可自由活动反而影像变模糊。有时可见肾盂或输尿管移位,肾盏拉长,如有结石则伴有尿路梗阻、积水;胸片有时可见患侧肺下叶浸润,胸膜腔积液,膈肌升高,胸部透视可发现膈肌运动受限。近年来 B 型超声检查和 CT 扫描对肾周围脓肿诊断和定位具有特殊意义。B 型超声检查可显示肾周围有一低回声的肿块,壁常不规则。如脓肿由产气菌引起,肿块内可能有强回声区。可在超声引导下行穿刺诊断,并可放入导管引流作为治疗手段。一项研究表明与CT 比较超声检查有 36％的假阴性率。CT 是确定诊断的首选方法,CT 肾区扫描可见肾移位和肾周围有低密度肿块及密度稍高的炎性壁,患侧肾增大,肾周围筋膜增厚,有时可见病变内气体和气液面。CT 还能够确定脓肿累及范围及判断周围解剖关系。MRI 与 CT 在肾周脓肿诊断上没有太大差别,但 MRI 对判断脓肿与周围脏器界限敏感度较高,因而对因造影剂过敏或肾功能不全而不能做增强 CT 检查的患者,MRI 有其优越性。

【鉴别诊断】

肾周围脓肿与急性肾盂肾炎的区别在于后者经抗生素治疗后,病程较前者为短,B 超和 CT 检查可区别肾内和肾周围感染。肾周围脓肿有时容易误诊为胸膜炎、膈下脓肿、腹膜炎和腰椎结核引起腰大肌脓肿等。

【并发症】

肾周围脓肿若延误治疗,向上穿过横膈,进入胸腔形成支气管瘘。脓肿向下延伸可到髂嵴或腹股沟部,偶尔脓肿越过脊椎侵入对侧肾周围间隙。脓肿压迫输尿管可导致肾积水,脓肿引流后,在愈合过程中,由于纤维组织生长可引起输尿管狭窄。

【治疗】

早期肾周围炎在脓肿未形成前,若能及时应用合适的抗生素和局部理疗,炎症可以吸收。一旦脓肿形成,自行吸收而愈合的机会较少,应行切开引流术。也有学者认为对小于 5cm 肾周脓肿应首先考虑严格的抗生素治疗,如临床疗效不满意再考虑手术引流。目前由于腔内泌尿外科发展,也可在 B 超或 CT 指引下置管引流,引流术后继续配合有效的抗菌药物。症状好转,体温和血液中白细胞逐渐下降至正常范围,引流管内无分泌物,复查 B 超或 CT 扫捕,证明脓肿消失,可作为拔除引流管的适应证。肾周脓肿位于肾周围疏松脂肪组织中,感染不易局限,且常呈分隔的多房脓肿,因此早期确切充分的手术切开引流是治疗成功的关键。手术切口部分缝合,脓腔凡士林油纱填塞,术后脓腔换药,使脓腔自内向外愈合,引流充分,避免和减少术后复发。肾周围脓肿若继发于尿路结石而引起脓肾,或者继发于感染的肾积水,该侧肾功能严重损害,应考虑做肾切除术。切开引流术和肾切除术是否同时进行,还是分两期进行,应根据病情决定。

【预后】

如不是继发于肾脏疾病的肾周围脓肿,早期进行切开引流术,预后良好。若延误诊断和治疗,预后欠佳,死亡率可高达 57%。

(七)脓肾

脓肾为肾脏严重化脓性感染,肾实质全部破坏,形成一个充满脓液的"肾囊"。

【病因与病理】

以上尿路结石引起梗阻,继发感染最为常见;其次是肾和输尿管畸形引起感染性肾积水;亦可继发于肾盂肾炎。致病菌以大肠杆菌属为多见。肾组织遭到严重损坏,肾全部或一部分成为脓性囊。

【临床表现】

临床表现有两大类型,一类为急性发作型,以寒战、高热、全身无力、呕吐和腰部疼痛为主。另一类为慢型病程型,患者常有长期感染病史,或有上尿路结石病史,反复发作腰痛,腰部可扪及肿块。血液中白细胞升高,患者均有不同程度的贫血,如尿路有不完全梗阻,尿液常规检查有大量脓细胞,尿液细菌培养阳性。若尿路已完全梗阻,尿液常规检查改变不显著,尿液细菌培养可呈阴性。

【诊断与鉴别诊断】

脓肾的诊断除根据病史、体征和实验室检查外，还可进行以下检查：腹部平片显示肾影不清，有时可发现上尿路结石。静脉尿路造影显示患侧肾显影差或不显影。B型超声检查对脓肾的诊断比尿路造影更有帮助。CT肾扫描可显示肾脏内有脓液聚积及肾实质破坏程度。

脓肾的急性发作型需与急性肾盂肾炎、肠梗阻和胆石症等区别。脓肾慢性病程型需与肾结核、肾积水和肾肿瘤等区别。

【并发症】

脓肾如不及时治疗，可穿透肾包膜而形成肾周围脓肿。

【治疗】

根据全身情况，如对侧肾功能良好者，应行患侧肾切除术，术中密切注意脓肾与周围重要脏器和大血管之间粘连情况，仔细分离，以免损伤，必要时可行肾包膜内切除术。有时因脓肾与肾周围粘连较紧，肾体积过大，估计肾切除有困难，且手术分离易引起感染扩散，甚至出现败血症，可先行肾造瘘引流，以后再行肾切除术。

第三节　膀　胱　炎

膀胱炎常伴有尿道炎，统称之为下尿路感染。许多泌尿系统疾病可引起膀胱炎，而泌尿系统外的疾病（如生殖器官炎症、胃肠道疾患和神经系统损害等），亦可使膀胱受到感染。

【病因】

膀胱炎的高发人群包括4种，学龄期少女、育龄妇女、男性前列腺增生者、老年人。膀胱炎有多种因素引起：①膀胱内在因素，如膀胱内有结石、异物、肿瘤和留置导尿管等，破坏了膀胱黏膜防御能力，有利于细菌的侵犯。②膀胱颈部以下的尿路梗阻，引起排尿障碍，失去了尿液冲洗作用，残余尿则成为细菌生长的良好培养基。③神经系统损害，如神经系统疾病或盆腔广泛手术（子宫或直肠切除术）后，损伤支配膀胱的神经，造成排尿困难而引起感染。

膀胱感染的途径以上行性最常见，发病率女性高于男性，因女性尿道短，尿道外口解剖异常，常被邻近阴道和肛门的内容物所污染，即粪便—会阴—尿路感染途径。性交时摩擦损伤尿道，尿道远段1/3处的细菌被挤入膀胱；也可能因性激素变化，引起阴道和尿道黏膜防御机制障碍而导致膀胱炎。另外阴道内使用杀精子剂会改变阴道内环境，致使病菌易于生长繁殖，成为尿路感染的病原菌。男性前列腺精囊炎、女性尿道旁腺炎亦可引起膀胱炎。尿道内应用器械检查或治疗时，细菌可随之进入膀胱。最近青少年男性膀胱炎发病率有增高趋势，主要危险因素是包皮过长，性伴侣患有阴道炎症，以及男性同性恋者。下行性感染是指膀胱炎继发于肾脏感染。膀胱感染亦可由邻近器官感染经淋巴传播或直接蔓延所引起，但较少见。

膀胱炎致病菌以大肠杆菌属为最常见，其次是葡萄球菌、变形杆菌、克雷白杆菌等。

【病理】

膀胱炎分为急性膀胱炎和慢性膀胱炎。急性膀胱炎时，黏膜弥漫性充血、水肿，呈深红色。

黏膜下层有多发性点状出血或淤血,偶见表浅溃疡,表面有时附着脓液或坏死组织,肌层很少受侵犯,病变以膀胱三角区为最明显。镜下所见除黏膜水肿外,还有黏膜脱落,毛细血管明显扩张,白细胞浸润可延伸至肌层。慢性膀胱炎黏膜苍白、粗糙、增厚,表面有时有滤泡,膀胱容量由于黏膜固有层和肌层有广泛纤维组织增生而降低,膀胱周围纤维化是罕见的并发症。镜下可见黏膜固有层和肌层有成纤维细胞、小圆形细胞和浆细胞浸润。

【临床表现】

急性膀胱炎可突然发生或缓慢发生,排尿时尿道有烧灼痛,尿频,往往伴尿急,严重时类似尿失禁。尿混浊,尿液中有脓细胞,有时出现血尿,常在排尿终末时明显。耻骨上膀胱区有轻度压痛。单纯急性膀胱炎,无全身症状,不发热。女性患者急性膀胱炎发生在新婚后,称之为"蜜月膀胱炎"。急性膀胱炎的病程较短,如及时治疗,症状多在 1 周左右消失。

慢性膀胱炎轻度的膀胱刺激症状,且经常反复发作。

【诊断与鉴别诊断】

急性膀胱炎的诊断,除根据病史及体征外,需做中段尿液检查,尿液中有脓细胞和红细胞。为及时治疗,先将尿涂片行革兰氏染色检查,初步明确细菌的性质,同时行细菌培养、菌落计数和抗生素敏感试验,为以后治疗提供更准确的依据。血液中白细胞升高。在急性膀胱炎时,忌行膀胱镜检查。对慢性膀胱炎的诊断.需详细进行全面的泌尿生殖系统检查,以明确有无慢性肾脏感染,男性患者需除外阴茎头包皮炎、前列腺精囊炎:女性患者应排除尿道炎、尿道憩室、膀胱膨出、阴道炎和尿道口处女膜伞或处女膜融合等情况。

急性膀胱炎需与急性肾盂肾炎区别,后者除有膀胱刺激症状外,还有寒战、高热和肾区叩痛。结核性膀胱炎发展缓慢,呈慢性膀胱炎症状,对抗菌药物治疗的反应不佳,尿液中可找到抗酸杆菌,尿路造影显示患侧肾有结核所致改变。膀胱炎与间质性膀胱炎的区别,后者尿液清晰,极少部分患者有少量脓细胞,无细菌,膀胱充盈时有剧痛,耻骨上膀胱区可触及饱满而有压痛的膀胱。嗜酸性膀胱炎的临床表现与一般膀胱炎相似,区别在于前者尿中有嗜酸粒细胞,并大量浸润膀胱黏膜。膀胱炎与腺性膀胱炎的鉴别诊断,主要依靠膀胱镜检查和活体组织检查。

【并发症】

少数女孩患急性膀胱炎伴有膀胱输尿管反流,感染可上升而引起急性肾盂肾炎,成年人中比较少见。

【治疗】

急性膀胱炎需卧床休息,多饮水,避免刺激性食物,热水坐浴可改善会阴部血液循环,减轻症状。用碳酸氢钠或枸橼酸钾碱性药物,降低尿液酸度,缓解膀胱痉挛。黄酮哌酯盐(泌尿灵)可解除痉挛,减轻排尿刺激症状。根据致病菌属,选用合适的抗菌药物。喹诺酮类抗菌药为广谱抗菌药,对多种革兰氏阴性、阳性菌均有效,耐药菌株低,是目前治疗单纯性膀胱炎的首选药物。单纯性膀胱炎国外提倡单次剂量或 3 日疗程,目前采用最多的治疗方案是 3 日短程疗法,避免不必要的长期服药而产生耐药细菌和增加副作用,但要加强预防复发的措施。若症状不消失,尿脓细胞继续存在,培养仍为阳性应考虑细菌耐药或有感染的诱因,要及时调整更换合适的抗菌药物,延长应用时间以期早日达到彻底治愈。对久治不愈或反复发作的慢性膀胱炎,在感染控制后则需做详细全面的泌尿系检查,对有尿路梗阻者应解除梗阻,控制原发病灶,使尿路通畅。对神经系统疾患所引起的尿潴留和膀胱炎,根据其功能障碍类型,进行治疗。

要注意个人卫生,使致病细菌不能潜伏在外阴部。由于性生活易引起女性膀胱炎,建议性交后和次日晨用力排尿:若同时服磺胺药物1g或呋喃妥因100mg,也有预防作用。

急性膀胱炎经及时而适当治疗后,都能迅速治愈。对慢性膀胱炎,如能清除原发病灶,解除梗阻,并对症治疗,大多数病例能获得痊愈,但需要较长时间。

第四节　尿　道　炎

尿道炎是一种常见的疾病,临床上可分为急性和慢性两类。

【病因】

尿道炎多见于女性。致病菌以大肠杆菌属、链球菌和葡萄球菌为最常见。尿道炎常因尿道口或尿道内梗阻所引起,如包茎、后尿道瓣膜、尿道狭窄、尿道内结石和肿瘤等;或因邻近器官的炎症蔓延到尿道,如前列腺精囊炎、阴道炎和宫颈炎等;有时可因机械或化学性刺激引起尿道炎,如器械检查和留置导尿管等。近年来男性尿道炎发病率增高主要与不洁性交有关。

【病理】

尿道急性炎症时,尿道外口红肿,边缘外翻,黏膜表面常被浆液性或脓性分泌物所黏合,有时有浅表溃疡。镜下可见黏膜水肿,其中有白细胞、浆细胞和淋巴细胞浸润,毛细血管明显扩张,尿道旁腺体充血或被成堆脓细胞所填塞。

慢性尿道炎病变主要在后尿道、膀胱颈和膀胱三角区,有时蔓延整个尿道。尿道黏膜表面粗糙呈暗红色颗粒状,因有瘢痕收缩,尿道外口较正常小。镜下可见淋巴细胞、浆细胞和少数白细胞,成纤维细胞增加。

【临床表现】

急性尿道炎在男性患者中的主要症状是有较多尿道分泌物,开始为黏液性,逐渐变为脓性,在女性患者中尿道分泌物少见。无论男女,排尿时尿道均有烧灼痛,出现尿频和尿急,尿液检查有脓细胞和红细胞。慢性尿道炎分泌物逐渐减少,或者仅在清晨第一次排尿时,可见在尿道口附近有少量浆液性分泌物。排尿刺激症状已不如急性期显著,部分患者可无症状。

【诊断与鉴别诊断】

尿道炎的诊断除性根据病史及体征外,需将尿道分泌物涂片染色检查或细菌培养,以明确致病菌。男患者若无尿道分泌物,应行三杯试验。急性期尿道内忌用器械检查。慢性尿道炎需行尿道膀胱镜检查以便明确发病的原因。有时可用金属尿道探条试探尿道,必要时行尿道造影,明确有否尿道狭窄。

鉴别诊断首先与淋菌性尿道炎区别,淋菌性尿道炎是一种特异性感染的性病,尿道有脓性分泌物,脓液涂片染色检查可见在分叶核粒细胞内有革兰氏阴性双球菌。其次应与非淋菌性尿道炎及滴虫性尿道炎区别,女性容易在阴道内找到滴虫,而男性不易找到滴虫,常需在包皮下、尿道口分泌物、前列腺液以及尿液中检查有无滴虫，做出诊断。Reiter 症候群除尿道炎外，同时有结膜炎和关节炎。

【并发症】

尿道内感染可直接蔓延到膀胱或前列腺而引起膀胱炎或前列腺炎。急性尿道炎若处理不当可并发尿道旁脓肿，脓肿可穿破阴茎皮肤成为尿道瘘。在尿道炎症愈合过程中纤维化则可引起尿道狭窄。

【治疗】

急性尿道炎采用抗生素与化学药物联合应用，疗效较好。采用氟哌酸与磺胺药物联合应用，临床效果满意。近年来，喹诺酮类抗菌药物，由于对革兰氏阴性、阳性菌均有效，耐药菌株低，常作为治疗的首选药物。全身治疗应注意休息，补充足够液体，在急性期间，短期内避免性生活，否则会延长病程，慢性期间，若尿道外口或尿道内有狭窄，应作尿道扩张术。

第五节　尿路软斑症

软斑症（Malacoplakia）是一种罕见的炎症性疾病，可发生在身体各部位，最好发部位在泌尿系统。

【病因】

本症病因复杂，常伴有营养不良和其他疾病。尿路软斑症与大肠杆菌感染密切相关，而在众多的大肠杆菌感染患者中，只有少数并发软斑症，。目前一致认为尿路软斑与宿主免疫缺陷有关。然而体液免疫异常对软斑症的发病没有明显影响，主要是细胞免疫功能低下，使吞噬细胞吞噬细菌功能降低。实验证明受环核苷酸控制的微管功能有缺陷，导致细胞内杀菌能力丧失。

【病理】

Michaelis-Gutmann 小体是软斑症病理诊断特征性标记物，电镜下可见组织细胞的吞噬溶酶体中含有不同时期的细菌分解碎片，最终的分解碎片形成 4～10/Lun 同心圆晶状小体，它是由钙化的黏多糖和脂类组成。

肾软斑症分为单发和多发两种类型。单发病例表现为肾肿块，肉眼呈灰黄色，光滑，边界清楚，偶可见囊性或中心坏死钙化。肾多发软斑症表现为肾肿大，肾皮质多发小肿块，偶可见病灶累及肾髓质。仅局限于肾髓质或肾乳头的病例罕见。镜下所见分三期：①炎症早期：在水肿的间质有浆细胞和 PAS 阳性的大嗜伊红组织细胞。②肉芽肿期：可见典型的 Michaelis-Gutmann 小体和组织细胞，偶见巨细胞和成纤维细胞。③愈合期：可见组织细胞周围有成纤维细胞，成胶质和极少量的 Michalis-Gutmann 小体。

膀胱软斑症病变分布在两侧壁，膀胱镜可见分散或群集的浅黄色或黄灰色至褐色柔软天鹅绒样或轻度隆起的斑块，大小为 0.1～3.0cm，斑块一般被未受损害的黏膜覆盖，有时有浅表溃疡，局部可见凹陷，邻近组织有炎症或出血。镜下可见黏膜固有层有大量组织细胞和多少不等的淋巴细胞、浆细胞、分叶核粒细胞浸润,在一些组织细胞装内可见 Michaelis-Gutmaim 小体,小体呈圆形或卵圆形,苏木精浓染,PAS 反应阳性、铁钙反应阳性。病变中毛细血管扩张、淤血或伴有出血,表面覆以完整的移行上皮细胞,部分区域有程度不等的坏死。周围有轻度纤维组织增生,肌层小血管四周有少量圆形细胞浸润。

【临床表现】

尿路软斑症常见于成年妇女,男女比例为 1：4,发病年龄女性在 30 岁以上,而男性在 50 岁以上。常见症状是血尿和反复发作的尿路感染,尿液培养最常见的是大肠杆菌,其次是变形杆菌、克雷白菌或混合感染。病变进一步发展可引起尿路梗阻。

肾软斑症常伴有发热、腰痛和腰部肿块。如果病变位于双侧或孤立肾,可导致尿毒症。膀胱软斑症患者可有尿痛、尿频、血尿和排尿困难等。有时症状不典型,可无临床症状而被偶然发现。

【诊断】

除病史中有尿路感染外,主要根据尿液显微镜检查发现典型的 Machaelis-Gutmann 小体组织细胞。肾软斑症影像学表现缺乏特异性,不易与肾恶性肿瘤鉴别,在腹部 X 线摄片中可显示增大的肾轮廓,静脉尿路造影显示肾盂肾盏受压,根据病情发展程度,肾排泄功能可减弱,甚至无功能,患肾不显。B 型超声检查显示肾脏增大,皮髓质界限不清,肾区多灶性强回声区,偶有弥漫性低回声区,不易与脓肿鉴别。肾 CT 检查通常显示为密度不均匀肿块,因常伴有坏死,CT 增强扫描显示肾病变部位有低密度区。肾脏血管造影显示肾内动脉分支受压外展,有时可见新生血管。肾盂、输尿管、膀胱软斑症尿路造影显示有充盈缺损影,膀胱软斑症膀胱镜检查表现为膀胱肿物和炎症改变。

鉴别尿路软斑症与泌尿系感染和肿瘤,主要根据尿液中或活体组织中找到典型的尿路软斑组织细胞。

【治疗】

尿路软斑症属于炎症性病变,需要长期应用抗生素治疗,能改善症状,但易于复发。有的学者曾提出应用多种抗菌药物治疗,可以使尿液中细菌消失,但不能阻止病程的进展,因为一般抗生素对软斑症患者只能消灭细胞外间隙的细菌,却不能杀灭进入细胞内的细菌。实践证明,有的抗菌药物如利福平和磺胺异噁唑能进入吞噬细胞,帮助杀死细胞内细菌。近年来喹诺酮类药以其独有的组织渗透性越来越受到重视,喹诺酮类药物在巨噬细胞内的高浓度对清除细胞内病原菌非常有利。多项研究表明以环丙沙星 500mg,每日 2 次口服单纯治疗肾软斑症,效果良好,有效率达 90%。对于膀胱软斑症除了长期应用抗菌药物治疗外,还可以经尿道将膀胱内病变进行电灼治疗,对病变愈合有利。由于本症容易复发,需定期随诊做膀胱镜检查。对肾软斑症患者,虽然有的学者建议长期应用抗菌药治疗,但大多数学者认为单侧肾病变,一旦临床确诊为软斑症,需做患侧肾切除术。

近年来有些学者研究证明胆碱能药物和维生素 C 能纠正体内吞噬细胞的功能缺陷,临床应用氨甲线胆碱 10～25mg,每日 4 次,与维生素 C 治疗软斑症有不同程度的疗效,但尚需密切观察病情,若临床无缓解而有发展趋势,还需做肾切除术。

【预后】

尿路软斑能侵犯整个尿路上皮,若一旦重要器官受侵,死亡率可高达 50%。单侧肾软斑肾切除后治疗效果良好,双侧肾软斑易合并肾衰,有效的抗生素治疗可以改善肾功能,但肾功能恢复较困难,死亡率高。文献上只有 1 例肾软斑症伴急性肾功衰竭的患者恢复了肾功能的报道。

第六节　前列腺炎

前列腺炎,尤其慢性前列腺炎是常见的疾病,青春期前男孩很少发生,男性成人经常发生。确切的发病率资料很少,1977 年和 1978 年美国国家健康中心健康统计研究,1000 名男性生殖尿道疾病中 25 % 是前列腺炎。至今,大多数慢性前列腺炎的病因仍不清楚,疗效亦不甚满意。

现在已认识到"前列腺炎"不是一个病:前列腺炎以不同形式或综合征发生,这些综合征有其独立的原因、临床表现和结果。因此,临床医生必须根据不同情况做出不同诊断和进行适当处理。

【分型】

Drach 等(1978)对前列腺炎最普遍的形式的新的分类法:①急性和慢性细菌性前列腺炎;②急性和慢性非细菌性前列腺炎;③前列腺痛(Prosta-todynia)。

细菌性前列腺炎伴有尿路感染(UTI),在前列腺分泌物中有大量炎性细胞,局部分泌物细菌病原体培养阳性。急性细菌性前列腺炎(ABP)有突然发病和发热病史,明显的尿生殖道体征和症状;慢性细菌性前列腺炎(CBP),其特点是尽管用抗生素治疗,在前列腺分泌系统中存在的病原体仍可引起再发性复发。而非细菌性前列腺炎(NBP)的患者尽管没有尿路感染历史和培养阴性,在前列腺分泌物中有大量炎性细胞。前列腺痛,没有尿路感染历史,培养阴性。前列腺分泌物正常。

【病因与发病机制】

细菌性前列腺炎的感染途径可能是:①上行性尿道感染;②排到后尿道的感染尿液反流到前列腺管;③直肠细菌直接扩散或通过淋巴管蔓延侵入前列腺;④血源性感染。

插入尿道导尿管和阴茎避孕管能够导致前列腺感染。细菌尿道已感染而未经治疗的患者,在做经尿道前列腺切除后常立即发作细菌性前列腺炎。

前列腺炎的感染有时由性生活引起,随着性交,男性尿道口被阴道细菌接种,而后产生感染,常常在前列腺液和阴道培养出同样的病原菌。没有保护的肛门直肠插入性交,造成由大肠杆菌引起尿道炎、尿路感染和急性附睾炎。毋庸置疑这种性行为同样能导致细菌性前列腺炎。

前列腺内尿反流发生普遍,在细菌性前列腺炎发病机制中可能占有最重要的作用。有人用晶体学研究前列腺结石,注意到许多结石含有仅在尿中才有的成分,而不是前列腺分泌物中成分。

细菌性前列腺炎的常见菌株是:大肠杆菌占主要地位,变形杆菌、克雷白杆菌、肠杆菌、假单胞菌属、沙雷菌属和其他少见的革兰氏阴性菌属较少发生。大多数前列腺感染是单个致病菌引起,偶尔也可由 2 个或多个菌株或类型的细菌引起。

革兰氏阳性菌在前列腺炎病因学中的作用尚有争论,大多数研究者同意肠球菌引起慢性前列腺炎,然而其他革兰氏阳性菌如葡萄球菌属、链球菌、细球菌、类白喉菌对前列腺炎的致病作用,许多学者还持有疑问。大多数研究者相信革兰氏阳性细菌除肠球菌外,很少引起前列腺炎。在国内,患者前列腺液培养中金黄色葡萄球菌还是常见的细菌,是否菌种上与国外情况不同,还是属于尿道菌的污染,需待进一步阐明。

非细菌性前列腺炎病因和发病机制仍未确定,然而,此综合征既可由仍未识别致病菌引起,也可代表非感染性疾病。有种观念即前列腺内尿反流引起"化学性前列腺炎",可能在前列腺痛和非细菌性前列腺炎发病机制中具有病因作用。

【诊断方法】

急性细菌性前列腺炎由于其临床表现明显和典型,易做出诊断;慢性前列腺炎综合征的临床特点变异较大,且不确切,许多症状、体征和病理学检查在慢性细菌性前列腺炎、非细菌性前列腺炎和前列腺痛中经常无法鉴别,放射学和尿道膀胱镜检查,对诊断可能有一些帮助,但也不能肯定诊断。前列腺组织学检查只在一些少见类型的前列腺炎,如肉芽肿型前列腺炎才需要。在慢性细菌性前列腺炎组织学改变对确定炎症为细菌病因并无特异性,因此前列腺活检在前列腺炎处理上很少有指导意义。

1.前列腺按摩液检查

前列腺按摩液显微镜检对前列腺炎的诊断和分类是重要的,但能造成假象。例如:前列腺按摩液中大量白细胞可能发生在尿道疾病(尿道炎、尿道狭窄、湿疣和憩室),同样也可发生在非感染的前列腺病变,健康男性在性交和射精后数小时,前列腺液中白细胞数也可显著增多。

临床医生必须经常做前列腺按摩液检查,前列腺按摩前立即排出的最初 10mL 尿液(尿道标本)以及中段尿(膀胱标本)的离心沉淀物涂片显微镜检比较,以确定炎症的局部位置。前列腺液中既有大量白细胞又有大量含有脂肪(卵磷脂小体)的巨噬细胞可确信为前列腺炎,正常男性前列腺液巨噬细胞含有脂肪很少。

2.精液检查

孤立做射精分析和培养而不结合尿道膀胱标本的研究比孤立做前列腺液检查更易误诊。因为精液不仅通过尿道,而且含有多个附属腺分泌的液体。由于很难区分未成熟的精子和白细胞而使细胞学检查变得复杂。Mobley 提倡用精液培养来诊断细菌性前列腺炎,在收集精液前立即收集尿道(前段尿)和膀胱(后段尿)标本,所有标本都做定量细菌培养,比较 3 个培养的细菌数量。

3.免疫反应的测定

早在 1963 年在正常人前列腺液中定量测出免疫球蛋白 G 和 A(IgG,IgA),随后有些学者用不同技术证明对前列腺细菌感染的全身和局部免疫反应。这些研究者观察到前列腺液一种独特的局部抗体反应,主要分泌 IgA,是一种独立的血清反应,对感染病原菌有抗原-特异抗体。在用药物已治愈的急性细菌性前列腺炎中当感染初发时,在血清和前列腺液两者中抗原一特异 IgG 水平都升高,随后 6～12 个月慢慢下降。与之对照,在前列腺液中抗原一特异 IgA

水平在感染后立即升高,只在12个月后开始下降,而最初升高的血清IgA仅1个月后即消失。在慢性细菌性前列腺炎(CBP)中虽然前列腺液中抗原—特异IgA和IgG两者水平都升高,在血清中两者都不升高。已用药物治愈的CBP,每种免疫球蛋白开始下降前,前列腺液中IgA仍然高几乎2年,而IgG水平高为6个月。没有治愈的细菌性前列腺炎,前列腺液抗原—特异IgA和IgG水平仍然持续升高。这显示前列腺液抗原—特异IgA和IgG测定不仅有助于确定诊断,同样有助于对细菌性前列腺炎患者治疗反应的判断。

4.细菌学诊断

只有定量培养出能清楚表明对前列腺局部致病的细菌才能确定细菌性前列腺炎的诊断。最简单准确鉴别细菌性和非细菌性前列腺炎和确诊慢性前列腺炎的方法是同时在前列腺按摩前做尿道、膀胱尿液,前列腺按摩液和按摩后尿液的细菌定量培养(Stamet四杯法)。收集尿前令患者多饮水,上翻包皮清洗阴茎头和尿道口,令患者做连续排尿,收集最初排出的尿10mL(VB$_1$即尿道尿),再排尿约200mL时取中段尿(VB$_2$即膀胱尿),按摩前列腺取前列腺液(EPS),然后排尿约10mL(VB$_3$含有前列腺液的尿),将以上标本分别做镜检及培养。比较各标本中细菌菌落数量,可区别感染的来源,有助于确认前列腺炎的性质。在慢性细菌性前列腺炎中通常发现前列腺液培养细菌生长数量少,认识到这点很重要,因为慢性细菌性前列腺炎一般是局灶性,不是弥散性,组织感染,没有绝对诊断的细菌数量即菌落形成单位/mL。

一、细菌性前列腺炎

(一)急性细菌性前列腺炎

1.病因

疲劳、感冒、过度饮酒、性欲过度、会阴损伤及痔内注射药物均能诱发急性细菌性前列腺炎。

2.病理

急性细菌性前列腺炎导致部分或整个前列腺明显炎症,大致分三个阶段:

(1)充血期:后尿道、前列腺管及其周围间质组织表现充血、水肿及圆细胞浸润,有成片分叶核粒细胞,腺管上皮细胞时有增生及脱屑。

(2)小泡期:炎症继续发展,前列腺管和小泡水肿及充血更明显,前列腺小管和腺泡膨胀,形成许多小型脓肿。

(3)实质期:微小脓肿逐渐增大,侵入更多的实质和周围基质,这种情况以葡萄球菌感染较多见。

3.临床表现

突然发热、寒战、后背及会阴痛,伴有尿频、尿急、尿道灼痛及排尿困难。夜尿多,全身不适并有关节痛和肌肉痛。上述症状并非全都出现,有的早期只有发热、尿道灼感,常被误认为感冒。直肠指诊前列腺肿胀、触痛明显,发热,整个或部分腺体坚韧不规则。前列腺液有大量白细胞或脓细胞以及含脂肪的巨噬细胞,培养有大量细菌生长。但急性期不应做按摩,以免引起菌血症。急性细菌性前列腺炎通常伴有不同程度膀胱炎,做尿培养可了解致病菌及药敏。

4.治疗

急性细菌性前列腺炎患者通常对抗菌药物治疗反应良好。这些药物正常情况下从血浆弥散到前列腺液较差。正像急性脑膜炎一样,弥漫性炎症反应可提高从血浆进入前列腺管和腺泡的药物的浓度。细菌性前列腺炎应采用快速有效的抗菌药物,迅速控制炎症,且不能满足体温正常、症状消失,用药应持续一段时间,以防迁延转成慢性和反复发作。用药之前应先做中段尿细菌培养和药敏,复方新诺明进入前列腺组织和分泌物中浓度高,常作为首选药物。但若体温较高、下尿路症状重、血中白细胞增高,应以静脉给药为佳,可静脉滴入青霉素 80 万～160 万 U,1 次/6～8h;或庆大霉素 8 万 U,1 次/12h(20～50 岁患者);或 4 万 U,1 次/12h(50 岁以上)。亦可静脉滴入氨苄西林 1.5～2g,1 次/6h;或头孢菌素 V0.5g,静脉滴入,1 次/6～8h,严重者用菌必治 1.0g,1 次/8h 至体温正常后改为肌肉注射 1 周。若用药效果不好,即改用培养细菌敏感的药物。肌肉注射 1 周后改为口服药,持续 2～3 周。呋喃咀啶、吡哌酸、诺氟沙星、环丙诺氟沙星等,效果都较好,每种 7～10 天,交替应用。

同时,应给予全身支持疗法,补液利尿,退热止痛,卧床休息。若有急性尿潴留,最好做耻骨上膀胱穿刺吸尿或穿刺后细管造瘘。定时开放引流,尽量避免器械导尿或经尿道留置尿管,因患者耐受性差,易产生其他并发症,如尿道炎、急性附睾炎等。

(二)慢性细菌性前列腺炎(CBP)

1.病理

慢性细菌性前列腺炎组织学检查无特异性病变,与急性前列腺炎相比炎症反应较轻。在腺泡内和其周围有不等的浆细胞和巨噬细胞浸润,而这些改变也常见于无菌尿及无细菌感染的前列腺炎。因此,不能以此作为慢性细菌性前列腺炎的诊断依据。

2.临床表现

慢性细菌性前列腺炎的临床表现变异较大,其可由急性细菌性前列腺炎迁延而来。多数患者先前无急性前列腺炎病史,有些患者仅因偶尔发现无症状菌尿而诊断。大多数有不同程度的排尿刺激症状:尿痛、尿急、尿频、夜尿多,有些患者尿末流出白色黏液,会阴、肛周、耻骨上、下腹部、腰骶部、腹股沟、阴囊、大腿内侧及睾丸、尿道内有不适感或疼痛。偶有射精后疼痛、血精、早泄和阳痿。有时有急性发作。膀胱镜检查和泌尿系造影皆无异常发现。CBP 患者 PSA 可升高。

(三)感染的前列腺结石

前列腺结石多数不能被直肠指诊或以简单的骨盆 X 线平片中正确判定。经直肠前列腺超声扫描发现前列腺结石大小、数目及发病率和患者年龄有关,中年人为 75%,老年人为 100%。而且超声扫描发现的结石 70%X 线平片不能发现,手术和尸检标本中常可发现 X 线片不易发现的小结石,几乎每个成人前列腺中都有,这些结石小而成堆,多发大结石常见于慢性细菌感染的前列腺:无感染的前列腺结石往往不表现症状亦无害。但发生于慢性细菌性前列腺炎时,前列腺结石可成为细菌持续存在和尿路复发感染的病源,前列腺增生伴有前列腺管阻塞易使前列腺发生结石、感染。观察到前列腺内尿反流是某些前列腺结石的重要原因。原发或"内源性"结石主要成分为前列腺分泌物,而继发或"外源性"结石主要成分为尿。虽然适当的抗生素治疗通常能控制症状和使尿液无菌,但已感染的前列腺结石用内科治疗不能根除细菌,只有将已感染的结石和前列腺组织行手术切除,感染才能治愈,特别是"根治性"经尿道前列腺切除。

（四）非手术治疗

1.抗菌治疗

复方新诺明 2 片，1 日 2 次，可达到最好的治愈率。长期持续治疗（4～6 周），治愈率为 30%～40%，明显超过短期治疗。Pfau(1986 年)报告用卡那霉素(kanamycin)1.0g，2 次/d，用 3 天，而后 0.5g，2 次/d，用 11 天，44%CBP 患者治愈。治疗慢性细菌性前列腺炎的其他抗菌药物有红霉素、多西环素、头孢菌素Ⅳ、头孢唑啉、环丙沙星、依诺沙星、氧氟沙星(ofloxacin)、吡哌酸、诺氟沙星、呋喃咀啶效果较佳。有经会阴把抗菌药物直接注入前列腺内，但由于前列腺解剖结构为分叶状，药物不能弥散至所有腺管和腺泡。曾用抗生素离子导入前列腺或黄连大蒜液直肠灌肠作离子导入前列腺，获得一些效果。

2.中药治疗

中药治疗原则是活血化瘀，通经活络，疏肝理气，清热解毒，利湿利尿，如黄芩、黄檗、连翘、车前子、王不留行、滑石、茴香、橘核、荔枝核、红花、赤芍、桃仁等。成药有前列腺丸、茴香橘核丸、六味地黄丸、肾气丸、癃闭舒、前列舒乐，也可行耳针、穴位艾灸和针刺。会阴和肛门胀坠者可肛门置入野菊花栓或前列安栓等治疗，皆可不同程度的缓解症状。

3.对症治疗

泌尿灵、尿多灵、膀胱灵、优必达可部分缓解症状，特拉唑嗪和哈乐效果更显。

4.其他治疗

传统疗法有定期前列腺按摩，排挤前列腺液；前列腺区超短波、微波照射等，皆有一定疗效。45℃～50℃热水坐浴，每日 1～2 次，每次 30 分钟，坚持半年，效果显著。

患 CBP 的患者应终身禁酒，防止会阴部受凉。

（五）手术治疗

对于非手术治疗不能治愈和难以控制的慢性细菌性前列腺炎和有感染的前列腺结石，前列腺精囊全切除术是有效的方法，但因有后遗症，很少被选用。如果切除者能成功地切除所有感染组织和结石，经尿道前列腺切除术能够治愈。但要达到此目的是困难的。因为前列腺周围常含有大量感染灶和结石。对某些患者由于切除了狭窄梗阻的腺管，利于残存腺体的引流，或改善了排尿情况，可能有一定效果。Meais 等选择一些 CBP 患者做"根治性"经尿道切除。

二、非细菌性前列腺炎

【病因】

非细菌性前列腺炎(NBP)的病因尚不肯定，已排除霉菌、专性厌氧菌、毛滴虫和病毒作为致病因素。许多学者研究认为，脲原体属(Ureaplasmas)和支原体(Mycoplasma)不是非细菌性前列腺炎的致病原因。因为 Shortliffeh 和其同事发现在 NBP 患者中对抗脲原体属抗原-特异抗体没有明显升高，因此这些细菌在前列腺炎的病因作用是可疑的。男性 40%非淋菌性尿道炎和 35 岁以下多数急性附睾炎均因沙眼衣原体(Chlamydiatra-chomatis)感染引起，因此，它可能为非细菌性前列腺炎的病因，但不少研究证明即使有一定关系，也不是重要的因素。Shortliffeh 等在 NBP 患者的前列腺分泌物中发现对抗沙眼衣原体(Chlamydia)抗原-特异抗体无明显升高，因此，衣原体在前列腺炎的病因作用不明显。

【临床表现】

非细菌性前列腺炎,又称无菌性前列腺炎,这种最普通的前列腺炎综合征是一种原因不明的炎症病变。临床表现各不相同,主诉有尿频、尿急、夜尿多、尿痛。感觉骨盆区、耻骨上或会阴生殖区疼痛或不适。有时射精后痛和不适是突出特征。病理学检查无特殊发现。柔软、烂泥样前列腺并非这种前列腺炎的可靠表现。

虽然细菌性和非细菌性前列腺炎临床特征有很多相似之处,但非细菌性前列腺炎患者前列腺液细菌培养阴性,也无尿路感染史。然而非细菌性前列腺炎的前列腺按摩液中白细胞和含有脂肪的巨噬细胞同样较正常多。非细菌性前列腺炎可能是一种还未查清致病菌的感染疾病。

【治疗】

由于非细菌性前列腺炎的根本病因不清,很难达到肯定有效的治疗。当培养证明没有感染病菌,而解脲脲原体和衣原体是可疑致病因素时,临床可试用全量米诺环素(Minocycline)、多西环素(Doxycycline)或红霉素 2～4 周。辛辣食物和含有酒精的饮料可引起或加剧症状,应予限制。前列腺按摩是医生常用之法,热水坐浴能有效地缓解症状。α-阻滞剂,例如哈乐、特拉唑嗪等和抗胆碱能药,如普鲁本辛对刺激性的排尿不适有作用。

三、前列腺痛

前列腺痛是一个定义不很明确的疾病概念,病因不明,可能与盆底张力性肌痛、盆腔交感神经系统原发异常、前列腺内尿液反流及精神等多种因素有关。患者多为青壮年,具有类似前列腺炎的症状,但没有尿路感染的病史。

【临床表现】

前列腺痛是非细菌性前列腺炎的特殊类型。典型前列腺痛患者可能有前列腺炎的症状,但无尿路感染的病史,前列腺液培养无细菌生长,前列腺液中无大量炎症细胞,主要见于 20～45 岁的男性。主要症状是与排尿无关的"盆腔"痛,如会阴坠胀,阴茎、阴茎头、尿道痛,耻骨上下腹坠胀,腹股沟、阴囊、睾丸抽痛,下腰背痛,大腿内侧痛,个别甚至脚或肩痛,轻重不一,有的只有 2～3 个症状,少数几乎所有这些疼痛都有,精神痛苦很大,以致失眠。有些患者主诉间歇性尿急、尿频、夜尿多和排尿困难。刺激性排尿困难不是主诉。许多患者意识到有不同的梗阻性排尿障碍症状。

泌尿生殖系和神经系统检查无特殊异常,有些患者指检时肛门括约肌有些紧,前列腺和其周围组织有触痛。前列腺液细菌培养阴性,前列腺液镜检正常,膀胱镜检查常有轻中度梗阻和不同程度的膀胱小梁。前列腺痛的患者 PSA 不升高。

【治疗】

前列腺痛可以说是世界上最难治的泌尿生殖系疾病之一。因为前列腺痛是非感染性疾病,用抗生素是无根据的,也是无效的。对典型排尿困难的患者用 α 肾上腺素能受体阻滞剂酚苄明 10～20mg 口服每日 1～2 次。现在许多医生改用哌唑嗪 2～4mg 每日 1～2 次。有些前列腺痛的患者可单用安定 5mg,一日 3 次,也可和 α 肾上腺素能受体阻滞剂合用,症状多有改善。用泌尿灵 400mg,一日 2 次或尿多灵(Ditropan)5mg 一日 3 次,也能缓解症状。

对那些经过长期多种抗生素治疗无效,具有上述症状的 NBP/前列腺痛的患者施行 1 套治疗和预防复发方法:终身禁酒,会阴勿受凉,坐位超过2～3小时稍事走动,这些主要是防止前列腺区充血和受刺激。热水坐浴,每次半小时,1日2次,坚持3～6个月;同时口服哈乐0.2mg(或特拉唑嗪2mg)1次/d;癃闭舒3片,3次/d持续服3个月,这些主要解除膀胱颈痉挛和前列腺尿道不松弛以及盆底肌肉痉挛引起的下腰背痛。若有下腹坠、腹股沟和睾丸抽痛,予以茴香橘核丸6g,3次/d,2～3个月。若会阴坠,可用前列安栓或野菊花栓剂1粒塞入肛门内,每日1～2次,持续2～3个月。

四、非特异性肉芽肿性前列腺炎

非特异性肉芽肿性前列腺炎不常见。多见于50～69岁,有两种形式:非嗜酸性类和嗜酸性类,嗜酸性类很少。两种在临床上都很重要,因为直肠指诊时易与前列腺癌相混淆,故应引起重视。

【分类】

1.非嗜酸性类

非嗜酸性类肉芽肿性前列腺炎,表现为对已外渗异物型的组织反应。膀胱外口急性体征和症状伴有前列腺大而坚韧,临床表现像恶性性质。可有或无发烧和明显刺激性排尿障碍症状。尿培养常常无菌,但可有大肠杆菌生长。主要诊断依靠组织活检或手术切除标本。培养和其他方法以排除其他形式的感染性肉芽肿性前列腺炎。有些患者对抗生素、皮质类固醇和临时导尿膀胱引流有良好反应。也有要求做经尿道前列腺切除者。

2.嗜酸性类

特别当伴有纤维蛋白样坏死和全身血管炎,嗜酸性肉芽肿性前列腺炎是一种严重的疾病。这些患者几乎排除了过敏性疾病特别是哮喘,已知前列腺过敏性肉芽肿实际上是存在的。一般患者情况严重,高热,周围血象嗜酸性细胞明显增加,其前列腺明显增大、变硬,常发生完全尿潴留。确诊需做前列腺组织病理学检查。用皮质激素治疗常可获得良好效果。无须做手术解除膀胱出口梗阻。若伴有全身血管炎,最初的治疗反应决定其预后。

【病理】

肉眼可见小而坚硬的黄色颗粒状结节。镜检有丰富的非干酪性肉芽肿(有或没有中心液化坏死),这些肉芽肿局限在腺泡周围区,亦可广泛地侵及整个腺体,病变充满上皮样细胞,以组织细胞的泡沫样细胞占优势,易和癌细胞混淆。前列腺泡可被密集的分叶核粒细胞和嗜酸粒细胞浸润所取代,腺管常常扩张破裂,充满炎症细胞,病变早期可以有极度水肿,为除外特异型肉芽肿性反应,需行酵母菌、真菌和结核菌染色。

【诊断和鉴别诊断】

1.症状和体征

83%的患者有严重的下尿路感染症状,如发热、寒战、尿频、尿烧灼感、尿痛,偶见血尿、会阴痛、耻骨不适。实验室和放射学检查无特殊帮助。65%尿中有明显感染,1/3患者血白细胞增多。血酸、碱性磷酸酶值正常。

直肠指诊:早期前列腺癌直肠指诊时,结节一般深在,中晚期浸润扩大或成块,一般呈弥散性。高低不平,无弹性。非特异性前列腺肉芽肿的肿块一般发展较快,硬结较大,有弹性,不规则,软硬不一致。

2.诊断性试验治疗

依据病史、直肠指诊的特点以及 X 线片和血生化结果,可进一步判断前列腺癌的可能性。若无条件做活检,可用抗生素或消炎药,必要时加用泼尼松 2.5mg,1 次/d,2～4 周治疗观察,每 2 周行直肠指诊 1 次,2 个月后,1～2 月 1 次,若硬结变小,其他正常,即可确诊。也可用抗雄性激素或 LHRH-A(亮丙瑞林或诺雷德)试验治疗 1～2 个月,硬度不变,PSA 又不升高,可排除前列腺癌的可能。

3.前列腺穿刺活检

经会阴用 Travenal Tru-Cut 活检穿刺做组织学检查或经直肠超声引导下细针穿刺做组织学检查,能明确诊断。

【治疗】

以消炎药为主,辅以中药治疗。抗生素和消炎药交替使用 2～3 个月,治疗及时则肿块迅速消炎。中药治疗原则为:补肾阴、软坚、活血化瘀、清热解毒、化湿利水。胎盘组织液肌肉注射亦有显著疗效。皮质类固醇治疗可能获得良好效果,但时间不宜过长,剂量不宜过大,建议口服泼尼松 2.5mg,1 次/d,1～2 个月为宜,避免发生副作用。

五、前列腺脓肿

大多数是上行性尿道感染和感染尿前列腺内反流引起的急性细菌性前列腺炎的并发症。多发生在 50～60 岁,最小发病年龄 46 岁。多发于有糖尿病,特别是有肾衰用透析维持的糖尿病患者。那些由于不同原因免疫耐受的患者,以及经尿道器械检查治疗和导尿的患者也易发生。半数患者有急性尿潴留、尿频、排尿困难、直肠不适、血尿、尿道流脓、背痛,有的伴有附睾、睾丸炎。直肠指诊检查前列腺病侧增大,触之软,有波动感。偶尔前列腺可自然向尿道破溃,也可向直肠破溃,常被误认为直肠周围脓肿。因此,前列腺影像学(CT、MRI 或经直肠超声图像)在前列腺脓肿诊断上很重要。

一旦确立诊断,应有针对性地给予抗菌药。行脓肿引流,引流可在局麻下经会阴穿刺抽吸,但常需经尿道切开引流,经会阴切开引流现已少用。及时诊断治疗,预后较好。

第四章　泌尿及男性生殖系统结核

第一节　肾　结　核

结核病是一种古老的传染性疾病。在发达国家,结核的发病例数以每年 5 ％的速度下降,因此有观点认为若干年后结核病可基本被消灭。在某些发达国家,甚至已不再进行大规模的卡介苗预防接种。但在发展中国家,结核的发病率和死亡率都没有明显的下降趋势。根据WHO 的统计数字,现在全世界每年新增结核 800～1000 万例,300 万人因结核死亡。耐药菌株的出现及艾滋病在全球的蔓延又造成部分地区结核发病的上升,世界卫生组织已向全球发出警告,要重视结核病的防治。

结核病的死亡率在现代化疗应用之前,即已逐步下降,原因是多方面的,环境、生活、营养的改善都可使死亡率下降,但自然选择的力量、个体自身的免疫力亦占有重要地位。

现在诊断结核病常用的细菌染色、结核菌培养及结核菌素皮试等都是 Koch 早年所提倡的方法,百余年来无所改进。近年来由于分子生物学的进步,人类开始采用新的技术,研究结核菌的 DNA 结构,制造新的更有效的疫苗预防结核,也可用结核菌的特异性 DNA 作为探针(DNA Probe)与结核菌进行原位杂交,早期准确地诊断结核,进行治疗。

所以科学家们预期在某些发达国家中,采用新的防治诊断技术后,可能于 20 年后消灭结核,使现有的 9.3 人/10 万人发病率降至每百万人少于 1 人,这项战略规划如能按期实现,必将对全人类消灭结核病提供有益的经验。

【结核菌感染】

结核菌属于分枝杆菌属,对人有致病性者主要为人型杆菌及牛型杆菌,近来发现艾滋病患者易被鸟一细胞内分枝杆菌感染,这类杆菌对常用的抗结核药有耐药性。

结核菌细长,稍弯、两头微钝,发育生长期多呈分枝状,有时可呈丝状、棒状。人型结核杆菌,严格需氧,主要寄生于细胞内,不易染色,但经品红加热染色后,使用酸性酒精冲洗亦无法使之脱色,故称为抗酸杆菌。细菌在不利条件下也可出现变异,失去细胞壁成为 L 型结核菌。采用 Ziehl-Neelsen 法染色时,结核菌染为鲜红色,背景呈蓝色。结核菌细胞壁中含有较多的类脂质,与巨噬细胞有较强的亲和力。

结核菌生长缓慢,每20～24 小时才繁殖一代,而大肠杆菌及其他常见病菌,每 20 分钟即可增长 1 倍,抗生素一般只对繁殖生长的结核菌有效,不繁殖的细菌,代谢不能被抗生素阻断,在应用抗生素时亦能存活下来,所以少数结核菌可在细胞内长期潜伏,呈休眠状态,甚至终身不繁殖,不易为抗生素所消灭。

人类很容易被结核菌感染,但对感染后发展成结核病却具有很强的抵抗力。人体对感染的反应一方面取决于细菌的数量及毒力的大小,但机体获得性细胞免疫及延迟性过敏反应对感染的发展起到很重要的作用。结核菌蛋白所致的延迟过敏反应可引起结核性组织破坏,一般在感染后3～4周发生,可通过结核菌素皮肤试验检查出来。阳性者说明有结核感染,一旦结核菌素皮试阳性,只要体内还存有活的结核菌,患者将终身保持阳性,所以患者结核感染后的反应与以往是否有过感染及由感染引起的免疫反应有关。第一次感染称为原发感染或初次感染,在体内已建立细胞免疫及延迟过敏反应后发生的感染称为原发后感染或再感染,二者在体内的反应是不相同的。

(一)原发感染

当结核菌第一次吸入肺内抵达肺泡后(一般在肺上叶的下部及肺下叶的上部),细菌立即被肺泡巨噬细胞及白细胞所吞噬,此时的巨噬细胞不能杀灭结核菌,细菌在巨噬细胞内可毫无遏制地繁殖生长,并很快经肺门淋巴结、血行向全身播散,播散于感染后几日甚至几小时即可发生,全身所有部位均可被波及。结核菌繁殖较慢,出现症状时往往需要几周的时间,初次感染的早期病理改变,主要为肺部的炎性病变而无结核结节。

感染3～4周后,体内细胞免疫及延迟过敏反应建成,感染的进程大为改观,激活了的巨噬细胞在原发与播散的病灶内限制细菌的繁殖,使细菌显著减少,原发及所有其他组织内的病灶也相继被吸收,最后可毫无或很少留下痕迹,所以早期的原发感染,虽有全身广泛播散,但病理改变很轻微。

过敏反应、细胞免疫发生后,早期的非特异性炎症反应被肉芽肿性结核结节所取代,结节主要由淋巴细胞、巨噬细胞组成,中心常有干酪样坏死,此时90%的患者的感染被控制,播散被遏止,临床亦无表现,这类患者已被结核菌感染,但由于免疫力较强,未发展成结核病,只有少数小儿及免疫力低下的成人,直接由原发感染发展成结核病。

(二)原发后感染或再感染

患者原发感染灶已消退,细胞免疫已建成,但体内又重新出现结核。现在认为这类感染多为早期原发感染播散时留下的病灶重新复发,为内源性再感染。约5%的患者,于原发感染2～5年后,肺尖部出现结核,这可能与肺尖部的氧张力高,利于细菌的生长繁殖有关。而其他肺外结核(5%),如肾结核、骨关节结核及淋巴结核等则多于原发感染后10～20年或更长的时间始出现临床症状。由于机体已感染致敏,并已具有细胞免疫功能,故能限制感染的播散,但组织破坏则较显著,与原发感染有显著的差别。

结核菌在稳定静止的病灶内,可长期存活下来不引起疾病,但一旦时机成熟,仍可发病,对患者终身都具有潜在的危险。

【免疫】

结核感染发生后,细胞免疫与延迟过敏反应同时发生,细胞免疫是通过T淋巴细胞与单核吞噬细胞相互协助而完成的。巨噬细胞首先吞噬并处理结核菌,然后将处理后的结核菌连同细胞膜上的HLA-DR递呈给T淋巴细胞,将抗原与HLA-DR同时呈送给T淋巴细胞,才能使T淋巴细胞充分地活化。激活后的T淋巴细胞能分泌各种淋巴因子,使巨噬细胞增大、吞噬及杀菌功能加强、成纤维细胞及胶原纤维增多,并使巨噬细胞移向结核病灶,将结核菌包围而后予以杀灭,故激活后的巨噬细胞对防止结核起到关键性的作用。但激活后的巨噬细胞,其功能是非特异性的,除结核菌外,它也能杀灭一些非结核菌、病毒及肿瘤细胞,这也是采用

BCG 治疗肿瘤的理论基础。

延迟过敏反应在抗原含量不大时,对控制感染是有益的,如抗原含量过多,则过敏反应本身即可引起细胞死亡、干酪样坏死,对机体不利。此外结核感染较严重时,可增强 T 抑制淋巴细胞的功能,使结核菌素皮肤试验反应受抑制,称为变应缺失。

【病理】

肾结核 90% 均为原发感染时,结核菌经血行抵达肾脏,只有少数是因进行性原发感染或肺及体内其他部位的原发后感染扩散所引起。

结核菌抵达肾脏后,多停留在肾小球周围毛细血管丛内,与实验性肾感染、革兰阴性杆菌所居的部位相一致。

若患者的免疫力较高,细菌数量少,则病灶限于皮质内,形成多个皮质部微小肉芽肿,以后可完全愈合,不发展成临床肾结核。这类微小病灶由于体积小,除非发生钙化,否则 CT 亦难检查出来。

如果细菌量较大,毒性强,患者免疫力下降,则细菌可经过肾小球过滤后到达髓襻或经血运抵达肾髓质,引起临床症状,称为临床肾结核,临床肾结核多为单侧肾结核。

肾结核主要为肾髓质及乳头病变,结核菌进入肾髓质后,即呈进行性发展,引起组织破坏,结核菌在髓质部生长繁殖远比在皮质部活跃,繁殖加速的原因尚不明了,可能与氧张力、尿素浓度或尿渗透压有关。结核结节可彼此融合,中心发生坏死,形成干酪样病变。这种坏死破溃一般发生在肾乳头处,干酪样物质液化后可排入肾盂开成空洞,有时可于空洞内发现坏死脱落的肾乳头。肾内一旦空洞形成,多不能自行愈合而将逐渐扩大。肾盏及肾盂黏膜上的结核,可在肾内经淋巴、血行或直接蔓延,从肾的一部扩散到其他部分,最后形成多数空洞或肾积脓,使整个肾脏遭到破坏。

肾结核病理的另一特点为高度的纤维化。纤维化是细胞免疫的表现,是对干酪样变的病理反应,纤维化使肾皮质与髓质分隔开来,血管周围的纤维化可使肾内的动脉狭窄、内膜增厚,致使肾皮质缺血、萎缩,称为梗阻性肾皮质萎缩。这是肾结核肾皮质的主要病理改变,只有少数患者在肾皮质内见到聚合的肉芽肿形成较大的结核瘤。

纤维化亦可向下延至肾盂及输尿管,使肾盂及输尿管壁增厚,重者甚至可使肾盂及输尿管完全闭合,增厚的病变可于 CT 检查中显示出来。由肾结核肉芽肿性病变及纤维化引起的梗阻可加重原有结核病的发展,使梗阻以上的病变破坏加快。肾盏颈部狭窄则可于近端形成闭合性脓肿。结核病发展至肾周围时,可发生结核性肾周围炎或肾周围寒性脓肿,向外破溃形成经久不愈的结核性窦道。

晚期肾结核可发生钙化。钙化常为严重肾结核的标志,先出现于较大脓腔的边缘,呈斑点状,而后逐渐扩及全肾,形成贝壳样钙化,使肾脏完全萎缩。肾结核钙化的机制尚不明。全肾钙化时,输尿管常完全闭塞,患肾的尿液不能流入膀胱,膀胱结核可逐渐好转愈合,膀胱炎症消失,形成所谓的自家肾切除,但肾结核钙化,并不表明病变完全愈合,钙化多发生在脓肿的表面,干酪样物质内仍存有活的结核菌。

结核菌可经肾下传至输尿管,侵犯输尿管黏膜、黏膜固有层及肌层,结核结节于黏膜上形成表浅潜行的溃疡,溃疡的基底部为肉芽组织,纤维化反应在溃疡的基底部最为明显,可使输尿管增粗、变硬,形成一僵直的索条、肌肉收缩减退,最后可使输尿管完全阻塞。

输尿管狭窄多见于输尿管膀胱连接部的膀胱壁段,其次为肾盂输尿管连接部,中段者较少见。

膀胱结核继发于肾结核,结核结节最先出现在患侧输尿管口的周围,然后向他处扩散,蔓延至三角区并逐步累及整个膀胱。结核结节可相互融合、形成溃疡,溃疡可侵及膀胱肌层,引起严重广泛的纤维组织增生,使膀胱肌肉失去伸缩的能力,容量缩小、膀胱挛缩。纤维组织的增生也可使输尿管口狭窄,或使输尿管口闭合不全,形成洞状,狭窄与闭合不全可同时并存。狭窄引起梗阻、肾积水,闭合不全则可使膀胱内感染的尿液反流至对侧肾脏,引起积水并感染健肾。膀胱病变严重,溃疡深在时,病变可穿透膀胱壁,形成膀胱阴道瘘或膀胱直肠瘘。

尿道结核发生在男性患者,主要病理改变为溃疡和狭窄,狭窄可引起排尿困难,加重肾脏的损害。

泌尿系结核的主要病理改变,概言之为肾皮质的阻塞性缺血性萎缩,肾髓质的干酪样坏死、空洞形成及尿路的纤维化、梗阻。

【临床表现】

肾结核是成年人的疾病,多发生于20~40岁的青壮年,男性多于女性,幼年和老年患者较少见。

肾结核的早期往往无任何临床症状,只在尿检查时发现有异常,尿呈酸性反应,有少量蛋白、红细胞和白细胞,此时尿中可能查出结核杆菌。这类早期患者只在结核病疗养院中定期查尿或在健康检查及因其他疾病做尿检查时才能发现。

肾结核发病的过程一般较为缓慢,多数患者的最初症状为尿频,开始时夜尿较为明显,排尿的次数逐渐增多,排尿时有灼热感并伴有尿急。尿频开始是由于含有脓细胞及结核杆菌的尿液刺激膀胱所引起,以后则由于膀胱黏膜为结核菌感染,结核性膀胱炎所致。

尿频从每日3~5次逐渐增多至10~20余次,如果膀胱病变严重,黏膜有广泛溃疡或膀胱挛缩,则尿频每昼夜可达数十次,甚至百余次,患者终日不能离开贮尿器。肾结核的典型病状是尿频的同时,有尿痛、尿急、血尿,所以晚期结核患者,排尿极为痛苦。

血尿是肾结核的另一重要症状,多在尿频、尿急、尿痛等膀胱刺激症状发生后出现,部分患者血尿也可是最初的症状。血尿的来源可为肾脏,也可是膀胱,而以后者为主。临床表现以终末血尿居多,终末血尿是因排尿膀胱收缩时,膀胱结核性溃疡出血所致。血尿也可为全血尿,不伴有任何症状,在膀胱炎症之前出现,血尿来自肾脏。所以青年患者发生无痛性血尿时,也应考虑有肾结核的可能,但如肾脏出血严重,尿中有凝血块,则可出现肾绞痛,这种情况较少见。据国内统计,67.8%的患者均有血尿。

肾结核患者一般均有不同程度的脓尿,显微镜下尿内可见大量的脓细胞,严重者尿呈米汤样,也可混有血液,呈脓血尿。

肾结核的局部症状并不常见,只约10%的患者有局部症状与体征,肾区可触到肿大的肾脏与压痛。破坏严重的巨大脓肾、肾结核继发感染或病变蔓延至肾周围时才出现局部症状与体征。

肾结核的全身症状亦多不明显、肾结核症状出现时,身体其他部位的结核病灶多已愈合,在肾结核的早期,身体其他器官无严重结核病时,全身健康情况可不受影响。只当肾结核破坏严重,肾脏积脓或合并其他器官结核时,方出现全身症状如消瘦、乏力、发热、盗汗等。在男性最常见的并发症是男性生殖系结核。

双侧肾结核或严重膀胱结核对侧肾积水时,则病情加重。患者消瘦、贫血、水肿并有恶心、呕吐等慢性肾功能不全的症状,有时可突然发生无尿。

部分肾结核患者可有高血压,高血压的发生可能与肾小动脉狭窄,肾素分泌增多有关。

【诊断与鉴别诊断】

诊断肾结核的主要线索为慢性膀胱炎的症状,即逐渐加重的尿频、尿痛或伴有血尿的表现。结核病的中毒症状如发热、盗汗或肾区疼痛在肾结核中常不明显,不少医生见到患者只有膀胱刺激症状而无结核中毒症状,即误认为是泌尿系感染,而轻率地否定了肾结核,这是临床工作中常犯的错误。肾结核的典型症状不在肾脏而在膀胱,肾结核出现症状时,身体其他部位的结核多已愈合,腰部症状也不明显,肺内查不出原发病灶并不能否定肾结核的诊断。慢性膀胱炎不能作为疾病诊断,而只能视为一临床症状,应进一步寻查引起慢性膀胱炎的原因。在中国,引起慢性膀胱炎最常见的疾病即为肾结核,故凡有慢性膀胱炎症状而尿内又有蛋白及红、白细胞者,即应考虑肾结核做进一步的检查。男性患者原发性膀胱炎几乎不存在,青年男性患者表现有慢性膀胱炎时,即要考虑肾结核的可能。诊断上较困难的少数病例是较早发生输尿管结核性梗阻,膀胱炎症状可很快消失,尿检查可变为阴性。诊断要靠仔细询问既往病史和 X 线检查。

另一类常引起膀胱炎症状的疾病为泌尿系的非特异性感染,主要为大肠杆菌感染,多见于女性,女性急性膀胱炎,常突然发病,一开始即有显著的尿频、尿痛,也可伴有血尿,短期内即能治愈,但常反复发作,时轻时重,症状好转时,尿亦完全恢复正常。肾结核所致的膀胱炎,则表现为持续进行,逐渐加重,一般抗生素治疗无效,如合并大肠杆菌感染,则治疗后症状可减轻,但尿的实验室检查仍不能恢复正常,不要以为症状的好转就否定了结核,所以短期内不能治愈的膀胱炎亦应考虑肾结核的可能。

非特异性感染做尿培养时,可培养出大肠杆菌及其他化脓性细菌,如无细菌生长,则结核的可能性很大,但培养出普通细菌,并不能否定结核,因约有 20%～60% 的肾结核可合并感染,不要因为有膀胱炎症状,又培养出大肠杆菌,即肯定为泌尿系感染,关键仍在于正确理解慢性结核性膀胱炎的特征。

常见的泌尿系疾病均可引起血尿,肾结核血尿的特点多与膀胱炎尿频、尿痛的症状并存,终末血尿居多。无痛性间歇性血尿则为泌尿系肿瘤的特点,发病年龄较高,在年轻的患者中,即使为严重的无痛性血尿,仍有肾结核的可能。

肾、输尿管结石所引起的血尿则多伴有剧烈的肾绞痛。

肾结核患者应进行全面的体格检查,更应注意泌尿生殖系统的检查。男性患者肾结核常伴有生殖系结核,生殖系结核的发现对诊断肾结核有帮助。前列腺缩小、变硬,表面高低不平,附睾硬结,输精管增粗等提示有生殖系结核。男性生殖系结核有时早于肾结核或同时发生。男性生殖系结核患者,必须做尿的检查,如果尿有异常,应进一步做泌尿系全面检查。

尿检查对肾结核诊断有决定性意义,尿一般呈酸性反应,如果尿存放过久,则由于尿素分解,尿可转为碱性。尿内有蛋白、白细胞、红细胞。尿沉渣涂片做 Ziehl-Neelsen 抗酸染色,约 50％～70％的患者可查到结核杆菌,如用结核菌培养,则结核菌的检出率可达 90％。

尿结核杆菌检查是诊断肾结核的关键,对治疗有重要意义,直接涂片染色,方法比较简单,但可与其他耐酸杆菌混淆发生错误,故收集尿液标本时应将外阴及尿道口洗净避免污染。因肾结核的结核杆菌常间断性排出,故尿结核菌的检查应连续 3 次,最好 5 次,晨间第一次尿的检查阳性率与 24 小时尿检查结核杆菌结果相似,检查前 1 周,应停用所有抗结核药物及其他抗菌药如四环素、卡那霉素及磺胺等以提高尿检的阳性率,如果结核菌检查与临床及放射线检查结果不相符时,应重复检查或做结核菌培养。

结核菌培养是诊断肾结核的重要方法,通过细菌培养并可进行细菌耐药性监测。由于细菌培养技术的改进,有些实验室已废弃了动物接种,认为采用动物接种分离结核菌已无必要,通过 41 例尿标本进行培养与动物接种对比,细菌培养的阳性率高于动物接种。培养技术的重大改进可能与采用硫酸控制污染有关。尿标本取得后,应尽早地放入培养基进行培养,因尿内可能含有某种抑制结核菌生长的物质,结核菌与尿接触的时间愈长,则结核菌生长的机会减少,结核菌培养的阳性率虽然较高,但培养时间一般需要 6 周,难以满足临床的需要,影响了疾病的诊断与治疗。

近年来以免疫学方法诊断结核病取得了进展,免疫学诊断是根据抗原抗体间的特异性反应原理,以检测血清及尿中的抗原、抗体、抗原抗体复合物以达到诊断的目的。常用的检测方法有放射免疫测定法(RIA),及酶联免疫吸附试验(ELISA),二者具有同位素或酶反应的敏感性及抗原抗体免疫反应的特异性两大特点。酶联免疫吸附试验,无须特殊的仪器设备,更易推广。感染严重、免疫力下降时,体内抗体可有所减少,故同时测定抗原抗体比单测定抗体更为可靠。

20 世纪 80 年代以来,应用分子生物学技术,诊断传染性疾病已取得突破性进展,采用已知的结核菌特异性DNA 片段作为 DNA 探针与标本内的结核菌进行 DNA 杂交已成为迅速准确的诊断工具。DNA 探针诊断结核比培养更准确、迅速。但细菌的 DNA 含量小,影响试验的敏感度,最近研究成功的多聚酶联反应(PCR)能在试管内将特异性 DNA 扩增,几小时内即能合成百万个同一种 DNA 片段,大大地提高了试验的敏感度,多聚酶联反应已用于诊断结核,尤其适用于诊断困难而又急于早日进行治疗的患者。但更多的临床总结发现临床检验与研究机构的应用存有差距,涂片阴性、培养阳性的标本,PCR 的阳性率只约 57％～71％,利用结核菌可分解棕榈酸释放 14CO2 标记物的方法来检验结核菌,2～3 日内即可完成,但价格昂贵,未能常规应用,近来临床采用 ESAT-6 与 CEP-10 抗原诊断结核,敏感性达 84％,特异性达 100％。

尿中查出结核杆菌虽可确定肾结核的诊断,说明肾内有结核病灶,但并未完成肾结核诊断全部要求,尚不能了解结核病的范围及破坏的程度。为了进一步了解肾结核病变的破坏程度以及另一侧肾脏的情况,应进一步做 X 线检查。

X 线检查包括胸片、泌尿系平片、静脉尿路造影、肾穿刺造影、逆行泌尿系造影及 CT 检查等,通过这些检查可以确定病变的部位、程度与范围,对诊断肾结核具有决定性意义。胸片可了解肺部有无结核病灶。

泌尿系平片可见肾脏轮廓、大小、腰大肌影及肾脏输尿管钙化影,全肾广泛的钙化可诊断为肾结核,局限的钙化灶应与结石和肿瘤钙化相鉴别,肾结核钙化多呈斑点状,干酪空洞型结核常有围绕空洞的圆形钙化,也偶可见到类似结石的钙化,但肾结核的钙化位于肾实质,密度不均,与结石有差别。肾结核在泌尿系平片上也可见到肾蒂钙化、淋巴结钙化和腹腔内钙化淋巴结的阴影。肾肿瘤也可有钙化,应结合临床,采用 B 超及 CT 检查与之鉴别。

肾结核的 X 线诊断主要依靠静脉尿路造影及逆行泌尿系造影。肾结核的典型表现为肾盏破坏,边缘不整如虫蚀状,或由于肾盏颈部狭窄,肾盏消失变形,严重者形成空洞,肾盏完全不显影。局限的结核性脓肿也可压迫肾盂肾盏使其变形。如果肾脏遭到严重的破坏,则常表现为不显影称为无功能肾,故静脉尿路造影不仅可发现肾结核的形态病理改变,也可作为双侧肾脏的分肾功能检查,静脉尿路造影不显影的肾脏,只能说明肾脏功能损害严重,并未见到客观的结核破坏,应密切联系患者的临床表现,全面分析,如果尿中找到结核杆菌,对诊断肾结核有一定的帮助。

大剂量造影剂静脉尿路造影是研究肾脏疾病的一重要进展,使逆行泌尿系造影大为减少,行静脉尿路造影时,可采用断层技术,使诊断更为确切,此外尚可于电视下动态观察输尿管,了解输尿管蠕动情况及狭窄的部位与长度,观察输尿管膀胱交界处及肾盂输尿管交界处有无梗阻。

近来认为,经皮肾穿刺造影为一重要的诊断方法,特别对静脉尿路造影不显影的肾脏或为了解梗阻以上的病变情况更为适用,现在肾穿刺造影有逐步取代逆行泌尿系造影的趋向。通过肾穿刺造影,可吸取尿液进行检查,测定结核空洞内抗结核药物的浓度,也可向肾内注入抗结核药物。肾穿刺造影方法简单,对患者刺激小,所获得的肾盂输尿管影像清晰,对一些情况严重、病情复杂的患者常常是很好的检查方法。有条件者可行尿路 MRI 水成像效果甚佳。

如果静脉尿路造影不能确定诊断,可考虑行膀胱镜检查、逆行泌尿系造影。在肾结核的早期,膀胱镜检可见到浅黄色的粟粒样结核结节,多散在位于输尿管口附近及三角区,较重的病例则可见到黏膜水肿、充血、溃疡。溃疡处的肉芽组织可误诊为肿瘤,应取活组织检查进一步明确诊断。膀胱镜检时,可经输尿管口插入输尿管导管至肾盂,收集肾盂尿进行尿常规、细菌培养及结核菌检查,并可测定 PSP 排出时间以了解左右肾功能情况。注入造影剂行逆行肾盂输尿管造影可获得清晰的肾盂、输尿管影像。但由于静脉尿路造影的改进,膀胱镜检逆行泌尿系造影已有所减少,现多用于了解输尿管下段梗阻及梗阻以上的扩张,通过输尿管口置入带橄榄头的导管,进行肾盂全长输尿管造影,对输尿管病变及梗阻情况了解得更为确切。

逆行泌尿系造影时,如压力过大,可引起造影剂反流,造成肾盏模糊,影响疾病的诊断,甚至可引起结核扩散。膀胱容量过小或有严重膀胱病变者,应避免膀胱镜检查。

CT 不能诊断早期肾结核,但对晚期病变的观察则优于静脉尿路造影。晚期破坏严重无功能的肾脏,静脉尿路造影只能表现不显影,从中得不到任何结核病变的直接形态影像,而CT 则能清楚地显示扩大的肾盏、肾盂、空洞、钙化,亦可见到纤维化管壁增厚的肾盂及输尿管,增厚的肾盂及输尿管是肾结核的病理特点之一,这种病理改变,现有的其他检查方法都不能表达出来。CT 还可观察到肾实质的厚度,反映结核破坏的程度,为选择采用肾脏切除还是施行整形手术、保留肾脏提供客观的依据。CT 亦可观察到肾周围的病变。一般肾结核无须行 CT 检查即可获得正确的诊断,但对一些诊断困难的病例,仍可考虑应用。

【治疗】

肾结核为全身结核的一部分,治疗时应注意营养、休息,避免劳累。临床肾结核为进行性疾病,不经治疗不能自愈,死亡率很高,在抗结核药物问世以前,肾切除为肾结核的主要治疗方法,早日将患肾切除,才能使疾病不致继续发展、恶化。

(一)药物治疗

药物治疗时,结核菌与其他细菌相比,易产生耐药性,单用一种药物更易发生。国内外数十年来均采用链霉素、异烟肼、对氨水杨酸三者合用的方案治疗肾结核,三者称为第一线抗结核药物,疗程一般需 2 年。使用上述三药后,1 年细菌转阴率为 77%,2 年可达 96%,缺点是时间太长,患者常不能坚持全程规律用药。链霉素需肌肉注射并具有一定的毒性,对氨水杨酸常引起恶心,不易为患者接受,致使患者自行停药或不规则用药,因而引起耐药菌株的产生,造成大量的治疗失败及复发。所以利福平、异烟肼及吡嗪酰胺已取代了原有的第一线抗结核药物。现将常用的抗结核药物叙述如下:

1.异烟肼

对结核菌有抑制和杀灭作用,能消灭细胞内外生长旺盛的结核菌,但对代谢生长非常缓慢及间歇繁殖的细菌,其杀菌作用不如利福平,对巨噬细胞内酸性环境(pH5.5)中的结核菌则不如吡嗪酰胺。口服吸收良好,毒性低,可长期服用,甚至可服 2~5 年,异烟肼的分子较小,在体内分布广泛,组织内的浓度与血浆浓度一致,最低细菌抑制浓度(MIC)为 0.05~0.2 $\mu g/mL$,各种组织中的药物浓度,包括干酪病变及巨噬细胞内的浓度均高于杀灭细菌所需要的浓度。异烟肼在肝内代谢,其代谢途径可通过乙酸化及肝内 P-450 氧化酶系统分解。主要毒性反应为周围神经炎与肝炎,异烟肼的结构与吡多辛(维生素 B_6)相似,可使体内的吡多辛贮存减少。神经炎的发生与药物剂量有关。长期应用异烟肼时,应同时服用吡多辛每日 50~100mg。约 1%~2%的患者发生肝炎,常见于老年人及乙酰化低的患者。长期服用异烟肼可使血清转氨酶升高,应定期检查肝功能,如转氨酶超过正常值的 5 倍时应停药,停药后可恢复。异烟肼可引起精神兴奋、感觉异常、视神经萎缩,少数患者可出现脑病,吞服大量异烟肼可引起抽搐。

2.利福平

利福平从地中海土壤丝菌素分离出来后,于 1965 年合成,利福平能抑制结核菌的 RNA 多聚酶,对结核菌具有很强的杀灭作用。利福平为脂溶性,能穿透细胞膜进入巨噬细胞,杀死细胞内的细菌,亦可进入氧张力较低的干酪样病灶,杀死代谢低、生长缓慢及间歇性繁殖的结核菌。口服吸收良好,组织穿透力强,组织中的浓度常超过血浆浓度,利福平的最低细菌抑制浓度为 0.2 $\mu g/mL$。口服 600mg,8 小时后尿中浓度可达 100$\mu g/mL$,在尿中能维持灭菌所需浓度 36 小时。肾功能不良者,不引起蓄积,肝病及胆道梗阻时,则可发生。利福平一般副作用轻微,偶可引起恶心、呕吐。皮肤症候群多发生在用药早期,于服药后 2~3 小时出现,以面部最常见,皮肤红、痒,眼部发红、流泪,如果持续发作,可进行脱敏治疗。

肝炎的发病率约为 1%,用药数周后可出现转氨酶增高,早期的无症状性转氨酶增高,一般多能自行恢复正常,无须停药。肝炎的临床症状、乏力、恶心、黄疸对判断肝炎比转氨酶更为重要,肝炎很少在肝功能正常的患者中发生,多发生于慢性肝炎、酒精中毒及老年患者。文献报道 50 万患者中,有 16 名因黄疸肝炎死亡。患者服药期间,应定期做肝功能检查。

少数患者可发生血小板减少、紫癜。多与间歇用药及大剂量用药（1200mg 每周 2 次）有关,如减为 900mg 或 600mg 每周 2 次,则很少发生。发生血小板减少、紫癜的患者,以后应禁用利福平。

个别患者于间歇用药或不规则用药时,发生急性肾衰竭、少尿或无尿。

流感症候群表现发热、头痛、骨关节疼痛。利福平可加强肝细胞内的 P-450 氧化酶系统,加速一些药物的分解代谢,使药物的血浆浓度下降,如抗凝药物、口服避孕药、肾上腺皮质激素、口服降血糖药及酮康唑等。

应用利福平时,尿液及体液可变为红色,过量时甚至可使皮肤变红。

3.吡嗪酰胺（PZA）

为烟酰胺的衍生物,1952 年合成,对人型结核杆菌有杀菌作用,在 pH5.5 时,最低细菌抑制浓度为 20 μg/mL。巨噬细胞内的结核杆菌分裂及代谢缓慢,呈潜伏状态;且巨噬细胞内的 pH 低,影响抗结核药物的杀菌作用,细菌不易为其他抗结核药杀灭,是结核病复发的根源,而吡嗪酰胺则对巨噬细胞内酸性环境中的结核菌,具有特殊的杀灭作用。牛型结核杆菌则对之有抵抗力。吡嗪酰胺自尿中排出,半衰期为 9 小时,口服 1g 后,对细菌的致死浓度在尿中可维持 36 小时,常用成人剂量为体重小于 50kg 者 1.5g;50～70kg 者 2g。过去认为吡嗪酰胺的肝毒性很大,临床用作第二线药物,实际上其毒性与药物剂量有关,如每日用量低于 2g,与利福平、异烟肼合用,通过大量的临床观察,肝毒性并不显著。如每日剂量超过 3g,则肝毒性显著增加。吡嗪酰胺的代谢产物 Pyrazynoicacid 可与尿酸竞争,抑制尿酸的排泄,故可使体内尿酸增高,引起关节疼痛。

4.链霉素

对结核菌有杀菌作用,可妨碍细胞蛋白的合成,肌肉注射后很快进到组织内并可进入结核空洞及干酪组织,但不能进入细胞内,只能杀灭细胞外的结核菌。链霉素经肾小球过滤自尿中排出,肌肉注射后,尿中浓度可达 200～400μg/mL,最低细菌抑制浓度（8 μg/mL）可维持 24 小时。链霉素在 pH7.8 时疗效最好,低于 6.0 时,效果显著下降,因此用以治疗泌尿系结核时,可同时口服碳酸氢钠以提高 pH 值。肾功能不良时,药物蓄积易发生中毒。链霉素的主要副作用和毒性反应是对第八对脑神经的影响,出现眩晕如及时停药尚可恢复,耳聋则往往为永久性的,用时应严密观察。链霉素的毒性个体差异很大,个别患者注射数日即可发生,故凡注射后发生耳鸣及耳内有异常感觉、堵塞感者,应及时停药。链霉素可经胎盘传至胎儿,其血液浓度相当于母体的一半,故亦可于胎儿中引起第八对颅神经的损害。本药可引起过敏反应、荨麻疹、药物热、口周麻木、关节痛,甚至剥脱性皮炎、过敏性休克,少数也可发生溶血性贫血、血小板减少性紫癜,故主张注射前做过敏试验。

5.乙胺丁醇

早期报告乙胺丁醇为结核菌抑制剂,近期研究则认为乙胺丁醇具有杀菌作用。在研究各种药物治疗肺结核的过程中,通过计数活结核菌的数量以衡量其杀菌效果时,发现杀灭生长旺盛结核菌最快的药物为异烟肼,其次为乙胺丁醇与利福平。乙胺丁醇可阻止异烟肼耐药菌株的产生,并可杀灭细胞内、外的耐异烟肼及链霉素的结核杆菌,但当与利福平、异烟肼并用时,疗效未见明显增加。

乙胺丁醇口服吸收良好,体内分布亦很广泛。最低抑制细菌浓度为 $1\sim2~\mu g/mL$,80％经尿排出,肾功能正常时无蓄积作用,常用剂量为 15mg/kg,主要毒性为球后视神经炎,表现为视力模糊,中心暗点,不能辨别颜色,多发生在治疗 2 个月以后。毒性反应是可逆的,停药后可以恢复。毒性反应与剂量有关,按 15mg/kg 给药则很少发生毒性反应,治疗期间应每 6 周进行视野检查。

6.对氨水杨酸(PAS)

对结核菌有抑菌作用,最低细菌抑制浓度为 $0.5\mu g/mL$,有钠、钾及钙盐制剂,口服吸收良好,成人服药 4g 后,1～2 小时血浆峰值可达 $7\sim8\mu g/mL$。以后逐步下降,6 小时后降至 $1~\mu g/mL$。对氨水杨酸主要在肝内通过乙酸化代谢,其作用机制类似磺胺,主要副作用为胃肠道症状,恶心、呕吐、厌食、腹痛、腹泻,腹泻严重时可引起脂肪痢,亦可引起叶酸继发性减少及巨幼红细胞性贫血,服用对氨水杨酸制剂者,约 5％～10％的患者发生过敏反应,表现发热、皮疹及角膜炎。肝炎可能因过敏反应引起,常于治疗 3 个月后出现,发生肝炎前,常有上述药物过敏的症状。

对氨水杨酸可引起中性白细胞减少,诱发急性溶血性贫血,长期应用可使甲状腺增大,甚至发生黏液水肿,给予甲状腺素可恢复,由于新的及更有效的药物出现,对氨水杨酸已作为二线药物使用。

7.环丝氨酸

环丝氨酸对结核杆菌有抑制作用,能阻止细胞壁的合成,疗效相当于对氨水杨酸。最低细菌抑制浓度为 $10\sim20\mu g/mL$,耐链霉素、异烟肼及对氨水杨酸的细菌常对环丝氨酸敏感,环丝氨酸原发耐药菌株少于 1％,口服吸收良好,以游离形式经尿排出,每日剂量如不超过 500mg,分 2 次口服,则副作用较少见。副作用表现为精神错乱、抽风。用药时应避免服用浓茶、咖啡等刺激性饮料。环丝氨酸常用于结核菌对杀菌剂有耐药性或患者对杀菌剂有不良反应者。

根据试验与临床的研究,人体病灶内可能存在四种类型的结核杆菌:①生长旺盛的结核杆菌,这类细菌多位于细胞外,氧张力高,生长环境 pH 为中性的肺空洞内;②细菌生长代谢缓慢,位于氧张力低的干酪样组织中;③位于巨噬细胞内酸性环境中的结核杆菌;④完全休眠状态的结核杆菌,休眠状态的细菌,不能被药物杀灭,暂时亦不致病。

根据上述细菌的分类及所述各种抗结核药物的特点,尤其其中的异烟肼与利福平,不但对处于繁殖状态、半休眠状态、位于细胞外或细胞内的结核菌均有作用,而且杀菌力强,安全性高,还不受结核菌所处环境酸碱度的影响,因此是全效杀菌药。现在认为异烟肼、利福平、吡嗪酰胺、链霉素及乙胺丁醇为第一线抗结核药物,应用这类药物治疗结核,短期内 6 个月即可将结核菌消灭,与以往的 2 年时间相比,疗程显著缩短,故称之为"短程化疗"。采取短程化疗治疗肾结核,疗效可能要优于肺结核,因为肾脏的血运丰富,尿中的结核菌远比肺结核者少;尿中抗结核菌药物的浓度高;异烟肼、利福平、链霉素可进入结核空洞。短程化疗不仅杀菌效果良好,病变复发率亦很低。国际防痨协会于 1988 年向全世界宣布,主张所有结核患者,均应采用有效的短程化疗。自然少数患者也可应用短程化疗后发生复发或治疗失败。化疗失败的主要原因之一为结核菌产生耐药性,而产生耐药性则多与结核菌发生基因突变有关。而细胞内的结核菌产生耐药性则可为结核病复发的原因,现在采用的短程化疗方案,能较好地防止耐药菌的发生及结核病的复发,并可消除已对异烟肼及链霉素产生耐药的结核菌。其具体方案如下:短程化疗方案由利福平、异烟肼及吡嗪酰胺三种灭菌药组成,其剂量为异烟肼300mg/d;利福平体重<50kg者,450mg/d,>50kg者,600mg/d;吡嗪酰胺25mg/kg/d或<50kg者,1.5g,>50kg者,2g。吡嗪酰胺仅用于头两个月,以后服用利福平、异烟肼4个月,总疗程为6个月,也可应用利福平、异烟肼、吡嗪酰胺2个月后,改为间歇用药,利福平900mg,异烟肼600mg,每周3次,连续4个月。服用上述药物时,应将全日剂量于饭前半小时一次服完,一次口服可使药物于体内达到较高浓度,对消灭结核菌及防止耐药菌株的产生,均较分次用药更为有效。饭前用药的优点是血中的药物浓度稍高于饭后的浓度。肾病变严重或膀胱广泛被感染时,则可在前两个月内加用链霉素1g/d,有耐药菌株者可加用乙胺丁醇。服药时每日口服维生素B₆50~100mg。

至于药物对肝脏的毒性作用,早期的轻度无症状性转氨酶增高,可暂不停药,一般多能恢复正常,但应注意观察肝炎的临床症状,恶心、乏力、厌食等。如出现黄疸,所用药物应即全部停用,直至黄疸消失,因药物引起的黄疸,常于停药后很快消失,转氨酶恢复正常时,始再给药。再次给药时,药量减半,每周3次,2周后如无复发,可恢复正常量,但仍按每周3次给药,按此法处理,未再见到黄疸复发者。治疗期间应严密监测肝功能,直到全部疗程完成。

给药时也要注意肾脏功能,肌酐清除率是给药的良好指标,100mL/min属于正常,低于此时,按百分比减少剂量,如肌酐清除率下降至50mUmin时,则给半量。

肾移植患者既往有结核病史者,由于采用了免疫抑制剂,可能引起休眠状态的结核菌复活,故主张给予利福平900mg/d,异烟肼600mg/d,每周3次,用药时间至少1年。

终末期肾结核需行血液透析的患者,利福平与异烟肼可给予正常量,因这两种药物主要经肝脏代谢并经透析排出。链霉素在肾衰竭时,其半衰期由2~3小时增至60~70小时,对第八对脑神经有毒性反应,肾衰竭时,最好禁用,如欲应用,则需每日监测血浆浓度,保证其血浆峰值不超过20μg/mL。吡嗪酰胺主要在肝内代谢,半衰期为6小时,只约4%保持原状经肾脏排泄,故认为尚可应用。但肾脏功能严重受损时,应予减量。乙胺丁醇80%经肾脏排出,肾衰竭时应禁用。

严重的结核性膀胱炎,可考虑使用肾上腺皮质激素泼尼松龙20mg每日3次,与结核菌杀菌剂共同使用以减轻症状,一般用药4周,由于利福平可加速肾上腺皮质激素的代谢,故泼尼松龙的用量较大。最近国内报告采用左氧氟沙星每日300mg与其他抗结核药联合应用,取得较好的效果。

短程化疗的效果良好,患者治疗后,长期随诊已无必要,若肾脏无钙化,随诊1年即够,若病灶内有钙化,钙化可逐渐增大,最后使整个肾脏破坏,则需长期的定期随诊直至钙化停止为止。

药物治疗期间,应定期做尿常规、结核菌培养、结核菌耐药试验及静脉尿路造影,以观察治疗效果。必须重视尿液检查和泌尿系造影的变化,如经治疗6~9个月,仍不能转为正常,或肾脏有严重破坏者,则应进行手术治疗。近年发现多药物耐药结核菌株、艾滋病患者感染,多药物耐药结核菌者,4~16周即引起死亡,不适当的治疗、不能按时、按规定服药是诱发多药物耐药结核菌株最常见的原因,为此世界卫生组织敦促各国必须现场观察患者服药(DOT),自采用上法后,耐药患者的发病率显著下降。

(二)手术治疗

1.肾切除

由于结核化疗药物的进展,短程化疗改变了过去肾结核的外科治疗方案,过去认为必须手术的患者,可能采用药物治疗即能治愈,必须行肾切除的患者,可能通过整形手术而将肾脏保存下来。只在下列情况下才考虑肾切除:①广泛破坏、功能丧失的肾结核;②肾结核伴有肾盂输尿管梗阻,继发感染;③肾结核合并大出血;④肾结核合并难于控制的高血压;⑤钙化的无功能肾结核;⑥双侧肾结核一侧广泛破坏,对侧病变较轻时,可将重病侧肾切除;⑦结核菌耐药,药物治疗效果不佳者。

手术治疗的患者在手术前后均需配合药物治疗。肾切除前应用药物治疗2~3周,保留肾脏的手术,如肾部分切除术、肾盂输尿管离断整形术及肠膀胱扩大术等,则术前药物治疗至少应用4周。在新的短程抗结核药物治疗下,外科手术必要时可以提前。但如果患者同时存在其他器官结核时,手术治疗前应有更充分的药物治疗。肾切除前应了解对侧肾功能情况,肾结核一般不需要做紧急手术,只要全身情况稳定,其他器官的结核并不是肾切除的禁忌证,肾结核的治愈也有利于其他部位结核的恢复。

肾结核病变广泛或结核性脓肾致患者高热,药物不能控制时,应尽早做肾切除,肾切除后体温可降至正常。

肾结核在X线片上外形不清或肾蒂处有钙化淋巴结阴影时,提示手术较为困难,右肾可与下腔静脉、十二指肠粘连,应在充分准备下进行手术。

肾结核行肾切除时,应有良好的暴露,肾蒂应在直视下放置止血钳切断结扎,如将肾动静脉分别结扎,可减少动静脉瘘的发生。充分的暴露可减少对脓肾的挤压,避免结核扩散,肋缘下切口往往暴露欠佳,切除第十二肋或做第十一肋间切口,多能充分显露肾蒂。

肾结核行肾切除时,应尽量切除肾周围的脂肪及有严重病变的输尿管,残留的输尿管有时是膀胱结核不能逐渐恢复的原因。肾切除后一般不置引流,这样可减少窦道的形成,国内1971例肾结核切除术,手术死亡率为0.15%。

膀胱结核严重、容量缩小的患者,在做肾切除时,可考虑经尿道插入导尿管引流尿液,因麻醉下胀满的膀胱可使溃疡出血,术后血尿反而加重。

肾结核合并男性生殖系结核需要做肾切除及附睾切除时,如患者全身情况许可,可于同一期手术中进行。

2.肾部分切除

局限性的结核病灶,现代短程药物治疗能很快地将结核治愈,所以肾部分切除已很少用于治疗肾结核,但有下述情况者,可考虑行部分肾切除:①局限性钙化病灶,经6周药物治疗后无明显改进;②钙化病灶逐渐扩大,有破坏整个肾脏危险时,可考虑行肾部分切除。无钙化的肾结核,不必做肾部分切除术。

3.肾病灶清除术

利用现代X线技术及B超检查,可行脓肿穿刺吸脓,将脓液吸除后,亦可向脓腔内灌注抗结核药物,效果良好,一般无须手术做病灶清除。

4.整形手术

整形手术多用于输尿管狭窄,狭窄梗阻是加速肾脏破坏的主要原因,引起输尿管结核狭窄最常见的部位在输尿管膀胱连接部,该处发现的狭窄即使患者无肾结核临床症状亦有结核的可能,其次为肾盂输尿管连接部,中段狭窄者少见。少数患者输尿管全长狭窄纤维化甚至钙化。全长输尿管狭窄者,肾脏病变均很严重不可能施行整形手术。

(1)肾盂输尿管连接部梗阻:此处的梗阻并不很常见,可能梗阻离肾脏很近,容易加重肾脏的损害,患者就诊时,肾脏多有破坏。狭窄一旦确诊,应即刻应用药物治疗,争取在用药后2～3周,最好5～6周后手术。术前每周进行1次静脉尿路造影以观察病情的发展,如果病情显著恶化,可即刻进行手术解除梗阻并行引流。手术一般采用肾盂输尿管离断整形术,吻合处置支架管,并做肾盂造瘘引流,术后可经造瘘管注入5%异烟肼及1%利福平混合液,每日1次,术时炎症严重者,支架管可放置5～6周。

(2)输尿管中段狭窄:中段狭窄少见,多采用Davis手术法将狭窄段纵向切开,内置导管最少6周,关键在于尿路上皮是否完整,使尿路上皮沿导管自行愈合。最好能采用双丁形导管代替普通导管,术后狭窄可能再发,每3月应进行1次静脉尿路造影,随诊至少1年。梗阻仍不能解除者可考虑行自体肾移植。

(3)输尿管下段梗阻:90%的患者可发生输尿管下段梗阻,狭窄可采用药物治疗、输尿管扩张或手术治疗。

采用药物治疗时,需严密观察病情的发展,开始可不必应用肾上腺皮质激素,有些狭窄因炎症引起,药物治疗后即可消退,治疗时每周进行静脉尿路造影,如药物治疗3周后无进步,可给予泼尼松龙20mg每日3次,应用较大量的肾上腺皮质激素主要是因利福平可加速激素的分解代谢,如果6周后仍无进步或功能减退,则进行手术治疗。多数输尿管下端狭窄位于膀胱壁段,狭窄长度可通过膀胱镜检逆行输尿管造影来了解。术前膀胱镜检查可发现膀胱壁何处感染较轻,适于输尿管膀胱移植,结核感染多局限于输尿管口附近,找到正常膀胱黏膜进行输尿管膀胱吻合,多无困难。输尿管膀胱吻合时,应于膀胱黏膜下制成5cm长的隧道,防止尿液反流,如果狭窄段太长,可将膀胱向上牵引缝于腰大肌以减少吻合部的张力或采用膀胱壁瓣缝成管状向上延伸与输尿管吻合。

少数患者可采用输尿管扩张,但扩张常需多次进行,失败的较多,故只适于个别病例,亦有经皮肾穿刺置入双丁导管扩张引流成功的报告。

尿路管壁上的结核性肉芽病变,在抗结核药物的作用下,可能会使病变纤维化加快,形成瘢痕狭窄,所以肾结核于治疗期间,应至少每3月做1次静脉尿路造影检查,观察尿路有无狭窄梗阻发生。

【预后与预防】

临床肾结核为一进行性发展疾病,如果不予治疗,从临床病症出现时起,生存5年者不足30%,生存10年者不足10%,如果能获得早期诊断并进行及时充分的现代抗结核治疗,则肾结核应当能全部治愈,且多可不必采用手术治疗。

影响患者预后的关键在于早期诊断。各地统计第一次就医获得正确诊断者为数不多,说明肾结核的早期诊断尚有待提高。如果诊断延误,致使膀胱病变加重,或双侧肾脏均被结核侵犯,则预后不良。身体其他部位合并有活动结核者,如肺结核、肠结核、骨结核等则预后也较差。

预防泌尿生殖系结核的根本措施是预防肺结核,主要的措施如下:①防止感染状态发展成临床疾病,以往采用异烟肼每日 300mg 对新近与结核病患者有紧密接触及其他有可能发展成结核病的群众进行预防治疗,用后结核病发病率下降,减少了疾病的传播。通过短程化疗的应用,发现间歇用药亦可取得类似每日用药的效果,实验研究采用利福平与吡嗪酰胺每周 2 次,用药 2 个月即能有效地防止感染发展成结核病,如采用这种方法进行预防治疗,则仅用药 10 余次即可大量减少结核病的传播。②研究结核菌的种、属特异性、表面抗原,制造单克隆抗体并生产结核菌特异性 DNA 探针以便对结核病作出早期诊断。③确定了结核杆菌 DNA 的序列,以结核杆菌 DNA 制作的疫苗在鼠的实验中,不仅具有预防结核的作用,并可用作治疗,消灭药物治疗后残留下来的结核杆菌,这一突破性进展,将加速控制并消除人类的结核感染。

第二节　肾结核对侧肾积水

肾结核的典型临床表现为慢性膀胱炎,肾结核从病理阶段发展到临床肾结核,几乎均要引起膀胱结核,膀胱结核对肾结核的诊断与治疗具有重要意义。膀胱结核是肾结核产生临床症状的主要原因,也是肾结核中影响治疗效果的重要因素。膀胱内的结核病变,可引起结核溃疡、溃疡侵入肌层可导致肌肉纤维化和膀胱挛缩。但膀胱容量缩小、膀胱挛缩最后会造成什么后果,以往缺乏足够的认识,由于肾结核的病理主要为双侧肾皮质病变,故临床出现双侧肾脏改变时,常常只考虑结核的可能,而忽略了结核易引起狭窄、梗阻、肾积水,并认为双侧肾结核治疗困难,缺乏有效的治疗方法,甚至认为无救治的希望。

肾结核对侧肾积水并非都在肾功能不全时才出现,肾衰竭是对侧肾积水的晚期症状,若能早期发现,及时治疗,有可能避免肾衰竭的发生。

【发病原理与病理】

肾结核对侧肾积水是肾结核的晚期并发症,膀胱结核可引起对侧输尿管口狭窄、输尿管口闭合不全、输尿管下段狭窄及膀胱挛缩。这些病变除在肾结核的晚期发生外,亦可在肾结核的治疗过程中或肾切除术后膀胱结核恢复过程中出现,因此对膀胱结核病变严重的患者,要注意观察这一并发症;对原来症状较轻及没有这种并发症的患者,亦应加以注意。

(一)输尿管口狭窄及闭合不全

膀胱结核从患侧输尿管口开始,逐渐蔓延到三角区及对侧输尿管口,病变若侵及肌层,引起纤维组织增生,输尿管口就可能由于瘢痕形成而发生狭窄,引起输尿管及肾积水。一般输尿管扩张从靠近梗阻处开始逐步向上延伸,随后整个输尿管伸长、盘曲呈 S 状,盘曲的输尿管本身亦可阻碍尿的引流。

正常输尿管膀胱连接部具有括约肌的作用,膀胱收缩时,尿液由内向外自尿道排出,尿液不会反流至输尿管、肾盂。输尿管口周围的结核病变可破坏这种括约肌作用,出现输尿管口闭合不全。致使膀胱尿液经常反流到输尿管、肾盂,发生输尿管肾积水。输尿管口闭合不全常与输尿管口狭窄及挛缩膀胱同时存在,膀胱造影时,造影剂可经输尿管口反流到输尿管和肾盂。

(二)膀胱挛缩

由于严重的膀胱结核,膀胱肌肉为大量纤维组织所取代,膀胱失去了正常肌肉的收缩功能及在充盈过程中逐渐增大容积以维持正常压力的能力。故膀胱内的压力经常较高,加上结核溃疡的刺激,膀胱压力更为增高,致使对侧肾的尿液引流不畅或反流引起输尿管肾积水,所以肾结核对侧肾积水是由于输尿管下端梗阻,输尿管口闭合不全及膀胱压力增高尿液引流不畅等多种因素引起的。膀胱容量小于 50mL 时,临床上称为挛缩膀胱。膀胱挛缩虽是引起对侧肾积水的最重要因素,但也并非都由膀胱挛缩引起,结核性膀胱炎由于炎症、水肿、痉挛、膀胱压力增高,也可造成对侧肾积水,待炎症治愈后可以恢复。

【临床表现】

肾结核对侧肾积水与一般晚期肾结核的临床症状相同,肾积水的局部症状多不明显,但全身情况多较衰弱,突出的表现为严重的膀胱结核症状,患者尿频、尿急、尿痛、排尿次数极为频繁,每小时即排尿数次,同时伴有血尿,甚至尿失禁。少数患者并无膀胱挛缩,肾积水是单由输尿管口狭窄引起,膀胱刺激症状并不明显。

另一类症状为贫血、水肿、酸中毒等肾功能不全的表现,如有继发感染,则病情更为严重,这些症状只能说明双侧肾脏均有损害,但不能区分是双侧肾结核,还是肾结核对侧肾积水。

患者于膀胱胀满或排尿时感到一侧腰痛,说明患者有膀胱输尿管反流。

【诊断】

肾结核对侧肾积水并无特殊的临床表现,凡是晚期肾结核病例,特别是表现有膀胱挛缩者,都应考虑有对侧肾积水的可能,需做进一步的检查并与双侧肾结核作鉴别。

应用一般泌尿外科的诊断方法多不能得到肯定的证据,因为患者膀胱病变严重,不能进行逆行肾盂造影了解肾脏病变,而肾积水达到一定程度时,静脉尿路造影又常不能显影,目前常用以下方法诊断肾结核对侧肾积水。

(一)酚红肾功能试验

静脉注入 6mg 酚红后,分别于 15、30、60、120 分钟收集尿液,测定酚红浓度。肾积水时,15 和 30 分钟尿标本中的酚红量很低,而以后的两个标本中的含量反可较高,出现酚红排出延缓和排出倒置的现象,这与肾功能有障碍、酚红的总排出量减少、分次标本的含量减少有所不同,与正常的 15 分钟浓度最高,以后依次减少也不同,这一试验方法简单可作为初步的检查。

(二)静脉尿路造影

按照常规行静脉尿路造影可能多不显影,具体造影时间可参考酚红排出速度来决定适当延缓时间至 45 分钟、90 分钟甚至 120 分钟后摄片,一般可显示较清楚的影像,亦可使用大剂量造影剂,按每千克体重注射,常用静脉尿路造影剂 1mL,可使造影得到改善,但如肾功能损害严重,上述方法均可能得不到满意的结果。

(三)肾穿刺造影

如前所述,肾穿刺造影是诊断肾功能损害较严重的肾结核及肾积水的较好方法。肾穿刺造影方法简单,对患者刺激小,并可在 B 超引导下进行,肾穿刺造影可获得极清晰的肾盂输尿管影像,亦可明确梗阻的部位和程度,穿刺时获得的肾盂尿可做尿常规检查、细菌培养,亦可做结核菌检查以排除双侧肾结核。急性无尿时,可作双侧肾穿刺,肾穿刺造影时注入的造影剂内可加入抗菌药物,一般可用稀释 1 倍的静脉尿路造影剂进行造影,注入的造影剂量应少于穿刺时吸出的肾穿刺尿量。为使造影剂更好地充盈输尿管,可在第一次造影后,起立行走 10 分钟后,再做 X 线照相。

(四)膀胱反流造影

膀胱挛缩如疑有反流时,可经导尿管向膀胱内注入静脉尿路造影剂进行反流造影,但这种检查可能引起感染,甚至造成暂时性无尿,宜慎用。

(五)其他

对急性无尿及肾不显影的患者,也可行 B 超及 CT 检查。CT 的优点已于前述,对肾内、肾外及输尿管病变都可获得较详尽的资料。近来采用尿路磁共振水成像,能使尿路显影,梗阻愈重者显影更佳,是诊断梗阻伴肾功能不良的较好方法。

【治疗】

肾结核继发对侧肾积水是肾结核的晚期并发症,患者的全身情况较差,病情比较复杂。在继发对侧肾积水的患者,需要解决的问题有:①肾结核的治疗;②膀胱结核、膀胱挛缩的治疗;③肾和输尿管积水的治疗。由于肾结核引起了对侧肾积水,危及患者生命,所以如何保留和恢复积水肾的功能将是处理疾病的核心,治疗的先后顺序应根据积水肾的功能情况来决定。

如果肾积水较轻,肾功能及一般状况较好,能耐受手术,尿素氮在 18mmol/L(50mg/dl)以下,可在抗结核药物治疗下先做肾切除,待膀胱结核好转后,再处理对侧肾积水。如果肾积水梗阻严重,伴有肾功能不全或继发感染则应先解除梗阻挽救肾脏功能,待肾功能及一般情况好转后再行结核肾切除。但肾积水常与挛缩膀胱并存,挛缩膀胱的结核病变多较严重,一时难以治愈,影响了肾积水的处理。近年来由于采用了短程化疗抗结核药物,这些药物具有强大的杀菌作用,膀胱挛缩行肠膀胱扩大术时,膀胱感染及未完全愈合的结核并不列为手术的禁忌证。膀胱挛缩时因输尿管口狭窄及反流引起的肾功能不全,只要肌酐清除率不少于仍可进行手术治疗,很多患者施行了肠膀胱扩大术后,肾功能得到显著的改善。尿失禁及膀胱颈、尿道狭窄者则不宜行肠膀胱扩大术,而应行尿流改道术治疗。

肠膀胱扩大术最初采用末端回肠,以后改用一段隔离的、带有血运的乙状结肠与挛缩的膀胱吻合以增大其容量,如积水侧输尿管下端有梗阻及闭合不全,则可将输尿管切断,吻合于肠襻上。现认为用回盲肠或结肠扩大膀胱是较好的方法。

手术前患者应接受至少 4 周的抗结核药物治疗。采用结肠时应先做钡灌肠以除外结肠憩室。术前必须做尿流率检查,女性尿流率低者可采用膀胱颈扩张并于 3 及 9 点处将膀胱颈切开;男性则应于手术前 3 周经尿道手术将膀胱颈切开,切开膀胱颈时,应注意避免引起尿失禁。

术前要做好肠道准备工作,术前 48 小时口服新霉素 1g 及灭滴灵 200mg,每日 3 次,并于清洗结肠后留置 500mL5‰聚乙烯酮碘溶液,手术时只切除膀胱顶部,尽量少切膀胱。如果要做输尿管回肠吻合,吻合要在结肠膀胱吻合前施行,否则将增加手术的困难。肠切除前,静脉滴注庆大霉素 160mg。术中常规用大网膜覆盖吻合口以减少并发症、漏尿。

肾和输尿管积水:肾和输尿管积水的治疗决定于引起梗阻的原因,最关键的问题是有无膀胱挛缩,如果膀胱无挛缩,而仅有输尿管口或下段狭窄,则治疗同输尿管下段狭窄。如果膀胱有挛缩,则治疗按膀胱挛缩处理。

肾、输尿管积水严重,肾功能不全或已发生无尿,挛缩膀胱不适于肠膀胱扩大术者,可采用尿流改道术,常用的尿流改道术有输尿管皮管造口术和肾造口术,手术方法比较简单,在做输尿管造口前,应用局部皮肤做成皮瓣,而不需要在输尿管中放置导管,输尿管积水过重可引起输尿管迂曲,迂曲本身又可引起梗阻,在这种情况下应切除迂曲的输尿管。输尿管皮管造口一般是永久性的,不能于改道后再恢复原状。肾造口术多为暂时性的,待切除结核肾,膀胱结核愈合后,再治疗输尿管下端狭窄性病变。肾造口术有时也可作为永久性造瘘。回肠膀胱是常用的尿流改道方法,即采用一段隔离的回肠,输尿管移植于上,并于腹壁做回肠造口引流,一般用于全身情况较好,输尿管皮管造口引流不畅的患者,在只有一个肾的情况下,回肠膀胱并不比输尿管皮管造口优越。其他尿流改道手术如输尿管结肠吻合术,由于容易产生上行感染和高氯血症性酸中毒,已不再应用。

【预后】

肾结核对侧肾积水的患者,如无膀胱挛缩,做输尿管口扩张、切开或输尿管膀胱吻合术,预后较好,如膀胱病变严重,并有肾积水、肾功能不良或继发感染,则预后不良。

早期治疗肾结核,防止膀胱发生严重结核病变,并在治疗过程中注意这一并发症的发生,则可取得较好的效果。

第三节　男性生殖系结核

泌尿系结核与男性生殖系结核关系密切,双侧射精管及前列腺小管均开口于后尿道,感染的尿液通过前列腺尿道时,可进入前列腺及精囊,引起感染,所以临床上常见泌尿系结核并发男性生殖系结核。临床上最明显的男性生殖系结核病是附睾结核,但从病理检查的结果来看,最常发生结核的部位是前列腺。前列腺结核虽然发病最高,但缺乏肯定的临床病状,不行直肠指诊,很难发现,故临床见到的病例远较实际为少。肾的病变愈严重,则合并男性生殖系结核病的机会愈大。

临床上常见的肺尖部结核、骨结核、肾结核、结核性脑膜炎等都是在原发感染时,结核菌经血行播散到达该处的,故认为男性生殖系结核也可能为原发感染的血行播散。睾丸结核多是附睾结核的直接蔓延,也可由血行感染引起。睾丸结核无附睾受累者很罕见,无法与肿瘤鉴别,如对抗结核治疗无效,应早行探查。

【病理】

(一)前列腺和精囊

前列腺、精囊的病理改变与体内其他腺体结核相似,结核病变在前列腺中靠近导管管口或射精管开口,也可在黏膜下血管附近开始,结核结节融合发展成干酪样变,形成空洞和纤维化,最后波及整个前列腺与精囊,使之成为一硬的坏死纤维块,精囊的瘢痕有时可于膀胱的后方引起输尿管梗阻。前列腺与精囊脓肿可穿破至前列腺周围,在会阴部形成窦道,也可破入膀胱、尿道和直肠。

（二）附睾和睾丸

主要病变为于酪样变和纤维化，结核侵犯输精管时，管壁增厚，输精管变硬变粗呈串珠状。病变可沿输精管蔓延到附睾尾，然后波及整个附睾和睾丸。镜下早期病变可见附睾小管内含有脱落的上皮细胞、白细胞及大量的结核杆菌，继之出现小管坏死，形成肉芽肿、干酪样变及纤维化。偶可于附睾内见到精子肉芽肿。血行播散时，病变先位于附睾间质内，可见多数粟样微小的肉芽肿，然后侵犯附睾管，输精管多无明显改变。附睾的干酪样变很快蔓延到附睾之外，与阴囊粘连，形成寒性脓肿，破溃流脓，经久愈。附睾结核可直接蔓延至睾丸，引起睾丸结核。睾丸固有鞘膜受累时，可有少量渗出液，睾丸固有鞘膜可阻止结核侵犯睾丸，常可见到附睾已完全破坏，而睾丸尚完好无损。

【临床表现】

临床上最常见的男性生殖系结核为附睾结核，附睾结核可在肾结核症状发生之前出现，故临床上遇到生殖系结核患者，必须注意泌尿系统的检查。附睾结核一般发展缓慢，附睾逐渐肿大，无明显疼痛，肿大的附睾可与阴囊粘连形成寒性脓肿，如寒性脓肿有继发感染，则局部红肿疼痛，脓肿破溃流出脓汁及干酪样坏死组织后，形成窦道。个别患者起病急骤，高烧，疼痛，阴囊迅速增大，类似急性附睾炎，待炎症消退后，留下硬结，皮肤粘连，阴囊窦道。附睾结核的压痛多不明显，严重者附睾、睾丸分界不清，输精管增粗，呈串珠状，偶有少量鞘膜积液，直肠指诊时，前列腺有硬结。临床常见的情况是患者有轻度外伤后才对早已存在的硬结开始注意，或当感到阴囊疼痛时怀疑有外伤原因。

前列腺精囊结核多无明显症状，直到附睾结核出现临床症状，行直肠指诊时才发现前列腺精囊硬结。患精囊前列腺结核者可出现血精及精液减少，如病变引起双侧输精管梗阻，患者将失去生育能力。少数严重的前列腺结核，形成空洞并于会阴部破溃，流脓形成窦道。

【诊断】

任何男性肾结核患者，都应仔细检查是否患有生殖系结核。附睾结核的诊断一般多无困难，如果有典型的附睾硬结、皮肤粘连、窦道及串珠样输精管病变，诊断当可确定，如果有肾结核的症状，则诊断更为明显，但早期和急性发作的附睾结核易误诊。早期附睾结核应与慢性附睾炎鉴别，慢性附睾炎疼痛较明显，常有急性发作及反复发作病史，附睾肿块不如结核硬、大，很少形成局限性硬结，不形成窦道，亦无皮肤粘连及输精管串珠样改变。淋菌性附睾炎有淋病历史，呈急性过程，局部红肿疼痛，尿道有脓性分泌物，其中可查到细胞内革兰氏阴性双球菌。衣原体感染所致附睾炎也可引起类似淋菌性附睾炎，患者有非淋菌性尿道炎史。阴囊内丝虫病有时可与附睾结核混淆，丝虫病所引起的浸润和硬结在附睾或输精管附近的精索内，与附睾可分开，丝虫病硬结往往在短期内有较大的改变，而结核病则改变很慢，丝虫病有地区性，患者可同时有橡皮病及乳糜性鞘膜积液。

正常的附睾有时被误诊为附睾结核，附睾头及尾部轻度膨大或稍硬是正常现象，如果没有浸润或硬结，不能确定诊断，应继续随诊观察。

单纯前列腺结核，不并发附睾结核时，诊断比较困难，前列腺中的硬结，在非特异性慢性前列腺炎，尤其是肉芽肿性前列腺炎、早期前列腺癌中，都能触到，应全面分析检查，诊断有困难时，可做活组织检查。一般前列腺结核直肠指诊时，硬、有结节，较正常前列腺小。

　　严重的前列腺结核,尿道造影可见空洞状破坏,边缘不规整,精囊造影可显示输精管精囊病变,但输精管往往有梗阻狭窄,造影剂不能进入输精管到达精囊。

　　在列腺结核患者,通过尿道镜检查,常可发现前列腺尿道有三种典型变化:①在精阜近侧端的前列腺尿道扩张,尿道黏膜充血、增厚;②前列腺导管开口扩张,呈高尔夫球洞状;③前列腺尿道黏膜呈纵形成小梁改变。

　　诊断为男性生殖系结核的患者,必须了解肾脏有无结核,应做尿液的常规检查,如果尿检查有异常或有结核可疑者,应进一步做尿结核菌检查、尿结核菌培养及静脉尿路造影。少数不典型肾结核患者,膀胱刺激症状不明显,而男性生殖系结核可能成为诊断肾结核的重要线索。尿的检查非常重要,男性生殖系结核患者如没有泌尿系症状,尿检查亦正常,则可认为无临床肾结核而按男性生殖系结核病进行治疗。

【治疗】

　　治疗原则与肾结核相同,前列腺及精囊结核一般采取全身及药物治疗。生殖系结核药物治疗效果较好,治疗时间可酌情缩短,早期附睾结核药物治疗即可治愈,并不都需要做手术切除。如果局部干酪样坏死严重,侵犯了睾丸,病变较大并有脓肿形成或药物治疗效果不明显,则可行附睾切除。若睾丸有病变,病变靠近附睾,则可连同附睾将睾丸部分切除。术时应尽量保留睾丸。为了手术的简便,睾丸尚正常时,即将睾丸附睾一并切除是错误的。附睾切除后,精囊和前列腺结核多能逐渐愈合。如果手术前精液检查无精子,说明对侧输精管远端已有病变并有蔓延到附睾的可能,故应予以结扎,防止对侧附睾睾丸发生病变,如果对侧输精管通畅,则可不作处理,依靠药物治疗。

第四节　尿道与阴茎结核

一、尿道结核

　　尿道对结核菌有很强的抵抗力,尿道受到生殖系结核与泌尿系结核的双重侵犯,但尿道结核仍很罕见。尿道结核主要发生在男性,多并有严重的肾结核。

【病因】

　　尿道结核多因前列腺及精囊结核直接蔓延到后尿道,或因泌尿系结核引起尿道感染。阴茎结核也可侵及尿道。

【病理】

　　结核感染先于黏膜上形成结核结节,结节扩大互相融合形成溃疡,溃疡的基底由肉芽组织组成,肉芽组织纤维化引起狭窄梗阻。梗阻形成后将使肾结核恶化,破坏加重。

【临床表现】

　　尿道黏膜结核感染形成溃疡时,主要症状为尿道分泌物、尿频、尿痛、尿道流血或血尿。如有尿道狭窄,则出现排尿困难,尿线变细,尿射程缩短,排尿无力。体检时,可于会阴部扪到粗、硬呈索条状的尿道。尿道狭窄后可引起尿道周围炎、尿道周围脓肿或继发感染,破溃后形成尿道瘘,偶可发生尿道直肠瘘。尿道结核狭窄的患者多有严重泌尿生殖系结核的临床症状。

【诊断】

尿道结核狭窄的临床症状可能被严重的膀胱结核症状所掩盖,应注意有无排尿困难,如果患者泌尿生殖系结核的诊断已确定,而又无外伤及淋病史,体检尿道增粗,则应考虑尿道结核的可能,进一步检查可做尿道造影、尿道镜检,必要时可经尿道镜行活组织检查。

【治疗】

尿道结核为泌尿生殖系结核的一部分,故首先应处理肾结核、前列腺结核、附睾结核。尿道结核所引起的狭窄,既往多采用尿道扩张治疗,但尿道扩张可引起菌血症,结核播散,故应先采用药物治疗,待结核治愈后再行尿道扩张,但尿道扩张的效果并不理想,常于扩张后又恢复原状,而需多次定期扩张,才有一定的效果。尿道结核已引起梗阻而又不能进行尿道扩张或扩张效果不好的患者可先行膀胱造瘘,但形成挛缩膀胱的机会很大。

如狭窄局限可行手术治疗,将狭窄瘢痕切除对端吻合或于尿道镜窥视下行尿道内切开术。较长的狭窄可采用阴囊皮瓣法进行修补。如果膀胱病变严重,膀胱挛缩,对侧肾积水,则应先做肾造口引流,待尿道结核治愈后进行处理。治疗有困难者有时需做尿流改道术,此时还需注意有尿道梗阻的膀胱容易积脓往往需行切除。

尿道结核多继发于严重的泌尿生殖系结核,治疗比较困难,如果泌尿生殖系结核能恢复,而尿道狭窄的范围又较小,则预后较好。

二、阴茎结核

阴茎结核是很罕见的疾病,在泌尿生殖系结核中,阴茎结核的发病率尚不足1%。

【病因】

主要通过阴茎与结核杆菌直接接触发生感染。阴茎头与有病变的子宫颈接触,亦可引起阴茎结核。血行感染则可直接侵犯阴茎海绵体,引起结核性海绵体炎。另一种传染方式为严重的尿道结核发展成尿道周围炎,最后侵及阴茎海绵体及阴茎头。

【病理】

直接接触感染病变多发生在阴茎头、阴茎系带或外尿道口,最初为结核结节,以后成为溃疡,溃疡境界清楚,周边硬,基底部有干酪样坏死或肉芽组织。溃疡逐渐扩大可侵及阴茎头全部,腹股沟淋巴结亦常有继发结核性感染。海绵体结核多表现为结节性增生,纤维组织可使阴茎变形弯曲,有时可形成瘘管。

【临床表现】

主要病状为阴茎头结节及慢性溃疡,溃疡一般无疼痛,边缘清楚,潜行,周边硬,基底为肉芽组织或干酪坏死组织,溃疡长期不愈,逐渐扩大,最后可破坏阴茎头甚至阴茎体。

【诊断】

由于阴茎结核罕见,故易误诊,应与引起阴茎溃疡的其他疾病如软性下疳、硬性下疳和阴茎阿米巴病相鉴别,对有严重结核的患者,更应提高警惕。阴茎结核的结节与溃疡可能与阴茎癌混淆,确定诊断的方法依靠活检或直接涂片查结核杆菌及结核菌培养。

【治疗】

过去唯一有效的治疗方法是阴茎切除,由于抗结核病药物的进展,单用抗结核药物即可能治愈,并可保全阴茎的完整。

第五章　泌尿系结石症

第一节　肾　结　石

肾结石指发生于肾盏、肾盂及肾盂与输尿管连接部的结石。肾是泌尿系统形成结石的主要部位,其他任何部位的结石都可以原发于肾脏,输尿管结石几乎均来自于肾脏,而且肾结石比其他任何部位的结石更容易直接损伤肾脏,因此,早期诊断和治疗非常重要。结石成分最多见的是草酸钙,其次为磷酸钙、尿酸盐,多数结石有两种以上成分,有蛋白基质将上述成分网络起来。磷酸镁铵见于感染性结石。胱氨酸结石很少见,黄嘌呤结石罕见。多为单侧发病,左右侧发病率相似,双侧结石者占10%。

一、诊断

(一)诊断要点

(1)阵发性肾绞痛伴血尿,为特征性临床表现。

(2)排尿过程中发现砂石样物,是尿石症的有力证据。

(3)肾区钝痛、尿路感染、单纯镜下血尿等可能是肾结石的唯一临床表现。

(二)临床表现

1.无症状

多为肾盏结石,镜下血尿可能是其唯一的临床表现,只是在体检时才发现。

2.疼痛

多数患者有腰部疼痛,其程度取决于结石的大小和位置,大结石在肾盂或肾盏内移动度小,痛感轻,表现为钝痛或隐痛,也可无痛;小结石在肾内移动度大,有时会突然造成肾盏颈部或肾盂输尿管连接部梗阻而导致肾绞痛。肾绞痛是一种突发性严重疼痛,表现为突然发作的脊肋角区剧烈疼痛,呈刀割样,疼痛常先从腰部或季肋部开始,沿输尿管向下放射到患侧下腹部、腹股沟及股内侧,甚至睾丸,这是由于肾和睾丸均属于同一神经支配所致。疼痛多为阵发性,持续数分钟甚至数小时,可自行缓解。疼痛发作时患者面色苍白、全身冷汗、脉搏快速、精神恐惧、坐卧不安,甚至翻身打滚、撞墙等。可伴有恶心、呕吐和腹胀。发作结束时,疼痛可完全缓解。

3.血尿

疼痛伴发血尿是结石的特征性表现,尤其在绞痛发作期间。血尿一般轻微,表现为镜下血尿或肉眼血尿。

4.尿石

少数患者可能发现排尿浑浊,其中还有砂石样物质,这是尿石的有力证据。

5.其他症状

少数结石可能并发尿路感染,尤其是儿童,继发性尿路感染可能是主要的临床表现,诊断时容易忽略结石的存在。

(三)辅助检查

1.尿液检查

尿中红细胞是泌尿系结石的重要依据;白细胞出现说明存在尿路感染;结晶尿多见于肾绞痛发作期;细菌培养可以查明病菌种类,为选用抗生素提供参考。

2.血液检查

包括钙、磷、钠、钾、氯、尿酸、二氧化碳结合力、尿素氮、肌酐、甲状旁腺激素等。甲状旁腺功能亢进者存在血钙升高、血磷降低、甲状旁腺激素升高;肾小管酸中毒者通常血氯升高、血钾和二氧化碳结合力降低;痛风并发尿酸结石者血尿酸往往升高;尿素氮和肌酐是临床上评估肾功能的常用指标。

3.B超

B超是肾结石的筛选性和随诊性检查手段。结石的B超影像特征是高回声区(或称强光团)伴声影。B超还能检出尿酸类的X线透光结石,了解肾积水的程度及肾皮质的厚度和发现某些与结石相关的泌尿系统疾病,如多囊肾、输尿管末端囊肿等。B超检出结石的敏感性较高,甚至可以分辨出直径 2～3 mm 的小结石,但有时会出现假阳性结果。

4.泌尿系 X 线平片(KUB)

至少90%的肾结石属于X线不透光结石,关于结石体积、数目和形状的记述也多以 KUB 为准。结石在 KUB 中大多表现为高密度影。如果结石直径小于 2 mm,X 线无法分辨。有时由于肠道内容物的遮盖和肾周骨骼的遮挡,也可造成结石漏诊。因此,不能仅凭 KUB 平片检查就轻易否定结石的存在。

通过 KUB 检查,有时可对结石成分做出经验性诊断。草酸钙和磷酸钙结石均系含钙结石,在 KUB 中表现为高密度钙化影;磷酸镁铵结石生长迅速,易被肾盂和肾盏塑形,往往表现为 X 线半透光的鹿角形结石;胱氨酸分子中因含有硫原子,所以在 KUB 中呈均匀的磨砂玻璃状半透光影像,有时胱氨酸结石亦可呈鹿角形,但其"鹿角"呈圆形;尿酸结石具有 X 线透光性,在 KUB 中不显影,对此应结合 B 超检查进行判断。

5.静脉尿路造影(IVU)

IVU 既是肾结石的确诊方法,又是制定治疗方案的重要依据。凡是上尿路结石,都应该行 IVU 检查。IVU 能够确认结石是否位于尿路,同时还能全面了解左、右肾功能情况、肾积水的程度以及其他潜在的泌尿系统异常。尿酸结石虽然在 KUB 中不能显示,但可在 IVU 造影剂的衬托下呈现充盈缺损的影像,也就是常说的"阴性"结石,当然这还要结合其他检查,以除外肾盂肿物的可能。

6.逆行性尿路造影(RP)

RP 是对 IVU 的一种补充性形态学检查方法。通过膀胱镜逆行向输尿管、肾盂内插入输尿管导管,注入造影剂再摄片,这是一种侵入性操作,不作为结石的常规性检查手段。

7.CT

能够分辨出 0.5 cm 的微小结石,并且能显示任何成分的结石,包括 X 线透光结石。

（四）鉴别诊断

1.急性胆绞痛

表现为突然发作的右上腹疼痛，易与右侧肾绞痛相混淆。但有右上腹局限性压痛、反跳痛及肌紧张，Murphy 征阳性。尿常规检查一般无异常发现，B 超常能提示胆囊炎症等。

2.急性阑尾炎

表现为右下腹疼痛，应与肾绞痛发作时下腹部的放射性疼痛相鉴别。但一般为转移性右下腹痛，可伴发热，压痛部位局限，右下腹麦氏点压痛、反跳痛及肌紧张。尿液常规一般正常，B 超及 KUB 无结石征象。

3.肾盂肾炎

可表现为腰痛及血尿症状。但多见于女性，无发作性疼痛或活动后疼痛加重的病史。尿液常规检查可发现多量蛋白、脓细胞及管形；B 超及 KUB 无结石征象。

4.肾结核

可表现为血尿及病肾钙化灶。但有明显的尿路刺激症状，多为终末血尿；KUB 上钙化影分布于肾实质，呈不规则斑块状，密度不均匀。

5.腹腔内淋巴结钙化

钙化一般为多发、散在，而且靠近脊柱，侧位片可见其位于肾影之外。

6.卵巢破裂

多发生于生育年龄，突然发生下腹部剧烈疼痛，应注意与输尿管结石相鉴别。该病多在月经前发病，突然剧痛，短时间后呈持续性坠痛。由于内出血，有休克症状。下腹部有轻度触痛，重者触痛明显且有反跳痛。B 超及 KUB 可协助鉴别诊断。

7.异位妊娠

多为输尿管妊娠破裂。有突然下腹部剧痛，有闭经史及失血症状，下腹部有腹膜刺激征，妇科检查有相应体征。B 超及 KUB 可协助鉴别诊断。

（五）治疗

肾结石治疗的目的是去除梗阻因素和感染因素，排除结石，减除对肾脏的损害，挽救肾功能，减轻患者的痛苦，同时采取适当的措施预防结石复发，治疗结石的发病因素。由于结石的复杂多变，结石的性质、形态、大小、部位、泌尿道局部解剖情况等都存在差异，因此治疗方法的选择应该依患者的具体情况而定，实施个体化的治疗方案。小结石可观察等待其自然排出或应用药物排石，如伴疼痛即对症治疗。经常伴有症状、梗阻或者感染的结石又不能自行排出时，应积极采用微创技术或者手术取石，结石梗阻严重影响肾功能时，应及早解除梗阻，改善肾功能。

1.一般疗法

（1）饮水治疗：尽量多饮开水或磁化水，使每日尿量维持在 2000～3000mL 以上，配合利尿解痉药物。尿液稀释有利于小结石的冲刷和排出，并有助于防止复发。

（2）对症治疗：肾绞痛发作时，首先应解痉止痛，可用阿托品或山莨菪碱，哌替啶，含服硝苯地平等。局部热敷，针刺肾俞、京门、三阴交、足三里或耳针，均可缓解疼痛。必要时静脉补液，或用吲哚美辛栓剂肛门塞入，据报告效果较好。合并感染者应同时进行抗感染治疗。

(3)排石治疗:其适应证为:结石直径小于 0.6cm,表面光滑,结石以下尿路无梗阻,结石未引起尿路完全梗阻,停留部位少于 2 周,泌尿系统无狭窄、畸形或感染者。可服用各种排石冲剂或中药煎剂,配合多量饮水和适当运动有助于结石排出。近年来报道口服 α 受体阻滞剂(坦索罗辛)或钙离子通道拮抗剂,排石效果较好。坦索罗辛是一种高选择性 α 肾上腺素能受体阻滞剂,使输尿管下段平滑肌松弛,促进输尿管结石排出。排石过程中应注意定期复查。

(4)病因治疗:患有甲状旁腺功能亢进者应先行治疗,然后再处理肾结石。有时在甲状旁腺瘤或癌切除后,尿石不再发展,甚至自行溶解消失,同时结石亦不再复发。患有肾小管酸中毒者常并发磷酸钙结石,服用枸橼酸钾、磷酸盐合剂、氢氯噻嗪等降低尿钙,碳酸氢钠可纠正酸中毒。特发性高钙尿使用噻嗪类利尿药、枸橼酸钾、磷酸纤维素钠、正磷酸盐等降低尿钙,减少尿中钙盐结晶和结石形成。肠源性高草酸尿可使用高钙饮食、钙剂、葡萄糖酸镁等,对原发性高草酸尿,可使用维生素 B_6。上尿路畸形、狭窄、长期卧床等,应采取相应的治疗措施。

(5)药物溶石治疗:单纯尿酸结石最常用碳酸氢钠或碱性溶液碱化尿液,碳酸氢钠剂量为 $650 \sim 1000mg$,每天 $3 \sim 4$ 次。若钠负荷过大,可选择枸橼酸钾,$15 \sim 30mEq$,每天 $3 \sim 4$ 次。碳酸酐酶抑制剂乙酰唑胺是尿酸结石患者另一种常用的碱化尿液药物,常用剂量为 $250 \sim 500mg$,睡前服用,维持夜间尿液碱化。治疗期间,应经常监测尿 pH 值,以求达到最有效治疗。限制高嘌呤饮食,尿 pH 值保持在 $6.5 \sim 7.0$,同时每天大量饮开水 3000mL 以上,亦有用 1.5% 碳酸氢钠溶液经肾造瘘管冲洗,局部溶石。如饮食不能控制高血尿酸时,可服用别嘌醇 $0.1 \sim 0.2g$,每日 3 次,服用半年左右可使尿酸结石溶解,本药的优点为无不良反应。黄嘌呤肾结石治疗方法也相同。

胱氨酸结石采用低胱氨酸饮食,碱化尿液,大量饮水。使用降低胱氨酸药物,主要为硫醇类,如 D-青霉胺、硫普罗宁、乙酰半胱氨酸等。D-青霉胺的治疗剂量为 $1 \sim 2g/d$,分 4 次服用,一般从小剂量开始,耐受良好时可逐渐增加剂量,并加用维生素 B_6,以减少副作用的发生。硫普罗宁的常用剂量为 $600 \sim 1800mg/d$,分 4 次服用,治疗目的是减少尿液中胱氨酸的排出量至 $200 \sim 300mg/d$ 以下。乙酰半胱氨酸的成人常用剂量为每次 0.7g,每日 4 次,副作用很少。磷酸盐结石可口服葡萄糖醛酸苷或亚甲蓝。溶石疗法配合 ESWL,疗效更佳。

2.体外冲击波碎石术(extracorporeal shock-wave lithotripsy,ESWL)

目前,ESWL 治疗肾结石的适应证为:①直径≤2cm 的肾盂或肾盏单发结石或总体积与之相当的多发结石是 ESWL 的最佳适应证;②直径 $2 \sim 4cm$ 的肾结石,仍可以选择 ESWL 治疗,但术前常需放置输尿管导管或支架管,且往往需要多次碎石;③直径>4cm 的巨大结石或者难碎结石(胱氨酸结石),应根据具体情况选择 PCNL 或者 PCNL 联合 ESWL 治疗;④PCNL、输尿管镜碎石术或者开放性取石术后的残余肾结石、畸形肾结石、移植肾结石等。

目前认为,妊娠是唯一的 ESWL 绝对禁忌证,而其他的如结石以下尿路有器质性梗阻、泌尿系感染、心血管疾患等均属于相对禁忌证,在一定条件下或者经过适当处理后都可以行 ESWL 治疗。在临床工作中,下述情况应列为禁忌证:①不能纠正的全身出血性疾患;②高危患者如心肺功能不全,严重心律失常等;③泌尿系活动性结核;④无症状的肾盏憩室结石;⑤妊娠妇女,特别是结石在输尿管下段者;⑥严重肥胖或骨骼畸形;⑦结石以下尿路有器质性梗阻,在梗阻未解除之前不宜碎石;⑧严重肾功能不全;⑨尿路感染。

(1)治疗方法和效果:震波前必须有近期的尿路平片和静脉(逆行)肾盂造影证实。术前做血、尿常规检查,血小板计数,出凝血时间测定。ESWL前晚用番泻叶6～9g冲服清肠。术晨禁食,以免肠积气影响结石定位。控制泌尿系统感染。常规在ESWL前半小时肌注哌替啶(2mg/kg)加异丙嗪(1mg/kg),可达到术中镇静止痛的目的。小儿肾结石的ESWL治疗应选用全麻。治疗时的工作电压应随不同厂家的碎石机而定。Domier公司的碎石机工作电压为14～24kV,冲击次数则视结石粉碎为度,若结石不能完全粉碎时,其冲击总数不宜超过2500次。对小儿肾结石和孤立肾结石,应适当调低工作电压和减少冲击次数,尽量减少其对肾的损害。对于同一部位的肾结石,ESWL治疗次数不宜超过3～5次(具体情况依据所使用的碎石机),否则,应该选择其他方法如经皮肾镜取石术。治疗间隔时间目前尚无确定的标准,但多数学者通过研究肾损伤后修复时间认为间隔时间为10～14天。

一般来说,肾盂结石容易粉碎,肾中盏和肾上盏结石的疗效较下盏结石好。下盏漏斗部与肾盂之间的夹角为锐角,漏斗部长度较长和漏斗部宽度较窄,ESWL后不利于结石清除。磷酸铵镁和二水草酸钙结石容易粉碎,尿酸结石可配合溶石疗法进行ESWL,一水草酸钙和胱氨酸结石较难粉碎。

震波时并发症有:局部皮肤疼痛、血压改变、心绞痛、窦性心动过速或窦性心动过缓及心律失常等,经对症治疗后大多可以完成震波。震波后近期并发症:血尿(100%)、肾绞痛(约70%)、发热(1%～5%)、局部皮肤瘀点、恶心、呕吐、食欲缺乏、咯血、肾周围血肿、大便隐血或痰中带血等。震波后远期并发症有:高血压(8%左右)、结石复发(2年后为6%,4年后为20%)及肾功能损害等。

(2)震波后的处理:每次震波完毕即予静脉补液,并维持2～3天;鼓励患者多饮水以利排石;用解痉剂、抗生素、排石汤和黄体酮等。及时观察和收集结石排出情况。尚需定期复查尿路平片和静脉尿路造影。对停留在输尿管的碎石不能排出者,或形成输尿管阻塞(石街)时,应及时给予再次震波或行输尿管镜碎石术等措施,解除梗阻,促进结石排出。并发肾严重感染者应积极抗感染,并及时行肾造瘘引流。

3.经皮肾镜取石术(percutaneous nephrolithotomy,PCNL)

是指在B超引导或X线荧光透视监控下,通过经皮肾穿刺造瘘(percutaneous nephrostomy,PCN)所建立的通道,在肾镜直视下借助取石或碎石器械到达去除结石、解除梗阻的一种微创技术。

PCNL的适应证和禁忌证:①所有需开放手术干预的肾结石,包括完全性和不完全性鹿角结石、直径≥2cm的肾结石、有症状的肾盏或憩室内结石;ESWL难以粉碎及治疗失败的结石;②输尿管上段L4以上、梗阻较重或长径>1.5cm的大结石;或因息肉包裹及输尿管迂曲、体外冲击波碎石(ESWL)无效或输尿管置镜失败的输尿管结石;③特殊患者的肾结石,包括:小儿肾结石梗阻明显;肥胖患者的肾结石;肾结石合并肾盂输尿管连接部梗阻或输尿管狭窄;孤立肾合并结石梗阻;马蹄肾合并结石梗阻;移植肾合并结石梗阻;无萎缩、无积水肾结石。

PCNL禁忌证:①未纠正的全身出血性疾病;②严重心脏疾病和肺功能不全,无法承受手术者;③未控制的糖尿病和高血压者;④盆腔游走肾或重度肾下垂者;⑤脊柱严重后凸或侧弯畸形、极肥胖或不能耐受俯卧位者亦为相对禁忌证,但可以采用仰卧、侧卧或仰卧斜位等体位手术;⑥服用阿司匹林、华法林等抗凝药物者,需停药2周,复查凝血功能正常才可以进行手术。

(1)治疗方法:PCNL术前必须进行一般生化检查及测出、凝血时间及尿细菌培养。术前做KUB和IVU检查,了解结石的位置、大小、形态及其与肾盏的位置关系。术前给予抗生素预防感染。

1)术前经膀胱镜逆行插入输尿管导管,经逆行输尿管插管造影,显示肾集合系统。

2)在B超或X线C臂机下定位下,穿刺点可选择在第12肋下至第10肋间腋后线到肩胛线之间区域,穿刺经后组肾盏入路,方向指向肾盂;对于输尿管上段结石、肾多发结石以及合并UPJ狭窄需同时处理者,可首选经肾后组中盏入路,穿刺点常选第11肋间腋后线和肩胛下线之间的区域。上组盏和下组盏的穿刺,须注意胸膜和肠管的损伤可能。

3)扩张肾穿刺通道,插入肾镜。

4)小的结石用取石钳直接取出,较大的结石通过激光(钬激光)、气压弹道、超声、液电击碎后排出。带超声和吸引的弹道碎石器(碎石清石系统),兼有气压弹道碎石与超声碎石并吸出的优点,使肾内压降低,尤其适用于感染性、大结石的患者。碎石结束后放置双J管和肾造瘘管较为安全,留置肾造瘘管可以压迫穿刺通道、引流肾集合系统、减少术后出血和尿外渗,并有利于再次处理残石。

PCNL的主要并发症有:术中出血(1%～2.5%)、延迟出血(1%左右)、结石残留(3%～3.5%)和复发(1年内复发率8%左右)、发热和感染、邻近器官损伤、肾集合系统穿孔、输尿管狭窄、电解质失衡、液气胸、高血压、肾周脓肿及腹膜后血肿等。如果术中出血较多,则需停止操作,并放置肾造瘘管,择期行二期手术。当肾造瘘管夹闭后,静脉出血大多可以停止,临床上持续的、大量的出血一般是由于动脉性损伤所致,需行血管造影进行超选择性栓塞,若出血凶险难以控制,应及时开放手术探查止血,必要时切除患肾。迟发大出血大多由于肾实质动-静脉瘘或假性动脉瘤所致,血管介入超选栓塞是有效的处理方法。

(2)术后处理:术后均有血尿,应卧床休息,直至尿色变清。术后静滴抗生素,有菌尿者连续3～5日,菌尿转阴后改为口服。术后检查血常规和电解质。术后摄KUB及顺行显影若无残留结石,显影剂进入膀胱,则可夹闭引流管。术后如无特殊并发症,尿液清晰,引流管可在2～4日拔除。如有残余结石,则保留引流管,待1～2周后再通过原通道取出残留结石。

4.输尿管镜取石术(ureteroscopic lithotripsy)

逆行输尿管镜治疗肾结石以输尿管软镜为主,其损伤介于ESWL和PCNL两者之间。随着输尿管镜和激光技术的发展,逆行输尿管软镜配合钬激光治疗肾结石(<2cm)和肾盏憩室结石取得了良好的效果。其适应证包括:①透X线的肾结石<2cm),ESWL定位困难;②ESWL术后残留的肾下盏结石;③嵌顿的肾下盏结石,ESWL治疗效果不好;④极度肥胖、严重脊柱畸形,建立PCNL通道困难;⑤结石坚硬(如一水草酸钙结石、胱氨酸结石等),不利于ESWL治疗;⑥伴盏颈狭窄的肾盏憩室内结石。禁忌证为:①不能控制的全身出血性疾病;②严重的心肺功能不全,无法耐受手术;③未控制的泌尿道感染;④严重尿道狭窄,腔内手术无法解决;⑤严重髋关节畸形,截石位困难。

采用逆行途径,向输尿管插入导丝,经输尿管硬镜或者软镜镜鞘扩张后,直视下放置输尿管软镜,随导丝进入肾盏并找到结石。使用 $200\mu m$ 激光传导光纤传导钬激光,将结石粉碎成易排出的细小碎粒。综合文献报道,结石清除率为 $71\%\sim94\%$。逆行输尿管软镜治疗肾结石可以作为 ESWL 和 PCNL 的有益补充。

5.手术治疗

其适应证包括:①ESWL、输尿管镜取石和(或)PCNL 作为肾结石治疗方式存在禁忌证;②ESWL、PCNL、输尿管镜取石治疗失败,或上述治疗方式出现并发症需开放手术处理;③存在同时需要开放手术处理的疾病,例如肾脏内集合系统解剖异常、漏斗部狭窄、肾盂输尿管交界处梗阻或狭窄、肾脏下垂伴旋转不良等。

手术的方法较多,主要有以下几种:

(1)肾盂或肾窦内切开取石术:多用于肾盂或肾盏内单个结石。优点是手术较简单,手术创伤小,出血及并发症少,康复快。即使是高危或梗阻性尿毒症患者亦可接受此种手术。若是多发性小结石,可以凝块法取石,但仍有取不净结石的可能。对有肾盂输尿管连接处狭窄伴发肾结石者,在取石同时应行肾盂成形术,以解除梗阻,预防结石复发。

(2)肾实质切开取石术:适宜某些较为复杂的肾鹿角形结石、肾内型肾盂结石或因结石分支嵌顿于肾盏内,无法经肾窦内肾盂肾盏切口取出,或肾盂内多发性结石,难以经肾盂切口取出,又不适宜行肾部分切除术者。肾实质切开取石术的手术方法过去一直是沿用 Brodel 线的概念,其实这并不是真正的“无血管平面”,在这个平面常会遇到肾动脉前支的后分支。Boyce 的无萎缩性肾切开是根据肾段血管分布及其与肾盂肾盏的解剖概念而设计的手术方法。在无血管区行肾切开不会引起肾萎缩,能最大限度地保护肾功能,又能行肾盏整形,纠正肾内异常及改善引流,故这种术式比传统肾切开取石方法为佳。为保护肾功能,常需在阻断肾蒂血管后进行局部降温。鹿角形结石或较大多个分散结石可行肾实质劈开取石,亦可做离体肾工作台取石术与髂窝肾移植术。此法虽有取完结石的优点,但手术复杂,创伤大,故应用不多。

(3)肾部分切除术:多用于集中在上、下极肾盏的结石,或存在肾盏狭小,宜切除肾的一极,以及肾先天性异常合并结石者。肾部分切除术具有以下优点:易取净结石,手术并发症少,能去除结石复发的局部因素。

(4)肾盂-肾下盏(经肾实质)切开取石术:适合于肾盂-肾下盏巨大结石,因结石大而又延伸至下盏,单纯肾盂肾窦切开不能取出,需同时经肾下极实质延伸切开才能取出,临床上较为常用。

(5)肾切除术:现在很少应用,仅在肾大量结石伴有严重感染、积脓或患肾功能丧失,或癌变而对侧肾功能正常时采用。

(6)特殊类型的肾结石处理:一侧肾结石对侧输尿管结石,应先处理有梗阻的输尿管结石;双侧肾结石应先处理梗阻较重的一侧;若双肾结石伴有肾功能不全,宜先行肾功能较好的一侧取石;如病情严重结石难以去除,可先行经膀胱镜输尿管插管肾盂引流或肾造瘘术,必要时手术前后行透析治疗。

第二节　输尿管结石

　　输尿管结石是一种常见病,占泌尿系结石的 28.8%,绝大多数来源于肾,包括肾结石或体外震波后结石碎块下落所致。由于尿盐晶体易随尿液排入膀胱,故原发性输尿管结石少见。输尿管结石大多为单个,左右侧发病大致相似,双侧输尿管结石占 2%～60%。临床多见于青壮年,20～40 岁发病最高,男与女之比为 4.5∶1,结石位于输尿管下段最多,占 50%～60%。输尿管结石均能引起上尿路梗阻和扩张积水,并危害患肾,严重时可使肾功能逐渐丧失。

一、诊断

(一)临床表现

　　输尿管结石和肾结石的症状基本相似。结石的大小与梗阻、血尿和疼痛程度不一定成正比。在输尿管中、上段部位的结石嵌顿阻塞或结石在下移过程中,常引起典型的患肾绞痛和镜下血尿。疼痛可向大腿内侧、睾丸或阴唇放射。常伴有恶心、呕吐,有时血尿为肉眼可见。输尿管膀胱壁间段最为狭小,结石容易停留。由于输尿管下段的肌肉和膀胱三角区相连,并且直接附着于后尿道,故常伴发尿频、尿急和尿痛的特有症状。在不影响尿流通过的大结石,可仅有隐痛,血尿也较轻。在孤立肾的输尿管结石阻塞或双侧输尿管阻塞,或一侧输尿管结石阻塞使对侧发生反射性无尿等情况,都可发生急性无尿,甚至肾功能不全。

(二)辅助检查

1.尿液检查

　　尿中红细胞常见,是泌尿系结石的重要依据;如结石存在已久,有感染时,还可见到脓细胞或者管型。

2.B 超

　　是输尿管结石的筛诊手段。因为输尿管缺乏一个良好的"声窗"作为衬托,所以往往 B 超不能检出结石,但很容易检出结石近端的尿路积水,为进一步寻找结石提供依据。

3.泌尿系平片(KUB)

　　是诊断输尿管结石的最基本方法。但由于输尿管结石一般较小,加之脊椎横突和骨盆的遮盖等因素,有时不容易发现结石,难免漏诊。因此,不能仅凭 KUB 平片检查就轻易否定结石的存在。

4.静脉性尿路造影(IVU)

　　凡是输尿管结石,都应该行 IVU 检查。IVU 能够确认结石是否位于尿路之中,同时还能全面了解分肾功能情况、肾积水的程度以及其他潜在的泌尿系统异常。

5.CT

　　平扫对输尿管结石的检出率达 90%。适用于普通检查未能确诊的结石。

二、治疗

　　输尿管结石的治疗旨在解除疼痛、去除结石、改善肾功能和预防复发。输尿管结石的治疗包括对症治疗、药物排石治疗、药物溶石治疗、ESWL、PCNL、输尿管镜碎石、腹腔镜取石和开放手术取石等。

（一）对症治疗

主要是控制肾绞痛,在明确诊断后可用阿托品 0.5mg 与哌替啶 50mg 肌注,痛区亦可热敷或行针刺,腰部敏感区可行皮下普鲁卡因封闭(先做皮试)。亦可用硝苯地平或吲哚美辛栓剂塞肛。有恶心、呕吐、腹胀者可适当输液。

（二）药排石治疗

适用于直径＜0.6cm、表面光滑、结石以下无明显梗阻的结石。可选用中药清热利湿:如金钱草、海金砂等;清热解毒:如黄檗、银花、连翘等;活血化瘀、软坚化湿:如三棱、莪术等;补肾:如肉桂、附子、肉苁蓉等;补气补血:如党参、黄芪等。还有各种排石冲剂,应用方便。近年来,研究表明,口服 α 受体阻滞剂(坦索罗辛)或钙离子通道拮抗剂,有较好的排石作用。坦索罗辛是一种高选择性 α 肾上腺素能受体阻滞剂,使输尿管下段平滑肌松弛,促进输尿管结石排出,特别是对于输尿管下段结石效果更明显。

（三）药物溶石治疗

只有纯尿酸结石才能通过口服溶石药物溶石,而那些含有尿酸铵或尿酸钠的结石则效果差。口服溶石药的剂量和方法见第一节。尿酸结石在行逆行输尿管插管进行诊断及引流治疗时,如插管成功到达结石上方,可在严密观察下用碱性药物局部灌注溶石,较口服溶石药溶石速度更快。

（四）ESWL

由于输尿管结石在尿路管腔内往往处于相对嵌顿状态,周围缺少一个有利结石粉碎的水环境,与同等大小的肾结石相比,粉碎难度较大,治疗的成功率较低,结石排净率为53％～97％,再次治疗率 10％～30％。因此,ESWL 治疗输尿管结石通常需要较高的冲击波能量和更多的冲击次数。同时必须加强震波时的定位准确性,有困难者同时行排泄性尿路造影或做膀胱镜逆行插管造影,以协助定位。目前认为,输尿管上段结石宜采用仰卧位加稍向患侧倾斜,这种体位一方面可以减轻脊柱阻挡 X 线而有利于结石的观察与定位,另一方面可使冲击波避开椎体的阻挡而减少衰减,提高碎石效率。中段结石采用侧俯卧位,患侧向上,这种体位可使肠管挤向对侧,减少了肠道气体对冲击波的干扰。下段输尿管结石宜采用斜侧半卧位,对于髂骨翼重叠部位的结石应采用俯卧位,不能俯卧位者可改用坐位或者半坐位,适当提高电压,均可取得一定的成功率。

对于复杂结石(结石过大或包裹很紧)常需多次碎石或者需联合应用 ESWL 和其他微创治疗方式(如输尿管支架或输尿管镜碎石术等)。对直径≤1 cm 上段输尿管结石首选 ESWL,＞1cm 的结石可选择 ESWL、输尿管镜(URS)和 PCNL 取石/碎石;对中下段输尿管结石可首选输尿管镜碎石术。目前,对于患输尿管结石特别是输尿管下段结石的妊娠妇女,ESWL 是唯一绝对禁忌证。

（五）输尿管镜取石术

目前认为,半硬性输尿管镜下钬激光碎石术是治疗输尿管结石特别是中、下段结石首选的治疗方法,具有微创、高效、安全、恢复快等优点。综合文献报道,碎石成功率为 100％,结石排

净率为 $87\%\sim100\%$。

1.适应证和禁忌证

(1)适应证:①输尿管下段结石;②输尿管中段结石;③ESWL 失败后的输尿管上段结石;④ESWL 或者 PCNL 后形成的"石街";⑤结石并发可疑的尿路上皮肿瘤;⑥透 X 线的输尿管结石,ESWL 定位困难;⑦体型肥胖、坚硬、停留时间长的嵌顿性结石而 ESWL 困难。

(2)禁忌证:①不能控制的全身出血性疾病;②严重的心肺功能不全,无法耐受手术;③未控制的泌尿道感染;④严重尿道狭窄,腔内手术无法解决;⑤严重髋关节畸形,截石位困难。

2.治疗方法

(1)先在直视下将输尿管镜由尿道插入膀胱,然后在安全导丝(guide wire)引导下,向输尿管开口导入输尿管镜。输尿管口是否需要扩张,取决于输尿管镜的粗细和输尿管腔的大小。输尿管硬镜或半硬性输尿管镜均可以在直视下逆行插入上尿路。输尿管软镜需要借助输尿管镜镜鞘或通过接头导入一根安全导丝,在其引导下插入输尿管。对于采用逆行输尿管镜途径困难、梗阻明显的输尿管中上段结石患者,可通过 PCN 通道行顺行输尿管镜取石术。

(2)在进境过程中,利用注射器或者液体灌注泵调节灌洗液体的压力和流量,保持手术视野清晰。

(3)经输尿管镜窥见结石后,利用碎石设备(如钬激光、气压弹道、超声、液电等)将结石粉碎成 3mm 以下的碎片。而对于那些小结石以及直径≤5mm 的碎片也可用套石篮或取石钳直接取出。

(4)手术结束时,并非所有患者都需常规放置双 J 管,但遇有下列情况,宜放置双 J 管引流:①较大的嵌顿性结石(>1cm);②输尿管黏膜明显水肿或有出血;③输尿管损伤或穿孔;④伴有息肉形成;⑤伴有输尿管狭窄,有/无同时行输尿管狭窄内切开术;⑥较大结石碎石后碎块负荷明显,需待术后排石;⑦碎石不完全或碎石失败,术后需行 ESWL 治疗;⑧伴有明显的上尿路感染。一般放置双 J 管 1~2 周,如同时行输尿管狭窄内切开术,则需放置 4~6 周。

3.并发症

输尿管镜取石术并发症的发生率与所用的设备、术者的技术水平和患者本身的条件等有明显关系。据报道发生率为 $50\%\sim9\%$,较为严重的并发症发生率为 $0.6\%\sim1\%$。

近期并发症及其处理包括:①感染:应用敏感抗生素积极抗感染治疗。②黏膜下损伤:放置双 J 支架管引流 1~2 周。③假道:放置双 J 支架管引流 4~6 周。④穿孔:为主要的急性并发症之一。小的穿孔可放置双 J 支架管引流 2~4 周,如穿孔严重,应进行手术修补(输尿管端端吻合术等)。⑤输尿管黏膜撕脱:为最严重的急性并发症之一。应积极手术重建(自体肾移植、输尿管膀胱吻合术或回肠代输尿管术等)。

输尿管狭窄为主要的远期并发症之一,其发生率为 $0.6\%\sim1\%$。输尿管黏膜损伤、假道形成或者穿孔、输尿管结石嵌顿伴息肉形成、多次 ESWL 致输尿管黏膜破坏等是输尿管狭窄的主要危险因素。远期并发症及其处理如下:①输尿管狭窄:输尿管狭窄内切开或狭窄段切除端端吻合术;②输尿管闭塞:狭窄段切除端端吻合术或输尿管膀胱再植术;③输尿管反流:轻度:随访;重度:行输尿管膀胱再植术。

（六）腹腔镜输尿管取石术

仅用于 ESWL 和输尿管镜碎石、取石治疗失败以及输尿管镜取石或 ESWL 存在禁忌证的情况下，例如存在输尿管狭窄等。手术途径有经腹腔和后腹腔两种，腹腔镜下的输尿管切开取石可以作为开放手术的另一种选择。

（七）开放手术取石

输尿管结石的开放性手术取石仅用于：ESWL 和输尿管镜碎石、取石治疗失败、严重并发症以及输尿管镜取石或 ESWL 存在禁忌证的情况下，例如：输尿管严重穿孔、撕脱、存在输尿管狭窄等。手术前 2 小时须拍尿路平片定位。

第三节　膀胱结石

膀胱结石可分为原发性和继发性两种，主要发生于 5 岁以下的儿童和 60 岁以上的老年人。男性患者的发病率是女性的十几倍。原发性膀胱结石多由营养不良所致，偏远山区多发于婴幼儿外，已不多见。继发性膀胱结石主要继发于良性前列腺增生症或者下尿路梗阻，随着寿命的延长此病也逐渐增多。另外结石容易发生在有尿道狭窄、膀胱憩室、异物以及长期引流管和神经源性膀胱功能障碍等。

一、诊断

（一）临床表现

1.排尿疼痛、尿流中断

由于排尿时结石突然嵌顿在膀胱颈部而引起排尿中断并引起剧痛，疼痛可放射至阴茎及会阴部。儿童则表现为哭叫，用手牵拉阴茎，采用蹲位或卧位排尿，排尿极为困难，常发生急性尿潴留。

2.血尿

常合并终末血尿。

3.脓尿

合并感染时症状加重，可出现脓尿。

4.直肠指检

巨大的结石，在膀胱排空后，经直肠指检或腹部触诊可触及。

5.探条检查

成人以尿道探条插入膀胱，有时可触及结石。

（二）辅助检查

（1）尿常规可查出红细胞、白细胞。

（2）膀胱区 X 线平片：能看到不透光的结石阴影。

（3）B 超：可以探到结石，并能明确结石的大小、数目、形状。

（4）膀胱镜：可以直接看到结石的大小、数目，还可以了解有无膀胱憩室、前列腺增生和其他病变。

（三）鉴别诊断

1.膀胱异物

有异物置入史。但患者往往掩盖病史，应仔细询问。膀胱镜检查可以鉴别。

2.后尿道瓣膜

常见于小儿，可有排尿困难。尿道膀胱镜检查及尿道造影均可鉴别。

三、治疗

膀胱结石治疗原则：①取出结石；②纠正形成结石的原因。治疗方法包括：内腔镜手术、开放手术和 ESWL。经尿道激光碎石术是目前治疗膀胱结石有效的方法，目前使用较多的是钬激光碎石。钬激光还能同时治疗引起结石的其他疾病，如前列腺增生、尿道狭窄等，且不受结石大小的限制。此外，还可以应用经尿道气压弹道碎石术，但碎石效率差于钬激光碎石术。

如成人的膀胱结石直径在 2cm 以内，也可采用经尿道碎石钳碎石术，并将碎石块冲洗干净。此法简单有效，可在门诊进行。对于有尿道狭窄和结石直径超过 4cm 者，如无条件行经尿道钬激光碎石术，也可行耻骨上膀胱切开取石；如有前列腺增生，应同时摘除，以免结石复发。其他亦有应用体外冲击波碎石或超声波、微爆破等碎石的报道，但目前应用较少。

婴幼儿有足够的乳制品，即可预防发生膀胱结石。

另外，去除诱发因素，如积极治疗尿道狭窄等梗阻疾病，在膀胱手术时不可用不吸收缝线穿入黏膜以免异物形成结石核心。有造瘘导管者应定期更换，并确保通畅。

第四节　尿道结石

结石绝大多数来自肾和膀胱。尿道狭窄、尿道憩室及异物存在时也可发生结石。多见于男性，多数结石位于前尿道。

（一）诊断

典型症状为排尿困难，点滴状排尿，伴尿痛，重者可发生急性尿潴留及会阴部剧痛。

前尿道结石可沿尿道扪及。后尿道结石经直肠指检也可触及。B超和X线检查有助于明确诊断。

（二）治疗

结石位于尿道舟状窝者，可向尿道内注入无菌液状石蜡，然后轻轻推挤，或用小钳子取出。前尿道结石压迫结石近端尿道，阻止结石后退，注入无菌液状石蜡，再轻轻向尿道远端推挤，钩取或钳出。处理切忌粗暴，尽量不做尿道切开取石，以免尿道狭窄。后尿道结石可用探条将结石轻轻推入膀胱，再按膀胱结石处理。

第六章　泌尿系肿瘤

第一节　肾脏肿瘤

一、肾癌

肾细胞癌是起源于肾实质泌尿小管上皮系统的恶性肿瘤，又称肾腺癌，简称为肾癌，占肾恶性肿瘤的 $80\%\sim90\%$。包括起源于泌尿小管不同部位的各种肾细胞癌亚型，但不包括来源于肾间质以及肾盂上皮系统的各种肿瘤。

肾癌的病因未明。其发病与吸烟、肥胖、长期血液透析、长期服用激素、解热镇痛药物等有关；某些职业如石油、皮革、石棉等产业工人患病率高；少数肾癌与遗传因素有关，称为遗传性肾癌或家族性肾癌，占肾癌总数的 4%。其中 VHL 综合征肾癌是主要类型。非遗传因素引起的肾癌称为散发性肾癌。

（一）分期

推荐采用 2002 年 AJCC 的 TNM 分期和临床分期（clinical stage grouping，cTNM）（表 6-1,6-2）。2002 年 AJCC 病理分期中评价 N 分期时，要求所检测淋巴结数目至少应包括 8 个被切除的淋巴结，如果淋巴结病理检查结果均为阴性或仅有 1 个阳性，被检测淋巴结数目<8个，则不能评价为 N_0 或 N_1。但如果病理确定淋巴结转移数目≥2 个，N 分期不受检测淋巴结数目的影响，确定为 N_2。

表6-1　2002年AJCC肾癌的TNM分期

分　期	标　准
原发肿瘤(T)	
Tx	原发肿瘤无法评估
T_0	未发现原发肿瘤
T_1	肿瘤局限于肾内，最大径≤7 cm
T_{1a}	肿瘤局限于肾内，肿瘤最大径≤4 cm
T_{1b}	肿瘤局限于肾内，4 cm<肿瘤最大径≤7 cm
T_2	肿瘤局限于肾内，最大径>7 cm

T_3	肿瘤侵及主要静脉、肾上腺、肾周围组织，但未超过肾周筋膜
T_{3a}	肿瘤侵及肾上腺或肾周脂肪组织和（或） 肾窦脂肪组织，但未超过肾周筋膜
T_{3b}	肉眼见肿瘤侵入肾静脉或肾静脉段分支 （含肌层）或膈下下腔静脉
T_{3c}	肉眼见肿瘤侵入膈上下腔静脉或侵犯腔静脉壁
T_4	肿瘤浸润超过肾周筋膜
区域淋巴结(N)	
Nx	区域淋巴结转移无法评估
N_0	无区域淋巴结转移
N_1	单个区域淋巴结转移
N_2	个以上区域淋巴结转移
远处转移(M)	
Mx	远处转移无法评估
M_2	无远处转移
M_1	有远处转移

表6-2 2002年AJCC肾癌临床分期

分期	肿瘤情况		
Ⅰ	T_1	N_0	M_0
Ⅱ	T_2	N_0	M_0
Ⅲ	T_1	N_1	M_0
	T_2	N_1	M_0
	T_3	N_1	M_0
	T_{3a}	N_1	M_0
	T_{3a}	N_1	M_0
	T_{3b}	N_0	M_0
	T_{3b}	N_1	M_0
	T_{3c}	N_0	M_0
	T_{3c}	N_1	M_0
Ⅳ	T_4	N_0	M_0
	T_4	N_1	M_0
	任何T	N_2	M_0
	任何T	任何N	M_1

（二）诊断

1.临床表现

（1）局部肿瘤引起的症状和体征

1)血尿：无痛性血尿是肾癌较常见的症状。出现血尿多表明肾癌已侵入肾盂肾盏等集合系统。最常见的表现为间歇性、全程性、无痛性血尿。

2)腰痛:是肾癌常见症状,发生率约为40%,多为钝痛。原因主要是由于肿瘤生长导致肾被膜张力增加,另外还可因晚期肿瘤侵犯周围脏器或腰肌所造成。也可导致持续性的腰部疼痛,且疼痛较剧烈,此外,血块经输尿管排出时,也可引起肾绞痛。

3)肿物:腰、腹部肿物也是肾癌常见的症状,肿物体积较大时方可被发现,质硬,无明显压痛,肿物随呼吸活动。如肿物比较固定,表明肿物已处于晚期,可能已侵犯腰肌和周围脏器。随着我国健康人群体检的普及和B超、CT等影像学技术的发展,肾癌患者多在肿块发展到此阶段前,已获确诊和治疗。

既往经典血尿、腰痛、腹部肿块"肾癌三联症"临床出现率不到15%,这些患者诊断时往往已为晚期。无症状肾癌的发现率逐年升高,近10年国内文献报道其比例为13.8%~48.9%,平均33%,国外报道达50%。所谓肾癌三联症实际价值需要重新评估。

(2)全身症状和体征

1)发热:肾癌患者中较常见,发生率10%~20%。常为38℃以下的低热,发热的原因现已明确是肾癌的致热原所致。在切除肿瘤后,体温多能恢复正常。

2)高血压:约20%的肾癌患者有高血压,主要原因为肿瘤压迫或肿瘤内动.静脉瘘导致肾素分泌过多引起。但应注意,只有近期出现的并且在切除肾癌后恢复正常的高血压才能认为是肾癌引起的。

(3)生化指标异常

1)贫血:25%的患者可伴有轻度的正常红细胞贫血。目前认为是肾癌毒素影响骨髓造血功能,以及肾自身的促红细胞生成素的分泌不足造成的。

2)红细胞沉降率增快:在肾癌比较常见,发生率50%。现认为是致热原所致,红细胞沉降率增快和肿瘤细胞类型、血清蛋白的关系尚不明确,但发热伴红细胞沉降率增快是预后不良的征兆。

3)高钙血症:原因不清,有发生率10%,可能与肿瘤产生的类似于甲状旁腺素相关蛋白的多肽有关。也可能由肿瘤转移到骨骼引起。

4)红细胞增多症:肾癌时肾皮质缺氧,释放促红素,调节红细胞生成和分化,在肾癌患者血中促红素升高3%~10%,这种物质可以是肿瘤直接产生,也可能由肿瘤挤压缺氧引起。当肿瘤切除后,红细胞增多症即可消失.肿瘤转移或复发后又重新出现。

5)肝功能异常:肾癌未出现肝转移时即可有肝功能改变,包括碱性磷酸酶升高、胆红素升高、低白蛋白血症、凝血酶原时间延长、高 α_2 球蛋白血症。肾癌切除后肝功能恢复正常者是预后较好的表现,肝功能异常并非是肾癌根治术的手术禁忌。

10%~40%的患者出现副瘤综合征,表现为高血压、贫血、体重减轻、恶病质、发热、红细胞增多症、肝功能异常、高钙血症、高血糖、血沉增快、神经肌肉病变、淀粉样变性、溢乳症、凝血机制异常等改变。30%为转移性肾癌,可由于肿瘤转移所致的骨痛、骨折、咳嗽、咯血等症状就诊。

2.辅助检查

(1)B超:是肾癌诊断最常用且无创、经济的检查方法。超声检查可以发现肾内1cm以上的占位病变。尤其可以很容易地将肾囊肿、肾积水等疾病与肾癌鉴别开来。肾癌在超声检查时典型征象表现为肾实质内的圆形或椭圆形、边界较清楚的团块状回声。低回声占位居多,因肾癌常有出血、坏死、实性变,回声不均匀。肾囊肿亦可表现为肾内占位病变,但其境界清晰、内部无回声。如果囊肿内出血、感染、钙化亦可出现异常回声。近年注意肾内实性囊肿,其内容可能为黏稠血性液体,其回声可以与肾癌相似,其特点为边缘光滑,因内部无血管,CT表现为肿物无增强,可以区别。肾血管平滑肌脂肪瘤为实性肿物,女性较多,可能双侧发病,超声表现为强回声,可以和肾癌鉴别。B超还可以提供肾门、腹膜后淋巴结情况和肝、肾上腺有无转移。彩色多普勒超声可了解肾静脉和下腔静脉内有无癌栓,对癌栓诊断的准确率为93%。

(2)CT:可以发现肾内0.5cm以上的病变,能显示肿瘤的范围及邻近器官有无受累,其准确性较高,是目前最可靠的诊断肾癌的影像学方法。

1)典型的肾癌在CT上呈圆形、椭圆形或不规则形占位,平扫时,肾癌的密度略低于肾实质,增强扫描后,肾癌病灶的密度轻度增强,而正常肾实质的密度呈明显增强,两者形成明显对比,使肿瘤的边界更明显。由于肾癌病灶中多有程度不等的坏死、出血、囊性变甚至钙化灶,因此在CT图像上表现为密度不均。部分肾癌有钙化灶,在肿瘤内呈不规则分布。

2)静脉瘤栓:肾癌侵入肾静脉或下腔静脉后,CT平扫可发现静脉内低密度区肿块影,增强扫描可见肿块增强不明显,形成管腔内的低密度充盈缺损区。

3)淋巴结转移:CT可确定肿瘤淋巴结转移情况。肾门周围直径大于2cm淋巴结多为肿瘤转移所致。肾门区淋巴结直径小于2cm则为可疑淋巴结转移。

(3)MRI:对肾癌诊断的敏感度及准确性与CT相仿,肾癌在T_1加权像上呈低信号,在T_2加权像上呈高信号,肿瘤内组织信号不均匀,为椭圆形或不规则形肿块,可见肾外形改变,边缘能见到假包膜形成的环状低信号区。

MRI在显示周围器官受侵犯及与肿瘤与周围脏器关系上明显优于CT,可以确定肾蒂淋巴结转移情况。由于MRI有冠状面、额状面和矢状面多种层面的影像,可以轻易地界定肿瘤与肾、肾上腺以及下腔静脉的关系,确定肿瘤的来源,使肾上腺肿瘤与肝和肾上腺肿瘤得以鉴别。MRI还可以清晰地显示肾静脉与下腔静脉内的瘤栓,尤其是MRI的额状面图像,可以清晰地显示瘤栓的范围。

(4)X线平片:对于肾癌诊断价值不大,较大的肿瘤可遮盖腰大肌阴影,肿瘤内有时可见到钙化,局限或弥漫絮状影。

(5)排泄性尿路造影:通过了解肾肿瘤对肾盂、肾盏的压迫情况来明确诊断。当肿瘤体积较小、仅限于肾实质内时,集合系统可无异常改变,容易导致漏诊。排泄性尿路造影的主要表现:①肾盂肾盏变形、拉长、扭曲;②当肿瘤刚刚开始侵入集合系统后,可使肾盂、肾盏的轮廓不规则、毛糙或出现充盈缺损;③可引起患肾的功能丧失,造影时不显影。排泄性尿路造影也可以了解双肾功能尤其是健侧肾功能情况,但不能鉴别囊肿、肾血管平滑肌脂肪瘤和肾癌,必须配合超声、CT或MRI检查。

(6)逆行上尿路造影:该项检查对肾癌的诊断帮助不大,但对于排泄性尿路造影不显影的肾脏,可以用来与其他上尿路病变进行鉴别。

(7)肾动脉造影:肾癌动脉造影的主要征象有:肿瘤区出现多数迂曲、不规则、粗细不均、分布紊乱的小血管,肿瘤周围的血管呈包绕状;由于肿瘤内存在动-静脉瘘,在动脉期即可见肾静脉显影;如向肾动脉内注射肾上腺素时,正常肾血管和良性肿瘤内的血管将发生收缩,但肾癌组织内的肿瘤血管却不会收缩。

(8)正电子发射断层扫描(positron emLssion tomography,PET)或 PET-CT:检查费用昂贵,主要用于发现远处转移病灶以及对化疗或放疗的疗效评定。

(9)穿刺活检:不推荐对能够进行手术治疗的肾肿瘤患者行术前穿刺检查;对影像学诊断有困难的小肿瘤患者,可以选择定期(1~3 个月)随诊检查或行保留肾单位手术。对不能手术治疗的晚期肾肿瘤需化疗或其他治疗的患者,治疗前为明确诊断,可选择肾穿刺活检获取病理诊断。

(10)除外转移灶:肾癌患者就诊时有 20%～25%已发生转移,因此在进行根治性肾切除术前,必须行胸部 X 平片、肝 B 超,除外肺部和肝转移的存在。如有骨转移和脑转移的证据,亦应行全身核素骨扫描和脑部 CT。

(三)治疗

综合影像学检查结果评价 cTNM 分期,根据 cTNM 分期初步制定治疗原则。依据术后组织学确定的侵袭范围进行病理分期(pathological stage grouping,pTNM)评价,如 pTNM 与cTNM 分期有偏差,按 pTNM 分期结果修订术后治疗方案。

1.局限性肾癌的治疗

外科手术是局限性肾癌首选治疗方法。行根治性肾切除术时,不推荐加区域或扩大淋巴结清扫术。

(1)根治性肾切除手术:是目前唯一得到公认可能治愈肾癌的方法。经典的根治性肾切除范围包括:肾周筋膜、肾周脂肪、患肾、同侧肾上腺、区域淋巴结(上起肠系膜上动脉起源处,下至肠系膜下动脉起源以上、下腔静脉及主动脉旁淋巴结)及髂血管分叉以上输尿管。根治性肾切除术应先结扎肾动、静脉。手术关键是必须从肾周筋膜外开始。现代观点认为,如临床分期为Ⅰ或Ⅱ期,肿瘤位于肾中、下部分,肿瘤<8cm,术前 CT 显示肾上腺正常,可以选择保留同侧肾上腺的根治性肾切除。但此种情况下如手术中发现同侧肾上腺异常,应切除同侧肾上腺。根治性肾切除术可经开放性手术或腹腔镜手术进行。开放性手术可选择经腹或经腰部入路,对于肿瘤体积较小的Ⅰ期肾癌可采用腰部第 11 肋间切口;而对于肿瘤较大的Ⅱ、Ⅲ期肿瘤则应采用腹部切口,以保证区域淋巴结清扫的彻底进行;如肿瘤巨大并偏向肾脏上极,则可采用胸腹联合切口。根治性肾切除术的死亡率约为 2%,局部复发率 1%～2%。

(2)保留肾单位手术(nephron sparing surgery,NSS):推荐按各种适应证选择实施 NSS,其疗效同根治性肾切除术。

NSS 适应证:肾癌发生于解剖性或功能性的孤立肾,根治性肾切除术将会导致肾功能不全或尿毒症的患者,如先天性孤立肾、对侧肾功能不全或无功能者以及双侧肾癌等。

NSS 相对适应证:肾癌对侧肾存在某些良性疾病,如肾结石、慢性肾盂肾炎或其他可能导致肾功能恶化的疾病(如高血压、糖尿病、肾动脉狭窄等)患者。

NSS 适应证和相对适应证对肿瘤大小没有具体限定。

NSS 可选择适应证:临床分期 T_{1a} 期(肿瘤≤4cm),肿瘤位于肾脏周边,单发的无症状肾癌,对侧肾功能正常者可选择实施 NSS。

NSS 肾实质切除范围应距肿瘤边缘 0.5～1.0cm,不推荐选择肿瘤剜除术治疗散发性肾癌。对肉眼观察切缘有完整正常肾组织包绕的病例,术中不必常规进行切缘组织冷冻病理检查。NSS 可经开放性手术或腹腔镜手术进行。保留肾单位手术后局部复发率 0～10%,而肿瘤≤4cm 手术后局部复发率 0～3%。需向患者说明术后潜在复发的危险。NSS 的死亡率为 1%～2%。

(3)腹腔镜手术:手术方式包括腹腔镜根治性肾切除术和腹腔镜肾部分切除术。手术途径分为经腹腔、腹膜后及手助腹腔镜。切除范围及标准同开放性手术。腹腔镜手术适用于肿瘤局限于肾包膜内,无周围组织侵犯以及无淋巴转移及静脉瘤栓的局限性肾癌患者,其疗效与开放性手术相当。但对≥T_3期的肾癌、曾有患肾手术史以及其他非手术适应证的患者应视为腹腔镜手术的禁忌证。腹腔镜手术也有一定的死亡率。

(4)微创治疗:射频消融(radio-frequency ablation,RFA)、高强度聚焦超声(high-intensity focused ultrasound,HIFU)、冷冻消融(cryoablation)治疗肾癌处于临床研究阶段,尚无循证医学Ⅰ～Ⅲ级证据水平的研究结果,远期疗效尚不能确定,应严格按适应证慎重选择,不推荐作为外科手术治疗的首选治疗方案。如进行此类治疗需向患者说明。

适应证:不适于开放性外科手术者、需尽可能保留肾单位功能者、有全身麻醉禁忌者、肾功能不全者、有低侵袭治疗要求者。多数研究认为适于<4cm 位于肾周边的肾癌。

(5)肾动脉栓塞:对于不能耐受手术治疗的患者可作为缓解症状的一种姑息性治疗方法。术前肾动脉栓塞可能对减少术中出血、增加根治性手术机会有益,但尚无循证医学Ⅰ～Ⅲ级证据水平证明。肾动脉栓塞术可引起穿刺点血肿、栓塞后梗死综合征、急性肺梗死等并发症。不推荐术前常规应用。

(6)术后辅助治疗:局限性肾癌手术后尚无标准辅助治疗方案。pT_{1a}肾癌手术治疗 5 年生存率达 90%以上,不推荐术后选用辅助治疗。pT_{1b}～pT_2期肾癌手术后 1～2 年内有 20%～30%的患者发生转移。手术后的放、化疗不能降低转移率,不推荐术后常规应用辅助性放、化疗。

2.局部进展性肾癌的治疗

局部进展性肾癌首选治疗方法为根治性肾切除术,而对转移的淋巴结或血管瘤栓需根据病变程度选择是否切除。术后尚无标准治疗方案。对手术后有肿瘤残留的患者,建议以免疫治疗或吉西他滨(gemcitabine,健择)为主的化疗和(或)放疗。

(1)区域或扩大淋巴结清扫术:早期的研究主张行区域或扩大淋巴结清扫术,而最近的研究结果认为区域或扩大淋巴结清扫术对术后淋巴结阴性患者只对判定肿瘤分期有实际意义;而淋巴结阳性患者区域或扩大淋巴结清扫术只对少部分患者有益,由于多伴有远处转移,手术后需联合免疫治疗或化疗。

(2)下腔静脉瘤栓的外科治疗:肾癌容易发生肾静脉、下腔静脉癌栓。

建议对临床分期为 $T_{3b}N_0M_0$ 的患者行下腔静脉瘤栓取出术。不推荐对 CT 或 MRI 扫描检查提示有下腔静脉壁受侵或伴淋巴结转移或远处转移的患者行此手术。腔静脉瘤栓取出术死亡率约为 9%。

3.转移性肾癌(临床分期Ⅳ期)的治疗

转移性肾癌尚无标准治疗方案,应采用以内科为主的综合治疗。外科手术主要为转移性肾癌辅助性治疗手段,极少数患者可通过外科手术而治愈。

二、肾母细胞瘤

肾母细胞瘤(nephroblastoma)是小儿泌尿系统中最常见的恶性肿瘤,约占小儿恶性实体肿瘤的8%。肿瘤发病年龄1~5岁者占75%,90%见于7岁之前,成人病例罕见。男女发病率大致相同。双侧患者占3%~10%。1899年德国医师 Max Wilms 对该病的特性作了较详细的叙述,故习惯上又将肾母细胞瘤称为 Wilms 瘤。罕见肾外肾母细胞瘤,可在后腹膜或腹股沟区发现,其他部位还包括后纵隔、盆腔后部及骶尾部。

(一)分期

临床病理分期与掌握病情、制定治疗方案及估计预后均有密切关系,至为重要。下面是 NWTS 对肾母细胞瘤的分期标准:

Ⅰ期:完整切除的肾内肿瘤,肾被膜未受侵。术前或术中无瘤组织外溢,切除边缘无肿瘤残存。

Ⅱ期:肿瘤已扩散到肾外而完整切除。有局限性扩散,如肿瘤浸润肾被膜达周围软组织;肾外血管内有瘤栓或被肿瘤浸润;曾行活体组织检查;或有局部肿瘤溢出,但限于腰部。

Ⅲ期:腹部有非血源性肿瘤残存;肾门或主动脉旁淋巴结受侵;腹腔内有广泛肿瘤污染;腹膜有肿瘤种植;肉眼或镜下切除边缘有肿瘤残存或肿瘤未能完全切除。

Ⅳ期:血源性转移至肺、肝、骨、脑等脏器。

Ⅴ期:双侧肾母细胞瘤。

(二)诊断

1.临床表现

(1)上腹部肿物:肾母细胞瘤其他临床症状均较少见,90%的患者以上腹部肿物为首次就诊原因。腹部肿物多在家长给患儿更衣或洗澡时被发现。肿物一般位于上腹季肋部,表面光滑、实质性、中等硬度、无压痛,较固定;肿瘤巨大者可超越中线,并引起一系列肿瘤压迫症状。

(2)血尿:10%~15%的患者可见肉眼血尿,血尿出现的原因目前认为是由于肿瘤侵及肾盂、肾盏所致。

(3)发热:肾母细胞瘤患者有时可有发热,多为低热,认为是肿瘤释放致热原所致的肿瘤热。

(4)高血压:有30%~60%的患者有高血压表现,这是由于肿瘤压迫造成患肾的正常肾组织缺血后,肾素分泌增加所致。

(5)贫血或红细胞增多症:贫血多由于肿瘤内出血、肿瘤消耗所致,红细胞增多症则往往是肿瘤自身可分泌促红细胞生成素所致。

(6)其他表现:可有腹痛,偶有以肿瘤破溃表现为急腹症就诊者。罕见有因肿瘤压迫引起左精索静脉曲张者,也不常见以转移瘤就诊者。肾母细胞瘤患者约有15%的病例可能合并其他先天畸形,如无肛症、马蹄肾等。

2.辅助检查

(1)B超：由于其方便和无创的特点，现已成为发现上腹部肿物后的首选检查手段。超声可检出肿物是否来自肾，了解肿物的部位、性质、大小以及相关脏器的关系。彩色多普勒超声还可检出肾静脉和下腔静脉有无癌栓。另外，肾母细胞瘤内常有出血、坏死，肿块常不均质，囊壁比较厚，此时超声可以轻易地将其与肾囊肿鉴别开来。

(2)泌尿系平片和静脉尿路造影：泌尿系平片可以见到患侧肾肿瘤的软组织影，偶可发现肿物边缘部分散在或线状钙化。静脉肾盂造影可见肾影增大，肾盂、肾盏受压而变形、伸长、移位。部分病例患侧肾完全不显影。静脉尿路造影同时还可了解对侧肾情况。

(3)CT：可以明确肿瘤的大小、性质以及与周围脏器的相邻关系。CT同时对下腔静脉有无瘤栓也能明确。

(4)逆行肾盂造影：目前已很少用到，仅在诊断不明，而静脉尿路造影患肾不明显时采用。

(5)MRI：在对肾母细胞瘤的诊断上优于CT，因为MRI除了像CT一样可明确诊断肿瘤大小、性质以及与周围脏器的相邻关系外，由于MRI有冠状面、额状面和矢状面多种层面的影像，可以轻易地界定肿瘤与肾、肾上腺以及下腔静脉的关系，容易确定肿瘤的来源，使肾母细胞瘤与肾上腺部位的神经母细胞瘤得以鉴别。MRI还可以清晰地显示下腔静脉内的瘤栓，尤其是MRI的额状面图像，可以清晰地显示瘤栓的范围。

(6)骨扫描：多在怀疑肿瘤骨转移时进行，可确定全身骨骼转移灶的位置，以便与神经母细胞瘤鉴别。

(三)治疗

肾母细胞瘤是小儿恶性实体瘤中应用综合治疗(包括手术、化疗及必要时加放射治疗)最早和效果最好的。化疗对提高肾母细胞瘤的存活率发挥了巨大作用。

1.手术治疗

手术治疗仍是肾母细胞瘤最主要的治疗方法，手术能否完全切除肿瘤，对术后患者的化疗效果和预后，有着重要的影响。

手术时宜采用上腹部横切口，自患侧第12肋尖部切至对侧腹直肌边缘，此种切口暴露基本足够，目前已很少有肿瘤需行胸腹联合切口，以求得足够的暴露。手术中首先应进行腹腔探查，先应探查肝有无转移，然后是查看主动脉和肾门周围有无肿大的淋巴结。如发现可疑肿瘤转移，则可切取淋巴结活检。

触诊探查对侧肾，尽管各种影像学检查可以基本除外双侧肿瘤的可能性，术中仍需仔细探查，可疑有肿瘤病变时应取活检。然后再探查患侧肿瘤大小、侵犯范围、肿瘤活动度和与周围脏器的关系。

依据肿瘤手术的基本原则，首先处理肾蒂的肾动脉和肾静脉，以防止手术过程中血缘性肿瘤转移的可能性。但在实际手术操作过程中，因肿瘤多比较巨大，仍存在一定的困难。此时可先切开后腹膜、游离患肾，然后再暴露肾门，处理肾蒂，注意避免首先结扎肾静脉，导致血液回流受阻，肿瘤胀大，容易发生肿瘤破裂。如肾静脉内有瘤栓，需取出瘤栓，再结扎肾蒂，然后完整切除瘤肾。操作应轻柔以免肿瘤破溃，如破溃，局部复发机会将增加一倍。目前认为淋巴结清扫并不能改善预后，只应切取淋巴结活检以确定肿瘤分期。如肿瘤向周围浸润固定，已无法完全切除,则应在肿瘤残余组织附近留置银夹,作为放疗的标记。待3~6个月后再次行手术探查予以切除。

2.术前综合治疗

近年来治疗上的重要进展是联合化疗,显著提高了肾母细胞瘤患者的存活率。必要的术前化疗是很重要的治疗手段。肿瘤过大、估计不易切除时,应用化疗和放疗,待肿瘤缩小、包膜增厚后,再行手术,可以减少手术中肿瘤破溃扩散的危险,提高完整切除率。

(1)术前化疗:肿瘤较大,估计手术切除有一定难度的患者,可给予VCR+ACTD化疗6~12周,VCR剂量为$1\sim2mg/m^2$体表面积,每周一次,不宜超过10周。ACTD进行1~2个疗程,中间间隔6周,每个疗程每天$15\mu g/kg$,连续用5天。每天的剂量不得超过$400\mu g$。

(2)术前放疗:术前放疗主要用于化疗效果不明显的病例,可在6~8天内给予800~1200cGy的照射,并在照射后2周内行肿瘤切除术。亦有人认为术前化疗不宜进行,一是诊断尚未明确,容易造成错误治疗;另一方面,术前放疗可能影响活检病理组织类型分析,造成组织中间变型检出率降低,掩盖正确的组织分型,影响术后化疗方案的确定。

3.术后综合治疗

(1)术后化疗:术后化疗是近年来肾母细胞瘤患者存活率提高的主要原因。NSWT的一系列研究,使术后化疗的效果提高,副作用受到控制,避免了不必要的化疗并发症。NWTS于1995年提出,认为小于2岁的Ⅰ期肿瘤患儿术后可不需要任何化疗,而对预后较差的组织类型患者提出强化治疗的方案(表6-3~表6-6)。

表6-3 良性组织类型Ⅰ、Ⅱ期和局限间变型Ⅰ期肿瘤术后化疗方案

周	0	1	2	3	4	5	6	7	8	9	10	12	15	18
	A			A			A			A		A	A	A
	V	V	V	V	V	V	V	V	V	V	V	V*	V*	V*

表6-4 良性组织类型Ⅲ、Ⅳ期和局限间变Ⅱ、Ⅲ期肿瘤术后化疗方案

周	0	1	2	3	4	5	6	7	8	9	10	12	15	18	21	24
	A			D			A			D		A	D*	A	D*	A
	V	V	V	V	V	V	V	V	V	V	V	V*	V*	V*	V*	
放疗																

(2)术后放疗:良性组织类型Ⅰ、Ⅱ期和间变型Ⅰ期手术后放疗对预后无明显影响,不需要进行。放疗目前主要用于良性组织类型Ⅲ、Ⅳ期及间变型Ⅱ~Ⅳ期。术后48小时与术后10日开始放疗,疗效相同,但若晚于10日,局部肿瘤复发机会明显增多。早期放疗并不影响伤口的愈合。术后放疗的剂量为手术野照射2000cGy,有全腹播散的病例可行全腹照射。如局部有肿瘤残留,可以追加照射500~1000cGy。1岁以内的患儿可仅照射10 000cGy,以避免影响发育。

表6-5 弥漫型间变Ⅱ-Ⅳ期肿瘤和透明细胞肉瘤
Ⅰ-Ⅳ期术后化疗方案

周	0	1	2	3	4	5	6	7	8	9	10	11	12	13	15	18	21	24
	D						D						D			D		D
		V	V		V	V	V	V	V	V		V	V*	V*		V*		V*
放疗				C			C*			C			C*		C	C*	C	C*
					E					E					E		E	

表6-6 恶性横纹肌样瘤Ⅰ-Ⅳ期术后化疗方案

周	0	3	6	7	8	9	12	15	18	21	24
	P	P				P	P		P	P	
	E	E				E	E		E	E	
		C						C			C

注：A:放线菌素D 用法：45 mg/kg,IV;V:长春新碱 用法：0.05 mg/kg,IV;V*:长春新碱 用法：0.067 mg/kg,IV;D:多柔比星 用法：1.5 mg/kg IV;D*:多柔比星 用法：1.0 mg/kg,IV;C:环磷酰胺 用法：14.7 mg/(kg.d)×5,IV;C*:环磷酰胺 用法：14.7 mg/(kg·d)×3,IV;E:依托泊苷 用法：3.3 mg/(kg·d)×3,IV;P:卡铂用法：16.7 mg/(kg·d)×2,IV

第二节　肾盂输尿管癌

上尿路的上皮肿瘤不常见,肾盂肿瘤占所有肾脏肿瘤的10％、占尿路上皮肿瘤的5％,输尿管肿瘤的发病率为肾盂肿瘤的1/4 。男性的发病率约为女性的2倍,女性患者预后较差,平均发病年龄为65岁。

一、诊断

(一)诊断要点

(1)反复发生血尿。

(2)尿液细胞学检查发现癌细胞。

(3)体格检查可能发现腰腹部病变。

(4)超声等影像学检查发现肾盂输尿管内病变。

(5)肾盂输尿管镜检查可确诊。

(6)患者可能伴发膀胱癌。

(二)临床表现

1.血尿

最常见的症状是间断性无痛性血尿,为肉眼血尿或镜下血尿。

2.腰痛

尿路梗阻时可出现腰痛,血块通过输尿管会发生肾绞痛。

3.其他症状

少数患者出现晚期表现,如腰腹部肿块、体重下降、厌食和骨骼疼痛。

4.体格检查

肿瘤较大、发生肾积水或侵及邻近组织器官时可能发现腰腹部肿物。

(三)辅助检查

1.尿液细胞学检查

采用自行排出的尿液或者输尿管插管肾盂冲洗液进行细胞学检查可能发现肿瘤细胞。

2.超声

肿瘤表现为肾盂内散在的实性、低回声肿块,能发现尿路梗阻。

3.肾盂输尿管造影

包括静脉尿路造影和逆行造影,肿瘤表现为散在的不规则的充盈缺损。梗阻使肿瘤以上的尿路扩张。逆行造影用于显示静脉尿路造影不能显示的肿瘤形态特征。

4.CT

对于较小的肿瘤显示困难,合并集合管系统扩张、积水时才能显示病变,可协助分期。主要表现为突入管腔的肿块,轻度强化以及充盈缺损。肿瘤一般呈向心性和膨胀性生长,可引起肾窦脂肪受压、移位或消失,多不致肾脏外形改变。

5.MRI

与 CT 相比无明显优点,T_1WI 上肿瘤信号强度与肾脏实质相似,T_2WI 上多呈略高信号,与肾脏其他肿瘤相似。合并尿路梗阻时水成像有助于确定梗阻部位。

6.放射性核素骨骼扫描检查

可发现骨转移。

7.膀胱镜

可以发现同时发生的膀胱癌,进行逆行肾盂造影,并可以确定血尿来源于哪一侧肾脏。

8.肾盂输尿管镜

可以直接观察肿瘤,同时进行活组织检查。

(四)鉴别诊断

1.肾癌

一般表现为肾实质肿块,影像学检查可以鉴别。

2.泌尿系统结核

血尿在长期膀胱刺激症状后发生,终末加重,经抗生素治疗无明显缓解,尿液中有结核菌,患者可有低热、盗汗、红细胞沉降率增快等表现。

3.泌尿系统结石

一般为活动后血尿,上尿路结石常伴肾绞痛及恶心、呕吐,影像学检查可以发现结石。

4.输尿管炎性狭窄

一般无血尿,影像学检查无管腔内充盈缺损,肾盂输尿管镜检查可以鉴别。

二、治疗

治疗以手术为主,应根据肿瘤和患者的情况选择合适的治疗方法。

（一）根治性肾盂输尿管切除术

适用于大的、高分级、侵袭性肾盂和近端输尿管肿瘤，对于中分化、非浸润性肾盂和上段输尿管肿瘤，如果肿瘤较大、多发、保守性手术后迅速复发也可以采用。手术需要切除肾脏、输尿管，并袖状切除输尿管开口处的膀胱壁，清除区域淋巴结。

（二）保留肾脏输尿管的手术

包括输尿管部分切除术、肾脏或肾盂部分切除术等，主要用于低分级的肿瘤，尤其是肾脏功能不良者，如孤立肾、双侧肿瘤患者。

（三）肾镜和输尿管镜治疗

适用于单个小的、低分级肿瘤。

（四）辅助疗法

对于保留肾脏输尿管的手术，可采用免疫治疗和化疗药物灌注治疗以及内照射，以降低复发率。所用药物与膀胱癌灌注治疗类似，一般不用卡介苗。

（五）放疗和化疗

术后可以进行放疗和化疗。对于不能手术的患者可以进行姑息性放射治疗或化学治疗，能减轻症状、延长生存时间。

（六）药物治疗

灌注化疗可采用丝裂霉素、表柔比星（表阿霉素）、多柔比星（阿霉素）。全身化疗药物有顺铂、氨甲蝶呤、长春花碱、多柔比星、吉西他滨等。

第三节　膀胱肿瘤

膀胱癌是泌尿系统中最常见的恶性肿瘤，以复发率高为特点，男性的发病率是女性的 2.5 倍，在高龄者中其发病率和病死率均较高；而年轻患者的肿瘤一般分化较好、预后更佳。

一、诊断

（一）诊断要点

（1）有血尿和膀胱刺激症状或尿液中有腐肉样物。

（2）尿液细胞学检查发现癌细胞。

（3）经直肠和盆腔双合诊检查可能发现盆腔病变。

（4）超声等影像学检查发现膀胱内病变。

（5）膀胱镜检查是直接的诊断依据。

（6）应明确是浅表性还是浸润性（T1 期以上）肿瘤以及有无原位癌。

（二）临床表现

1.血尿

最常见的症状是无痛性肉眼或镜下血尿。

2.膀胱刺激症状

见于弥漫性的原位癌或浸润癌、肿瘤合并感染或位于膀胱三角区及颈部附近的肿瘤。

3.排尿困难

肿瘤靠近膀胱出口、体积过大或者出血时可发生排尿困难甚至尿潴留。

4.其他症状

肿瘤造成输尿管梗阻时可能出现肾积水表现,晚期肿瘤患者可有体重下降或骨骼疼痛等。

5.体格检查

包括经直肠指检和盆腔双合诊,肿瘤较大或侵及邻近组织器官时可能发现肿物。

(三)辅助检查

1.尿液细胞学检查

采用尿液或者膀胱冲洗液进行细胞学检查可发现膀胱肿瘤。

2.超声检查

表现为高回声肿块,附着在膀胱壁,可判断肿瘤浸润膀胱壁的深度。

3.静脉尿路造影

表现为膀胱内充盈缺损、轮廓不规则呈锯齿样、膀胱壁僵硬,还可观察有无上尿路的充盈缺损和肾积水。

4.CT

表现为膀胱壁增厚或突入膀胱内的肿块以及充盈缺损,可发现盆腔淋巴结增大和远位转移。

5.MRI

T_1WI 上肿瘤与膀胱壁等信号,T_2WI 上多呈中等信号,表现为膀胱壁增厚或者突入膀胱内的肿块,判断淋巴结转移的准确性与 CT 类似。

6.放射性核素骨扫描检查

血清碱性磷酸酶活性增高或者有骨骼疼痛时可行骨扫描检查,可发现骨转移。

7.膀胱镜

为确诊依据,肿瘤多见于三角区和输尿管开口周围,检查时可取活检,如静脉尿路造影检查时一侧尿路显影不佳或有输尿管口喷血,应同时行逆行肾盂造影检查。

(四)鉴别诊断

1.细菌性膀胱炎

一般见于已婚女性,血尿常伴膀胱刺激症状,尿液检查可发现细菌。

2.泌尿系统结核

血尿在长期膀胱刺激症状后发生,终末加重,经抗生素治疗无明缓解,尿液中有结核菌,患者可有低热、盗汗、红细胞沉降率增快等表现。

3.腺性膀胱炎

临床表现与膀胱肿瘤相似,需要病理学检查鉴别。

4.良性前列腺增生

多见于老年男性,有排尿困难,可出现血尿,膀胱镜检查可一明确诊断。

5.泌尿系统结石

一般为活动后血尿,上尿路结石常伴肾绞痛,影像学检查可以鉴别诊断。

6.子宫颈癌

侵犯膀胱后可出现血尿,但有阴道流血,体格检查和膀胱镜检查可以鉴别诊断。

二、治疗

膀胱癌的治疗以手术为主,应根据病理检查和患者全身状态选择合适的治疗方法,以检测到的最高分级和分期决定治疗方案。

T_a、T_1 期肿瘤以经尿道切除肿瘤为主要治疗方法,也可行膀胱开放手术。浅表性肿瘤复发率高,可进展为浸润癌。经尿道切除术后 6 小时内应进行 1 次膀胱灌注化疗。单个的 T_a-T_1、直径小于 3cm 的 G_1 级乳头状癌复发率很低,不需要进一步治疗。复发性、多发性 T_a-T_1、G_1-G_2 级肿瘤需进行 4～8 周的膀胱灌注治疗,每周 1 次,然后可每月进行 1 次,不超过 6 个月。卡介苗膀胱灌注治疗效果最好。保留膀胱的患者应严密随诊,术后每 3 个月进行 1 次膀胱镜检查,2 年内无复发者改为每半年 1 次。

原位癌需要 BCG 膀胱灌注,每周 1 次,6 周为 1 个疗程,如效果不佳,可再进行 1 个疗程,效果仍不佳者应行膀胱尿道全切除术。

T_2 期肿瘤分化良好、局限的可行经尿道肿瘤切除术或膀胱部分切除术。其余 T_2-$T_{4a}N_0$-N_xM_0(未侵及腹壁和盆壁)肿瘤应行根治性膀胱全切除和区域淋巴结清除术,同时行尿流改道。浸润性膀胱癌术后可进行放疗和化疗。不能手术的患者也可进行放疗或化疗,以减轻症状、延长生存时间。浸润性鳞癌和腺癌应行膀胱全切除术。

膀胱灌注化疗可采用丝裂霉素、表柔比星(表阿霉素)、多柔比星(阿霉素),还可以采卡介苗、白细胞介素-2 以及干扰素进行膀胱灌注治疗。

膀胱灌注化疗的方法:无菌条件下导尿,排空膀胱,将化疗药物加入 30～50mL 无菌生理盐水中,注入膀胱后保留 2 小时。丝裂霉素、表柔比星和多柔比星的剂量分别为每次 20～40mg、50～80mg 和 50mg。

全身化疗药物有顺铂、氨甲蝶呤、长春花碱、多柔比星、吉西他滨等。

第七章　梗阻性尿路疾病

第一节　肾　积　水

尿液在肾内淤积,肾盂肾盏潴留的尿液超过正常容量时,称为肾积水。当肾积水容量超过1000mL,或在小儿超过其24小时尿量时称为巨大肾积水。

肾积水多由上尿路梗阻性疾病所致,常见原因为先天性肾盂输尿管交界处狭窄、输尿管结石等,长期的下尿路梗阻性疾病也可导致肾积水,如前列腺增生、神经源性膀胱功能障碍等。积水的程度有轻,中,重之分。轻度时仅见肾盂扩张,中度时肾盏也随之扩张,重度时肾盂肾盏融合,肾成为一个积水的囊袋。

一、诊断

(一)临床表现

1.无症状性肾积水

是指处于静止状态的肾积水,可多年无症状,直至发生继发感染及造成邻近器官的压迫症状才去诊治。也有在体检做B超时偶尔发现者。

2.有症状的肾积水

(1)疼痛:腰部疼痛是重要症状。在慢性梗阻时往往症状不明显,仅表现为腰部钝痛。大多数急性梗阻可出现较明显的腰痛或典型的肾绞痛。有个别患者虽发生急性双侧性梗阻或完全梗阻,但并不感到疼痛。Diedl危象,指在肾盂输尿管连接部梗阻造成间歇性肾积水,少尿与多尿呈交替出现,当大量饮水后出现肾绞痛、恶心、呕吐。在儿童,肾积水常表现腹部肿块,上腹部突发剧烈疼痛或绞痛,继之有多量小便,当疼痛缓解则肿块缩小甚至消失。

(2)肾肿大与腹块:慢性梗阻可造成肾肿大或腹块,但并不一定有其他症状,长期梗阻者在腹部可叩及囊性肿块。

(3)多尿和无尿:慢性梗阻导致的肾功能损害可表现为多尿,而双侧完全性梗阻、孤立肾或仅一个肾有功能者完全梗阻可发生无尿。部分梗阻时尿量可大于正常,表现为明显的多尿,而肾结石如间歇性阻塞肾盂时,可出现间歇性多尿。在多尿时,伴有腹块消失或腹胀痛缓解。

(4)血尿:上尿路梗阻很少引起血尿,但如梗阻原因为结石、肿瘤则在肾绞痛的同时出现血尿。在部分梗阻的病例,表现为间歇性梗阻,当绞痛出现后则尿量增多,并可产生血尿。在有继发感染时也可伴有血尿或脓尿。

(5)胃肠道症状(恶心、呕吐、胃纳减退等):出现于两种情况:一种是急性上尿路梗阻时反射性的胃肠道症状;另一种为慢性梗阻的后期肾功能减退造成尿毒症引起的胃肠道症状。

(6)继发性顽固性尿路感染:梗阻的尿路一旦继发感染,常很难治愈,易复发,发作时常有畏寒、发热、腰痛,并会延伸至下尿路形成膀胱刺激征。

3.体征

最主要的是上尿路梗阻形成肾积水后发生肾区饱满叩痛,甚至扪及肿块。如为不完全梗阻造成的间歇性梗阻,则可造成间歇性扪及的肿块。一般的肾积水肿块,质不坚,无触痛,表面光滑无结节,并发感染时则出现疼痛、触痛及全身性感染症状与体征。

(二)辅助检查

1.尿液常规检查

早期轻度的肾积水患者尿常规可正常,当发展到肾盏扩大时可出现血尿与蛋白尿。大量的蛋白尿与管型在上尿路梗阻性疾病不常见。

2.肾功能测定

单侧上尿路梗阻肾积水患者肾功能检查一般由于对侧的代偿而不出现异常,酚磺酞试验与靛胭脂排泄性测定如表明有损害则说明双侧肾脏损害。当严重的双侧肾积水时,尿流经过肾小管缓慢,就有大量的尿素被再吸收,但是肌酐一般不吸收,这就导致尿素与肌酐之比超过正常的 10:1。当肾脏实质破坏严重影响肾功能时,血肌酐与内生肌酐清除率均将上升。③贫血:在双肾积水肾功能减退时出现。

3.尿路平片

显示增大的肾影,如尿路出现钙化影提示肾输尿管有结石造成梗阻。

4.静脉尿路造影

了解梗阻的部位及原因;肾盂、肾盏与输尿管扩张的程度;从肾皮质的厚度与其显影的密度大致可估计肾脏的功能。大剂量静脉尿路造影结合电视录像可动态观察肾、输尿管的蠕动功能,以分辨其为机械性还是动力性梗阻,并可对两侧的蠕动功能加以比较。肾功能明显损害为禁忌。

5.逆行肾盂造影

对肾功能不佳,静脉尿路造影显示不佳者可作逆行造影以了解梗阻部位、病因及梗阻程度,但必须警惕逆行插管造影时将细菌带入积水的肾脏引起脓肾,或是由于插管及造影剂的刺激使梗阻部位的黏膜水肿,加重了梗阻的程度,从不完全变成完全梗阻。

6.经皮穿刺肾盂输尿管造影

对于静脉尿路造影不理想,逆行造影失败或不宜行逆行造影者,可在 B 超引导下经皮穿刺积水的肾行顺行造影,以了解梗阻部位与程度以及梗阻近端输尿管与肾盂的情况,同时对采集的尿液行细胞学检查及培养,并可留置导管行尿液引流。

7.血管造影

凡怀疑梗阻与血管畸形病变有关的患者,按需要可行肾动脉、腹主动脉、下腔静脉或肾静脉造影,以了解梗阻原因与血管的关系。从血管造影中还可了解肾的血供、肾皮质的厚度等资料。

8.膀胱尿道造影

双侧肾盂输尿管积水患者行此造影可了解是否有膀胱输尿管反流及神经源性膀胱等病变。

9.超声检查

是一种简便无创伤的检查。可了解肾、输尿管积水的程度,肾实质萎缩程度,也可初步探测梗阻的部位与原因,并可引导穿刺造影。

10.放射性核素检查

包括:①放射性核素肾图:在梗阻性肾图,其血管相与分泌相有一定程度压抑,这与梗阻的严重程度及梗阻时间有关,主要表现为排泄相下降迟缓。肾图有助于估计双肾功能及梗阻程度的差别,但不能作定量分析。②放射性核素肾动态显像:揭示核素摄入差,放射性核素经过肾皮质的缓慢传送在肾盂中有显像剂积聚。

11.CT

可了解梗阻的部位,有助于对梗阻病因的探测,能清晰显示肾、输尿管的扩张程度及肾皮质的厚度,并可同时作两侧的结构与功能的比较。螺旋 CT 可快速确诊上尿路结石以及 KUB 阴性的结石。

12.经皮肾镜与输尿管镜检查

直接观察梗阻部位,可同时完成活检、扩张、内切开、碎石、插管或肾造瘘等治疗。

13.膀胱镜检查

可直接观察双侧输尿管开口及插管收集分侧尿液进行肾功能化验、尿素的定量分析、酚磺酞或靛胭脂的比色试验,并可从尿量推测肾盂容量,还可经插管行逆行造影。

14.肾盂内压测量

经皮肾穿刺插管($>$F18),同时自尿道内插一 F12~14 导尿管留置于膀胱,保持开放以引流膀胱内液体,用生理盐水或造影剂以 10mL/min 的流速注入肾盂,直到液体充满上尿路和注入肾盂及膀胱流出的速度(均为 10mL/min)相等时,经肾盂的 Y 形接管连续测压管记录肾盂内压(肾盂绝对压力)。同时由导尿管测出膀胱压力,将肾盂绝对压力扣除腹腔压力(膀胱压力)即为相对压力,正常为 1.18~1.47kPa($12\sim15$cmH$_2$O),$>$1.47kPa(15cmH$_2$O)提示有轻度梗阻,$>$2.6kPa(22cmH$_2$O)提示有中度梗阻,$>$3.9kPa(40cmH$_2$O)为严重梗阻。

如在测压同时注入造影剂,还可同时拍片或录像以了解梗阻部位与原因。

15.磁共振尿路成像(MRU)

能清晰地显示肾盂和输尿管的结构、梗阻的部位和上尿路积水扩张的程度,梗阻积水越重,图像越清晰。MRU 对梗阻的定位诊断有极大的帮助,该检查为非侵袭性,不需要注射造影剂,对肾功能严重受损的患者亦可采用。

二、治疗

(一)治疗目标

在针对消除病因的基础上解除梗阻,改善肾功能,缓解症状,控制感染,尽可能修复其正常的解剖结构。

(二)治疗的估计

1.年龄

婴幼儿应尽早处理,青壮年可适当观察,如有进展应及时手术,50~60 岁以上宜早期考虑手术治疗以保留健全的肾功能。

2.对肾功能与梗阻的估计

(1)至少保留 1/4 的正常肾组织才能维持生命的最低限度功能,如非必要,尽量不作肾引流,以防感染的产生。

(2)对于无症状、无感染的肾积水患者,可每 6～12 个月用 B 超、CT 及静脉尿路造影复查观察,如无进展可暂不手术。

(3)肾盂输尿管交界处梗阻可能由结石造成,因此在取出结石的同时,必须探查是否存在形成结石的病因。如有狭窄,应同时纠正。

3.对肾内与肾外肾盂手术的估计

肾内型肾盂处理较困难。

4.双侧肾积水的手术时机

在双侧肾盂积水无感染时,可先处理功能差的一侧,使对侧持续处于功能负荷的代偿肥大。手术侧肾在一定的刺激下可恢复较好。对于伴有感染者,则宜选择严重一侧先行手术,并应尽快处理对侧。如果仅为功能较好的一侧感染,则应优先考虑手术,以最大限度保留肾功能,控制感染,另一侧在稳定病情后再考虑手术。在一侧功能较好的肾有肾盂积水,但可以通过手术力争挽回肾功能,应首先考虑手术。若对侧肾已无功能,则必须待手术侧的肾功能恢复,病情稳定后方可决定是否即行切除。

(三)治疗的方式

1.局部处理

适于梗阻部位的病变可用局部处理解决者,如粘连分离、纤维索带切断、血管移位再吻合、结石摘除等。对于局部压迫过长已造成输尿管严重受损时,应将此段输尿管切除再吻合。

2.梗阻

对于梗阻已造成肾严重积水时,需先行造瘘引流。

3.整形手术

必须掌握整形手术的要点:①使肾盂输尿管吻合处在肾盂的最低点;②肾盂输尿管吻合口应构成漏斗状;③修复时应切除周围纤维、粘连、瘢痕组织,但勿损伤血供;④切除多余的肾盂壁,保持一定的肾盂张力,如肾积水过大,则可将较薄的肾皮质处内翻折叠后固定,以缩小肾内容积;⑤为减少吻合口漏尿,可置双猪尾巴导管,为避免由于漏尿及溶血瘀结而形成吻合口周围瘢痕纤维化,可在吻合口外放置负压吸引管充分引流。整形手术方式很多,但目前从病因病理学角度出发认为以将病变段输尿管切除再吻合为佳。

第二节　膀胱输尿管反流

正常人尿液可通过输尿管膀胱连接处从输尿管进入膀胱,不能自膀胱反流到输尿管,特别是当排尿期膀胱内压升高的情况下。这种抗反流作用是一种十分重要的正常生理功能,一则可保护肾不会经常受到尿液反流的冲击,另外当膀胱尿液感染时也不会因反流而扩散到肾。

引起膀胱输尿管反流的原因极多,有先天性的,也有后天获得的,都与膀胱输尿管连接处的解剖生理异常有关。

一、诊断

(一)病史及体格检查

1.病史

(1)女性特别是幼儿,有反复尿路感染病史者。

(2)有排尿困难、尿流缓慢等下尿路梗阻症状伴有肾盂肾炎病史者。

(3)慢性肾衰竭及肾性高血压的患者,特别是有慢性尿路感染史者。

2.体格检查

(1)肾区压痛:常在急性肾盂肾炎发作时出现,但没有这种体征也不能除外慢性肾感染。

(2)膀胱膨胀:下尿路梗阻患者通过耻骨上区叩诊有时可发现膨胀的膀胱。

(3)神经系列检查:常可发现有阳性神经系体征。

(二)临床表现

膀胱输尿管反流的较常见临床表现是反复发作的急性肾盂肾炎,大多见于女性,特别是幼年女孩。

1.与反流有关的症状

(1)肾盂肾炎:在成人常表现为寒战、高热、肾区疼痛、恶心和呕吐,有时伴有膀胱炎的症状。在儿童可仅有发热、腹部隐痛,有时有腹泻等不典型的症状。这些症状常反复发作,不易彻底控制。有些患者虽有肾盂肾炎,但没有明显症状。尿液检查发现脓细胞增多,尿培养有细菌生长。

(2)膀胱炎:有些患者主要表现为反复发作膀胱炎症状,这些患者一般都有慢性肾盂肾炎,尿中细菌对抗菌药大多耐药。

(3)排尿时肾区胀痛:少数有反流患者可有此症状。

(4)高血压:由反流引起的萎缩性肾盂肾炎患者中,有较高的高血压发病率。

(5)尿毒症:双侧反流因可造成肾盂积水或肾盂肾炎或两者兼有常使肾实质损害,逐渐加重,在终末期时出现尿毒症表现。如能在较早时期(儿童时期)做出诊断并及时处理常能防止肾盂肾炎的继续发展。

2.与原发疾病有关的症状

(1)尿路梗阻:在幼女中多继发于尿道周围横纹肌的痉挛,常表现为排尿起始时踌躇及尿流缓慢或分次间断排尿。在男性婴幼儿的下尿路梗阻多为后尿道瓣膜,而在50岁以上的老年人多为前列腺肥大所引起。

(2)脊髓病变:神经源性膀胱患者常有截瘫、四肢麻痹、多发性硬化症和脊膜膨出症等严重神经病变。排尿症状可有尿频、尿急、排尿困难、尿潴留和尿失禁等。

(三)辅助检查

1.尿液检查

在女性大多有细菌尿与脓尿,男性尿液检查正常者稍多见。

2.肾功能试验

酚磺酞试验结果较为灵敏,即使肾功能在正常范围,其分泌曲线亦较平坦,缺乏高峰,因开始半小时分泌的酚磺酞一部分反流入肾盂。有严重双侧反流者总的酚磺酞分泌显著下降。在有显著反流及肾盂积水的患者血清肌酐仍可保持正常，只有当肾功能有较严重损害时才升高。因此在反流患者酚磺酞试验是一种较好的筛选试验。

3.残余尿测定

如排尿后立即插导尿管发现仍有尿液，这可能不是残余尿而是反流的尿液重新回入膀胱。因此必须行进一步检查，明确病情。

4.尿路平片

如显示脊椎裂、脊膜膨出或骶骨不发育，提示有神经源性膀胱并发反流的可能。静脉尿路造影：即使有反流存在，静脉尿路造影仍可显示正常；但如出现下列一些线索，需进一步追查反流是否存在：①输尿管下段持续呈扩张状态；②输尿管的全长被显示；③输尿管出现节段性扩张；④肾盂输尿管积水伴输尿管下端狭窄；⑤显示已痊愈的肾盂肾炎的改变：肾盏杵状膨大、漏斗部狭窄或皮质变薄。在双输尿管畸形病例中，当肾下极或上极显示肾盂积水或肾盂肾炎引起的瘢痕时，提示引流该极的输尿管有反流的可能。

5.膀胱造影

包括单纯性或延迟性膀胱造影，排尿期膀胱尿道造影或电视录像等。排尿期录像还可显示有无膀胱颈部梗阻或后尿道瓣膜等病变。

6.放射性核素

检查用^{99m}Tc加入无菌盐水后注入膀胱，用γ相机摄影可显示有无反流。

7.膀胱镜检查

用每100mL内含5mL靛胭脂的无菌水充盈膀胱（一般用200～300mL）。令患者自行排尿。插入膀胱镜，用无菌水充分灌洗膀胱后，观察输尿管口有无蓝色液体流出。如反流只在排尿时发生，则其闭锁不全的程度比反流发生于较低的膀胱内压者为轻。输尿管口如呈马蹄形或高尔夫球穴形，一般表示其功能有闭锁不全。闭锁不全的程度愈重则管口向上向外侧移位愈显著。

8.尿道口径测定

在有下尿路梗阻的女性患者应用尿道探子探察有无狭窄。在幼女远端尿道狭窄是引起尿路感染及反流的常见病因。将尿道的环状狭窄消除后可降低排尿期膀胱内压而使反流缓解。在成年女性这种情况较少见。

二、治疗

治疗的目的是保持尿液无菌，解除或防止肾盂输尿管积水以及肾功能减退等并发症的继续发展。

（一）保守治疗

1.指征

①患原发性反流的儿童（膀胱三角肌肉薄弱）静脉尿路造影检查显示上尿路正常；②膀胱镜检查输尿管形态正常；③膀胱造影显示仅有短暂的或"高压性反流"；④成年女性偶尔在性交后发生急性肾盂肾炎，在用抗生素治疗后很快被控制，当尿液转为无菌后膀胱造影未见明显的反流。这类患者只要采取措施保持膀胱无感染即可。

2.方法

(1)扩张或切开女孩中远端尿道狭窄环,在儿童可扩张至 F30～34,在成年女性可扩张到 F40～50。在男孩切除后尿道瓣膜能降低膀胱内压力,消除膀胱残余尿后,反流大多随之消失。

(2)三次排尿法:由于反流的存在,膀胱不能 1 次排空,在排尿时有部分尿液反流到上尿路后又流入膀胱。因此嘱患者每隔 2～3 分钟排尿 1 次连续 3 次,常可将膀胱尿液完全排空。膀胱的防御能力也得以保持,这种 3 次排尿法每天应进行 1 次。

(3)按时排尿法:在有反流的儿童其膀胱壁常很薄且当膀胱充盈时缺乏尿意。这样可引起膀胱过度膨胀使逼尿肌逐渐丧失张力,残余尿逐渐增多。对这些儿童应嘱他们按时排尿,不论有无尿意,每 3～4 小时一次。

(4)间歇性自行导尿(非无菌性):用于上尿路严重积水的患者。可先长期(几个月以上)保留导尿待肾积水减轻和肾功能改善后,再采用间歇性自行导尿术。多数患者可避免尿流改道的手术。方法是用 F14 的导尿管,在膀胱较充盈时进行自行导尿,导毕可用自来水清洗后放入清洁塑料袋以备下次再用。

(5)抗菌药物的应用:有尿路感染的患者在下尿路梗阻已被解除后,应继续使用较长时间的抗菌药物。按尿培养与药物敏感试验选用抗菌药物,最好选 2～3 种药物联合应用以减少耐药性。用药剂量必须充足。开始用药 2 周后再减至 1/4～1/2 的剂量,维持 1～3 个月。

3.保守治疗效果的观察

(1)在 1 年内至少每月做 1 次尿液常规检查与细菌培养。能持续保持无菌者表示疗效满意。

(2)保守治疗后 6 个月、1 年及 2 年分别行膀胱尿道造影和静脉尿路造影,观察有无反流、肾功能及上尿路积水情况。在儿童中一半患者应用保守疗法可获得满意结果。

(二)外科治疗

对膀胱输尿管反流患者,做出手术决定前必须考虑下列因素:①年龄:年幼儿童三角区发育不全所引起的反流,有些会随着年龄的增长逐渐消失,因此对这些患者如反流程度不重,倾向于采取保守治疗;②反流的程度;③输尿管和肾扩张积水的程度;④肾功能损害的程度;⑤保守治疗的效果;⑥患者的情况是否允许进行较长期的随访。

1.外科手术指征

(1)不能自行消失的先天性异常:①异位输尿管;②重复输尿管;③输尿管囊肿切除后的严重反流;④高尔夫球穴状的输尿管口。

(2)尿路感染应用保守治疗效果不佳。

(3)定期静脉尿路造影显示肾脏损害有所增加。

(4)在较低的膀胱内压下产生的严重反流。

(5)保守治疗 1 年仍然有明显的反流存在。

2.尿流改道术

(1)指征:①在肾功能有显著损害和输尿管有严重扩张的病例,需先行尿流改道以改善肾功能和恢复输尿管张力,以后再行进一步的手术治疗;②对肾功能严重受损及输尿管极度扩张的病例需行永久性尿流改道。

（2）方法：①暂时性的尿流改道术：如输尿管至膀胱的通道无器质性梗阻则行膀胱造瘘，女性可保留导尿管引流；如输尿管有扭曲等梗阻则行肾造瘘或肾盂造瘘术；②永久性的尿流改道术：对肾功能已严重受损及已失去张力的极度扩张输尿管则可行输尿管回肠皮肤造瘘术（Bricker 手术）或输尿管皮肤造瘘术。

3.输尿管膀胱成形术

（1）切除输尿管的末端上 2～3cm，因这一段的肌肉大多发育不全。

（2）游离足够长度的输尿管以便将其下端 2.5cm 长的一段构成膀胱内输尿管。

（3）将膀胱内输尿管置于黏膜下。

（4）缝合输尿管下端（新的输尿管开口）于三角区肌肉的切缘。

4.其他手术

在重复输尿管畸形，如肾的一极因反流使其功能接近完全丧失，可将此极连同其输尿管一并切除。如整个肾都已受到严重损害，功能极差，而对侧肾正常者，应行全肾及其输尿管切除。

输尿管膀胱成形术的并发症：①近期并发症：在术后 1 周内由于吻合口的暂时性梗阻（如水肿）或是由于支架管而导致急性肾盂肾炎。加强抗菌药物的应用大多可使感染获得控制。此外，在对扩张的输尿管进行广泛的修整手术时，有时可因末端输尿管血供的损害而导致其坏死脱落。②后期并发症：反流可仍存在或由"低压"反流变为"高压"反流。在这种情况下，再次手术的指征与第一次手术相同。少数病例可发生吻合口梗阻，必要时需作修整，严重者应先行肾造瘘术。

输尿管膀胱成形术大多效果良好，手术后反流消失，尿路感染被控制，反流消失者约占90%，发生输尿管膀胱处狭窄者 3% 左右。大多数患者术前的上尿路扩张在术后可逐渐有所减轻。在术后停止抗生素后，约有 75% 的病例在 3～6 个月尿液保持无菌。在输尿管有严重扩张病例，手术效果较差。

第三节　急性尿潴留

急性尿潴留是泌尿外科最常见的急症之一，必须紧急诊断和及时处理。

一、诊断

1.机械性梗阻

膀胱出口和尿道的急性梗阻性病变或慢性梗阻性病变发生急性水肿、出血时都可引起急性尿潴留。较常见的急性梗阻性病变为尿道损伤或结石、异物的突然堵塞。慢性梗阻性病变为前列腺增生、尿道狭窄等。膀胱肿瘤或膀胱炎引起的膀胱内大量出血形成血块，盆腔肿瘤，妊娠子宫的压迫，处女膜闭锁的阴道积血，甚至婴幼儿在直肠内的粪块压迫，也可能是急性尿潴留的原因。

2.动力性梗阻

膀胱、尿道并无器质性梗阻病变，尿潴留系排尿功能障碍所引起，例如手术麻醉后尿潴留，特别是腰麻和肛管直肠手术后；中枢和周围神经急性损伤、炎症、肿瘤水肿出血等亦可引起急性尿潴留；各种松弛平滑肌的药物如阿托品、溴丙胺太林（普鲁本辛）、山莨菪碱（654-2）等有时也能引起急性尿潴留。

急性尿潴留也常见于高热、昏迷的患者，在小儿与老人尤为多见。个别患者因不习惯于卧床排尿而发生尿潴留。

二、治疗

急性尿潴留的治疗原则是解除病因，尽快恢复正常排尿。但有时病因不明或一时难以解除，则只能先做尿液引流，以后再处理病因。

1.病因明确并有条件即时解除者

应立即去除病因，恢复排尿。例如尿道结石或尿道异物，在去除病因后，尿潴留多可解除。

2.病因明确但不能去除者

有些病因虽然明确，但在处理尿潴留时不能同时去除病因，则应先缓解尿潴留，如前列腺增生、尿道狭窄等。腰麻和肛管直肠手术后的尿潴留，可用针灸治疗，常选用的穴位有中极、曲骨、阴陵泉、三阴交等。

3.急性尿潴留的解除方法有

（1）导尿：导尿是解除尿潴留最直接和最有效的方法。导尿应在无菌操作下进行，避免将细菌带入膀胱，尿液应慢慢排出，防止膀胱内压力迅速降低而引起膀胱内出血。前列腺增生患者导尿有困难时，可采用弯头导尿管。如尿潴留时间较长或导出尿液过多，排尿功能一时难以恢复时，应留置导尿管。导尿管留置期间应每日清洗尿道口，引流系统应每日更换。

（2）耻骨上膀胱穿刺：因尿道水肿或狭窄不能插入导尿管时，可在无菌操作下行耻骨上膀胱穿刺造口术。

第八章　肾上腺外科疾病

人体肾上腺是成对的器官,位于腹膜后,在双侧肾的内前上方,平第一腰椎,相当于第Ⅱ肋水平,右侧比左侧稍高。肾上腺组织由外向内可分为皮质和髓质。成人肾上腺皮质约占90%,髓质约占10%。肾上腺皮质由外而内分为三层:球状带,约占皮质15%,主要分泌盐皮质激素;束状带,约占75%,主要细胞为亮细胞,也称海绵细胞,主要分泌糖皮质激素;网状带,约占7%～10%,主要细胞为致密细胞,主要分泌脱氢异雄酮及其硫化物。肾上腺髓质和皮质无明显的界限,主要由高度分化的嗜铬细胞组成,其内部的嗜铬颗粒即为含肾上腺素或去甲肾上腺素的分泌颗粒。

第一节　皮质醇增多症

皮质醇增多症又称库欣综合征(Cushing's syndrome)。是最常见的肾上腺皮质疾病,是由于肾上腺皮质长期分泌过量皮质醇引起的。这是一组症候群,病因有多种,包括肾上腺皮质自主分泌皮质醇的肿瘤,垂体或其他脏器分泌过量垂体促肾上腺皮质激素(ACTH)使双侧肾上腺皮质增生,从而分泌过量皮质醇。

近20年来,皮质醇增多症的诊断和治疗有了长足进步,皮质醇增多症的病因和发病机制的研究也有了很大的进展,然而有不少问题仍有待阐明。

【病因分类与发病机制】

皮质醇增多症可分为ACTH依赖性和ACTH非依赖性两大类。在ACTH依赖性中,包括垂体性皮质醇增多症即库欣病和异位ACTH综合征;在ACTH非依赖性中,包括肾上腺皮质腺瘤或腺癌。其中,库欣病的比例最高,约占70%;肾上腺皮质肿瘤约占20%;异位ACTH综合征约占10%～20%。还有少见的肾上腺大结节增生症。

关于皮质醇增多症的发病机制,下面按分类进行说明。

(一)库欣病

库欣病(Cushing's disease)是专门指垂体性的皮质醇增多症,其内涵与库欣综合征不同,在概念上不能混淆。

库欣病的病因和发病机制不是单一的,有多种不同的情况。其中,最常见(80%～90%)为垂体ACTH腺瘤。一般认为这些腺瘤分泌ACTH是自主性的,因为有人报告脑脊液中CRH的水平很低;ACTH腺瘤周围的垂体ACTH细胞处于被抑制状态;切除垂体ACTH腺瘤,库欣综合征的临床表现可以得到缓解,有些患者还会出现暂时的垂体-肾上腺轴的功能低下。然而有些情况仍然说明与下丘脑CRH有一定关联。如垂体ACTH腺瘤对外源性CRH的刺激呈高反应;血 ACTH 及皮质醇的昼夜节律仍然存在,但谷值降不到正常水平;对大剂量地塞米松虽然反应迟钝,但还有反应。垂体 ACTH 瘤与其他垂体瘤不同,微腺瘤(直径<10mm)占 90% 以上,大腺瘤(直径多 10mm)的比例很小。在常规染色时,微腺瘤为嗜碱性细胞,而大腺瘤多数为嫌色细胞。文献报告,有些垂体瘤可能是亚临床型垂体 ACTH 瘤,因为库欣病的临床表现不明显,但 ACTH 分泌偏高。垂体 ACTH 瘤还有一点与其他垂体瘤不同,即 ACTH 腺瘤,尤其是大腺瘤有向垂体外邻近组织如海绵窦浸润的倾向。文献有报告个别的垂体 ACTH 瘤实际上是垂体 ACTH 癌,可以向颅内较远的位置、脊柱或其他脏器转移。北京协和医院也曾遇到过一例垂体 ACTH 癌。垂体 ACTH 瘤可以发源于垂体前叶的任何部位,也有发源于垂体前叶与后叶之间。曾有作者报告,来源于残存的垂体中叶细胞的垂体 ACIH 瘤受中枢神经系统调节。瘤内有嗜银纤维。这一观点未被大多数学者认同。少数库欣病是因垂体 ACTH 细胞增生,其比例从 0~14% 不等。增生可呈弥漫性或簇状,或形成多个小结节,也有报告在增生的基础上形成腺瘤。

(二)异位 ACTH 综合征

垂体以外的肿瘤组织分泌大量 ACTH 使双侧肾上腺皮质增生和分泌过量皮质醇,这就是异位 ACTH 综合征。

能引起 ACTH 的异位分泌的肿瘤有多种。最常见的是小细胞性肺癌,约占 50%;约 10% 为胸腺瘤,包括类癌或癌;10% 为胰岛细胞肿瘤;5% 为支气管类癌;其他还有甲状腺髓样癌、嗜铬细胞瘤、神经节瘤、神经节旁瘤、神经母细胞瘤、胃肠道恶性肿瘤、卵巢或睾丸的恶性肿瘤等。几乎所有的肿瘤都有可能。小细胞肺癌引起的异位 ACTH 综合征,其进展迅速,病程常无典型皮质醇增多症的临床表现,因而易于漏诊。根据肿瘤大小、恶性程度高低和病情发展的快慢,异位 ACTH 分泌瘤可分为显性肿瘤和隐性肿瘤两类。显性肿瘤瘤块比较大,恶性程度高,病情进展快,病程较短,如小细胞性肺癌。反之称为隐性肿瘤,如支气管类癌。

垂体以外的肿瘤为什么能合成和分泌 ACTH,这个问题至今未完全阐明。有两种学说可资参考:①APUD 学说:所谓 APUD(amme precursor uptake anddecarboxylation)细胞,如小细胞性肺癌来自支气管内皮细胞,甲状腺髓样癌来自甲状腺的 C 细胞。各种类癌细胞、嗜铬细胞及神经节细胞都具有 APUD 细胞的特征。这些 APUD 细胞不仅可以分泌 ACTH,还可以分泌其他多肽激素,还有 5 羟色胺等。APUD 学说并不能解释所有的异位 ACTH 综合征,因为有不少异位分泌 ACTH 的肿瘤不属于 APUD 系统。②脱抑制学说:按照现代观点,同一个人的每一个细胞,都具有相同结构的 DNA。但在不同的脏器和组织,细胞内的基因只有部分得到表达,而具有相应的功能。换句话说,人体的每一个细胞内都存在着合成 ACTH 的基因,但通常只有在垂体前叶的 ACTH 细胞中得到表达,在其他细胞中都处于被抑制状态。肿瘤细胞内的某些基因,可能会出现脱抑制作用(desuppression),因而具有了合成 ACTH 或其他片犬类物质的功能。这一学说是否可靠尚无定论。

研究证明,异位分泌 ACTH 的肿瘤细胞中,其合成 ACTH 的基因长度及碱基顺序与正常垂体前叶 ACTH 细胞中的基因是一致的,但其信息 RNA 稍有差别,其结果是异位分泌 ACTH 肿瘤细胞中 ACTH 前身物(POMC)的糖基侧链的长度和结构有差异。据说这种差异导致这些肿瘤细胞分泌大量未成熟的 ACTH 前身物及其中间产物,这些产物无 ACTH 的生物活性。

异位 ACTH 的分泌一般是自主性的,既不受 CRH 兴奋,也不受糖皮质激素的抑制。但也有例外,如这种肿瘤细胞分泌 ACTH 的同时又分泌异位 CRH,则 ACTH 的分泌调节和垂体 ACTH 相似。

（三）肾上腺皮质肿瘤

不论是肾上腺皮质腺瘤还是腺癌,其皮质醇的分泌都是自主性的,因而下丘脑 ACTH 释放激素(CRH)及垂体前叶 ACTH 细胞均处于抑制状态。由于缺少 ACTH 的生理性刺激,肿瘤以外的肾上腺,包括同侧和对侧,都呈萎缩状态。

肾上腺腺瘤的细胞比较单一,只分泌皮质醇,肾上腺雄性激素分泌常低于正常。腺癌细胞不仅分泌大量皮质醇,还分泌一定量的雄性激素。有些肾上腺皮质癌的患者,醛固酮,去氧皮质酮及雌二醇的分泌也可高于正常。

（四）肾上腺大结节增生

有少量皮质醇增多症患者表现为双侧肾上腺大结节增生。增生很严重,呈分叶状,体积比正常增加很多倍。这些患者血 ACTH 水平很低,大剂量地塞米松抑制试验不被抑制,表现为肾上腺自主分泌皮质醇的状态。现在一般认为这是一类独立病因的皮质醇增多症,其中有些病例皮质醇分泌依赖于 GIP(胃抑肽)或 AVP(垂体加压素)。

【病理】

（一）Cushing 病

大部分患者表现为双侧肾上腺皮质弥漫性增生,其重量一般为 6～12g,比正常肾上腺稍有增大。在切面上,皮质的内 1/3～1/2 为棕色,外带为金黄色。在镜下,内侧为增宽的致密细胞层,外带为透明细胞,而最外层的球状带一般是正常的。

大约有 20％～40％的 Cushing 病患者表现为双侧肾上腺皮质结节性增生。结节可以单个也可多个,大至直径 2～3cm,小至只能在显微镜下可见。这些结节主要含透明细胞,呈巢状或索状分布。结节周围的肾上腺皮质呈增生状态。有些结节内细胞有细胞肥大及核多形性表现,这些结节的分泌功能可能有相对自主性。

（二）异位 ACTH 综合征

肾上腺皮质的病理改变和 Cushing 病相同,表现为双侧肾上腺皮质弥漫性增生或结节样增生。由于异位分泌的 ACIH 常常水平较高,且难以抑制,其肾上腺受到比垂体 ACTH 瘤更大的刺激,因而增生比较明显,且有细胞肥大和核多形性改变。

（三）肾上腺皮质肿瘤

良性腺瘤一般比较小,大多数直径 2～4cm,重量 10～40g,但文献中有个别病例报告重量达 250g。形状多为圆形或椭圆形,外有完整包膜。切面为黄色稍呈暗红,很少有坏死灶或出血灶,因而质地比较均匀。腺瘤一般为单个,两侧的机会大致相等。在光镜下,腺瘤黄色部分细胞和正常肾上腺的束状带相似,棕色部分和网状带的致密细胞相似。腺瘤细胞呈索状或巢状排列。细胞多形性不多见。腺瘤周围的肾上腺呈萎缩状态,这是与结节性增生及正常功能的肾上腺结节的重要区别。结节性增生者结节周围的肾上腺呈增生状态;正常功能的肾上腺存在结节时结节周围的肾上腺组织既不萎缩也不增生。

肾上腺皮质腺癌比较大,重量一般都超过 100g。北京协和医院报告过 4 例,重量为 511～2500g,平均 1226g。腺癌的形状常不规则,呈分叶状。外面没有完整的包膜。切面呈粉红色,常有出血或坏死灶,囊性变也不少见。腺癌细胞多像致密细胞,胞浆呈嗜伊红染色。细胞排列成较大的巢状、片状。细胞及胞核的大小常不一致,多形性很明显,细胞核中常有 1 个至几个核仁。有时可以看到核的有丝分裂。血管中或血栓中含有瘤细胞是肿瘤为恶性的有价值的指标。肿瘤在较早时期就可向周围淋巴结、纵隔淋巴结、骨、肺及肝等脏器转移。肿瘤周围及对侧肾上腺都处于萎缩状态。

【临床表现】

皮质醇增多症可以发生于任何年龄,小至婴儿,大至 70 岁以上,但以青壮年为最多见。Cushing 病患者女性明显多于男性。皮质醇增多症的典型临床表现主要是因长期高皮质醇血症引起,但其他一些激素的分泌紊乱也是某些临床表现的原因。

(一)向心性肥胖

皮质醇增多症多数为轻至中度肥胖,很少有重度肥胖。有些面部和躯干偏胖,但体重在正常范围之内。典型的向心性肥胖包括满月脸、水牛背、悬垂腹和锁骨上窝脂肪垫。少数皮质醇增多症表现为均匀性肥胖。向心性肥胖是由于皮质醇过量引起的脂肪代谓十异常和脂肪异常分布。高皮质醇血症使糖原异生作用加强,胰岛素分泌随之增加。胰岛素可增加脂肪的生成。皮质醇同时又可加强肾上腺素对脂肪的动员,这些可能与脂肪异常分布有关。四肢肌肉萎缩加重了肥胖的向心性倾向。

(二)高血压和低血钾

皮质醇具有明显的潴钠排钾作用。皮质醇增多症时去氧皮质酮和皮质酮等弱盐皮质激素的分泌也可能增加。所以,皮质醇血症患者机体总钠、血容量扩大,血压上升并可有轻度水肿。尿钾排量增加,可有低血钾和高尿钾,甚至有轻度碱中毒。皮质醇增多症的高血压一般为轻至中度,只有少量重症患者收缩压在 26.6kPa(200mmHg)以上,舒张压在 16kPa(120mmHg)以上。低血钾也比较轻,且很少会低于 3.0mmol/L。血钠一般在正常范围。

(三)负氮平衡引起的临床表现

皮质醇增多症患者蛋白质合成代谢下降,分解代谢加速,机体长期处于负氮平衡,其后果为一系列临床表现。皮肤菲薄、宽大紫纹、毛细血管脆性增加而易有瘀斑;肌肉萎缩无力;严重骨质疏松以至病理性骨折,骨折好发部位是肋骨和胸腰椎;伤口不易愈合。单纯性肥胖患者也可有紫纹,这种紫纹一般比较细小。

(四)糖尿病或糖耐量减低

皮质醇增多症患者有半数有糖耐量受损,约 20% 有显性糖尿病。高皮质醇血症加速糖原异生作用,同时使脂肪细胞和肌肉细胞对胰岛素的敏感性下降,使这些细胞对葡萄糖的摄取和利用减少。皮质醇增多症患者,如果原有糖尿病发病的遗传因素,则更易表现出显性糖尿病。

(五)生长发育障碍

少年儿童期患皮质醇增多症,都会导致生长停滞,青春期延迟。这是因为过量皮质醇会抑制生长激素的分泌,并使生长介素对生长激素的反应性下降。皮质醇对性腺还有抑制作用。单纯性肥胖患儿一般生长发育不低于同龄儿童,由于营养过剩,不少儿童身高多在正常高限。

（六）性腺功能紊乱

高皮质醇血症不仅可直接影响性腺的功能，还可抑制下丘脑促性腺激素释放激素的分泌。所以，皮质醇增多症患者普遍有性腺功能紊乱的问题。女性多数有月经紊乱和继发闭经，极少有排卵；男性表现为阳痿或性功能低下。

除肾上腺皮质腺瘤外，其他原因的皮质醇增多症存在程度不等的肾上腺雄性激素分泌增加，其结果是痤疮、多毛，重的表现为女性男性化。这些肾上腺分泌的雄性激素可以抑制下丘脑-垂体-性腺轴，这也是性腺功能低下的重要原因。

（七）精神症状

多数患者有不同程度的精神异常。多数比较轻，如失眠、注意力不能集中、记忆力减退，中度的有忧郁、哭泣或狂躁，少数严重者类似忧郁症或精神分裂症。

（八）其他

其他临床表现有：①机体抵抗力下降，易于感染。皮质醇增多症患者的免疫系统被抑制，易罹患各种病原体的感染。皮肤毛囊炎、牙周炎、泌尿系感染、甲癣和皮肤癣的发病率很高。②肾结石的发病率约为15%，这是因为皮质醇增多症患者小肠对维生素 D 的吸收减少，有继发性甲状旁腺功能亢进，骨钙动员入血，尿钙排量增加，易于形成结石。

皮质醇增多症的临床表现中还有一些特殊情况应当注意：①在异位 ACTH 综合征中，肿瘤恶性程度低，病程比较长的可以出现典型的皮质醇增多症临床表现，以及色素沉着、低钾性碱中毒。而另一类肿瘤恶性程度很高，自然程只有几个星期或2～3个月，如小细胞肺癌，患者血皮质醇水平很高，却没有足够的时间形成典型的皮质醇增多症。临床表现无向心性肥胖而只有消瘦，以严重肌肉萎缩和肌无力、严重低血钾、高血压和明显水肿为特点。②周期性皮质醇增多症。据文献报告，不论肾上腺肿瘤，还是垂体性皮质醇增多症或异位 ACTH 综合征，都曾有临床及生化数值呈周期性或间歇性改变的病例报告，周期可长可短，前后也不一定一致，病情时好时环，肾上腺分泌皮质醇时高时低。为什么会出现周期性改变，其原因尚不清楚。③肾上腺皮质癌可以有显著的性激素分泌过多引起的临床表现，即女子长胡须、嗓音变粗及阴蒂肥大等。

【实验室检查】

实验室的一般检查如血常规、血糖、血脂、肝肾功能及电解质检查都是必要的，但这些对皮质醇增多症的诊断并不起重要作用，起决定性作用的是下丘脑-垂体-肾上腺轴的功能检查。

（一）血尿皮质醇及其代谢产物的测定

1.血浆皮质醇

由于皮质醇的脉冲式分泌及其昼夜变化，血浆皮质醇的单次测定的意义不大。皮质醇增多症患者晨8时血浆皮质醇水平可以高于正常，也可以在正常范围，但半夜0时血皮质醇应不大于138nmol/L(5μg/dl)。若受试者睡眠不佳，或取血不顺利，正常人也可大于138nmol/5μg/dl。取0时血在门诊比较困难，所以有人取下午4时或5时血测皮质醇，若其水平高于正常值，对诊断也有帮助。血浆皮质醇水平受 CBG 浓度的影响。妊娠及服用含雌激素药物的妇女，其血浆皮质醇总量都会上升，因为 CBG 浓度上升使结合型的皮质醇增多。其游离型皮质醇浓度无明显变化，因而患者并无皮质醇增多症的表现。

2.24 小时尿游离皮质醇(UFC)

皮质醇以游离及未经代谢的形式从尿中排泄。24 小时尿游离皮质醇不受 CBG 浓度的影响,也不受血浆皮质醇上下波动的影响,所以能比较客观地反映皮质醇的分泌量。

3.24 小时尿 17-羟皮质类固醇(17-OHCS)

17-OHCS 代表皮质醇的大部分代谢产物,包括皮质醇、皮质素及脱氧皮质醇和它们的二氢或四氢化合物。这些化合物在 C17 上都带有二羟丙酮侧链。具有这一侧链的物质能和苯肼发生反应(Porter-Silher 反应),产生黄色物质,在波长为 410Mm 的分光光度计上检测而得知被测标本中 17-OHCS 的浓度。正常值因不同实验室而异。

4.24 小时尿 17-酮类固醇(17-KS)

凡 C17 为酮基的 19 碳类固醇均可通过 Zimmerman 反应测定。17-KS 化合物主要包括脱氢表雄酮、原胆烷醇酮及雄烯二酮。在女性,主要来自肾上腺;在男性,2/3 来自肾上腺,1/3 来自睾丸。皮质醇增多症患者中 Cushing 病患者 17-KS 可正常或稍高于正常,肾上腺腺瘤可正常或低于正常,而肾上腺腺癌则可大大高于正常。

5.24 小时尿 17-生酮类固醇(17-KGS)

17-KGS 是指 C17 位有 α-羟基的各种 21 碳化合物,包括 17-OHCS 和 17a-轻黄体酮及代谢产物。由于正常人及大多数肾上腺疾病患者,17α-羟黄体酮水平不高,所以 17-KGS 值仅略高于 17-OHCS,然而在 21-氢化酶或 11β-羟化酶缺陷的先天性肾上腺皮质增生症患者,17α-轻黄体酮水平可以明显高于正常而皮质醇水平低于正常或在正常低限,使 24 小时尿 17-KGS 明显高于 17-OHCS。

6.唾液中皮质醇

唾液中皮质醇均为游离形式,和血浆中游离皮质醇平行。测定唾液皮质醇可以避免静脉取血,有若干优点,所以有的作者已报告了其临床应用的价值,但目前还不普及。

(二)地塞米松抑制试验

地塞米松是高效的糖皮质激素,服用后可以抑制下丘脑-垂体-肾上腺轴的功能,正常人皮质醇分泌下降,而地塞米松本身并不干扰血尿皮质醇的测定,所以至今仍然是重要的诊断方法。

1.小剂量地塞米松抑制试验

经典的方法是服用地塞米松,0.5mg/次,每 6 小时 1 次,连服 8 次。测定服药前 1 天及服药第 2 天的 24 小时尿 17-OHCS 或 UFC,正常反应为服药第 2 天 17-OHCS 低于 4mg/24h,或 UFC<20μg/24h。根据北京协和医院的资料,以 17-OHCS 为指标,其符合率为 84.7%;以 UFC 为指标,其符合率为 89.7%。门诊患者留 24 小时尿困难较多,可以用过夜地塞米松抑制试验,即在 23 点 30 分至 24 点之间顿服地塞米松 1.0 或 1.5mg,测对照日及服药次日 8 时血架皮质醇。若服药后上午 8 时血皮质醇小于 110.4nmol/L(4μg/dl)为被抑制,皮质醇增多症患者应不被抑制。北京协和医院的资料说明,过夜地塞米松抑制试验(1.5mg)的符合率为 90%。小剂量地塞米松抑制试验是皮质醇增多症确定诊断的最有价值的指标。

2.大剂量地塞米松抑制试验

经典的两天法同小剂量地塞米松试验,只是剂量从每次 0.5mg 增大至 2mg。以服药第 2

天的 17-OHCS 或 UFC 下降达到对照日的 50％以下为可被抑制的标准。本试验用于皮质醇增多症的病因鉴别。垂体性的皮质醇增多症,80％～90％患者可以被抑制;肾上腺皮质肿瘤患者,几乎百分百不被抑制;异位 ACTH 综合征的患者,除了支气管类癌患者有的可被抑制外,其余均不被抑制。近年来有些作者提倡用过夜大剂量(8mg),代替两天法,其符合率和两天法相近。过夜法具有方法简便、时间短的优点,有推广价值。过夜大剂量试验和过夜小剂量试验的方法相同,只是半夜服用地塞米松的剂量增大至 8mg。服药次日上午 8 时,血皮质醇降至对照日的 50％以下为可以被抑制。

(三)胰岛素诱发低血糖试验

本试验是利用低血糖这种人为应激来兴奋下丘脑-垂体-肾上腺轴,是了解该轴功能完整性的重要试验。如果这一轴系的任一环节有问题,则用有效的低血糖刺激不能使皮质醇的分泌增加。皮质醇增多症患者,不论是何种病因,低血糖后血皮质醇无显著上升,所以本试验是皮质醇增多症定性诊断的重要手段,主要用于其他方法难以确诊的病例。方法是多次测定静脉注射胰岛素前后(-30,0,30,45,60,90,120 分钟)血浆皮质醇及血糖浓度。血糖最低值必须达到 2.2mmol/L(40mg/dl)以下,否则为无效刺激。为此,静脉注射普通胰岛素剂量因人而异,一般正常人为 0.1～0.15IU/kg 体重,皮质醇增多症患者多为 0.25～0.3IU/kg 体重。试验时医务人员应在床旁,并准备好静脉注射的高渗葡萄糖溶液。如患者出现大汗淋漓、意识不清,应及时静脉推注高渗葡萄糖,但取血仍可照常。

(四)血 ACTH 及其相关肽测定

血浆 ACTH 测定对于皮质醇增多症的病因鉴别诊断具有重要价值。肾上腺皮质腺瘤或腺癌患者血 ACTH 均被抑制到正常值以下。ACTH 依赖性皮质醇增多症均高于正常或在正常范围之内,其中肿瘤较大,恶性程度高的显性肿瘤引起的异位 ACTH 综合征患者血浆 ACTH 水平一般都高于 100pg/mL,个别的可超过 1000pg/mL,约 60％患者超过 300pg/mL。但是,那些肿瘤恶性程度低,进展很慢的隐性肿瘤引起的异位 ACTH 综合征患者血 ACTH 水平仅略高于正常,与垂体性皮质醇增多症很难鉴别。垂体性皮质醇增多症约一半患者血 ACTH 在正常高限,另一半稍高于正常,仅 7％患者超过 300pg/mL。

(五)甲吡酮试验

甲吡酮(metyrapone)是皮质醇生物合成最后一步 11β-羟化酶的抑制剂。正常人应用此药后,皮质醇生成减少,皮质醇前身 11-脱氧皮质醇生成增加。血皮质醇下降使垂体 ACTH 分泌增加,使 11-脱氧皮质醇进一步增加,但皮质醇生成仍因 11β-氢化酶的阻断而无增加。垂体性皮质醇增多症患者对甲吡酮的反应与正常人相似,且反应要大些。肾上腺肿瘤及异位 ACTH 综合征患者皮质醇的生成也可被甲吡酮抑制。但血 ACTH 水平不应有上升,血 11-脱氧皮质醇水平的上升也不如垂体性皮质醇增多症明显。所以,要试验主要用于皮质醇增多症的病因鉴别。标准方法是:口服甲吡酮,750mg/次,每 4 小时 1 次,共 6 次。测定服药前一日、服药当日及服药次日的 24 小时尿 17-OHCS,服药前及服药后血 ACTH、皮质醇及 11-脱氧皮质醇水平。单剂量过夜法可代替标准法,即在半夜零时口服一次甲吡酮,剂量为 30mg/kg 体重,也有报告用 3g,测定服药前后日上午 8 时血皮质醇、11-脱氧皮质醇及 ACTH。由于甲吡酮需进口,价格昂贵,国内只有个别医院少量开展此试验。

（六）CRH 兴奋试验

一般用人工合成的羊 CRHl-41,剂量为 $100\mu g$(或 $1\mu g/kg$ 体重),静脉注射,测定注射前后(-30,0,30,60,90,120 分钟)血 ACTH 及皮质醇水平。注射后 ACTH 峰值比基础值增 50% 以上,血皮质醇峰值比基础值增 25% 以上为有反应的指标。据报告 86% 的垂体性皮质醇增多症有反应,90.5% 的异位 ACTH 综合征及 100% 的肾上腺肿瘤无反应。所以本试验对 ACTH 依赖性皮质醇增多症的鉴别有重要价值,和大剂量地塞米松抑制试验一起应用,可提高鉴别诊断能力。

（七）静脉插管分段取血测 ACTH 或其相关肽

主要用于异位 ACIH 分泌瘤的定位,有一定价值。但这是一种有创检查,操作比较复杂,需在 X 线下进行。近年来有人将导管插到直接引流垂体静脉血的双侧岩下静脉,并加上静脉注射 CRH,同时测定双侧岩下静脉及外周静脉血 ACTH 水平。如果任何一侧岩下静脉血 ACTH 水平明显高于外周静脉血 ACTH 水平,则有利于垂体瘤的诊断,还可以明确垂体 ACIH 微腺瘤位于垂体的左侧还是右侧,以便在经蝶窦探查微腺瘤未能发现时做垂体病侧半切除。据美国国立卫生研究院的报告,应用此法后垂体瘤手术的疗效进一步提高。如果双侧岩下静脉血与外周静脉血中 ACTH 水平无明显差别,则有利于异位 ACTH 综合征的诊断。

【影像学检查】

（一）肾上腺

过去曾被广泛采用的腹膜后注气造影及静脉尿路造影等已被更先进的方法代替。引起皮质醇增多症的肾上腺腺瘤,其直径一般都超过 1.5cm,肾上腺腺癌更大,所以 CT 扫描的诊断率达 100%。B 超对肾上腺腺瘤诊断的符合率只有 80% 左右。[131]I-标记胆固醇静脉注射后肾上腺区显影对肾上腺肿瘤的诊断率也很高。但这种同位素扫描方法需几天时间,患者接受同位素放射的时间长,费用高,其应用不如 CT 扫描普遍。CT 扫描及 B 超等都难以判断肾上腺是否增生,很多垂体性皮质醇增多症患者肾上腺 CT 扫描及 B 超均可报告"无异常发现"。肾上腺结节较大时可以在 CT 上表现出来。有 1%~8% 的正常人可以有无功能的肾上腺腺瘤,或者无功能的肾上腺肉眼可见的结节。这些在 CT 扫描时均能发现,可能误认为有功能的腺瘤。与皮质醇增多症的鉴别需靠肾上腺功能检查。

（二）垂体

CT 扫描明显优于一般 X 线检查,但普通的头颅轴位 CT 扫描毫无价值,应当做蝶鞍部的冠状位扫描、2mm 薄层、造影剂加强、加矢状重建。这样做,垂体大腺瘤一般不会漏诊,微腺瘤的发现率约为 50%。磁共振成像法(MRI)对垂体微腺瘤的发现率可提高到 90% 以上,但必须对鞍区进行局部薄层扫描。

（三）骨骼系统

皮质醇增多症多数有明显的骨质疏松,有的还可有病理性骨折,常见部位是肋骨及胸腰椎。所以,骨骼系统的 X 线检查也是必要的。

（四）其他

对于怀疑异位 ACTH 综合征的患者,应从多方面寻找肿瘤的线索。由于异位 ACTH 分泌瘤位于胸腔的比例很高,胸部检查应列为常规检查项目,必要时做体层或 CT 扫描,有时还要查腹腔或盆腔。

【诊断】

皮质醇增多症的诊断包括两步：确定是否存在皮质醇增多症，也就是确定诊断；确定是哪一种病因引起的皮质醇增多症，即病因鉴别。这两步可交叉进行。

典型的皮质醇增多症临床表现对皮质醇增多症的诊断可提供重要线索。有特殊意义的临床表现有向心性肥胖、宽大紫纹、皮肤薄等。80％左右皮质醇增多症有比较典型的临床表现，所以没有典型表现并不能排除皮质醇增多症。相反，有典型临床表现者不一定是自发的皮质醇增多症。长期应用较大剂量糖皮质激素引起的医源性皮质醇增多症必须小心排除；长期饮用酒精饮料也可引起类似皮质醇增多症的表现。

确定皮质醇增多症比较可靠的实验方法是小剂量地塞米松抑制试验，包括过夜法及正规法。24 小时尿游离皮质醇的测定也很有意义。对于一些模棱两可的病例可以进行胰岛素低血糖试验，本试验对肯定或否定皮质醇增多症具有重要价值。

就国内条件来说，大剂量地塞米松抑制试验仍然是病因鉴别诊断的最主要手段，可靠性约占 80％。过夜大剂量法与经典法相比，价值相似，但前者具有简便、省时、省钱的优点，有推广的价值。血 ACTH 测定对于 ACTH 依赖型和非依赖型的鉴别有近 100％的可靠性。肾上腺CT 扫描对于确定肾上腺是否有肿瘤的意义很大。对于血 ACTH 水平低于正常，大剂量地塞米松试验不被抑制者，必须经肾上腺 CT 检查以确定是否有肿瘤。肾上腺 B 超的可靠性逊于CT，但作为一种指标还是可以进行，尤其对那些没有条件做 CT 检查者。

肾上腺腺瘤与腺癌的鉴别一般不难。腺癌一般体积大，在 CT 上有特殊表现。若有转移则更肯定为恶性。24 小时尿 17-KS 对鉴别两者有重要价值，良性肿瘤者正常或偏低，恶性肿瘤者可超过正常值数倍。

ACTH 依赖型皮质醇增多症的两种病因的鉴别很困难。异位 ACTH 分泌引起的皮质醇增多症，有些肿瘤很小，发展很慢，具有典型皮质醇增多症群，却很难发现肿瘤，明显的低血钾、较高的血 ACTH 水平，都比较支持异位 ACTH 综合征的可能，但和垂体性皮质醇增多症有明显的重叠。大部分异位 ACTH 综合征患者大剂量地塞米松试验不被抑制，这也对鉴别诊断有帮助，CRH 兴奋试验具有更大的价值。

【治疗】

病因不同，皮质醇增多症的治疗方法有很大差别，尤其在当今治疗方法有了长足的进步之后。所以，正确的病因诊断是治疗成功的先决条件。

（一）垂体性皮质醇增多症

垂体性皮质醇增多症的治疗有多种手段，但治疗仍然比较困难。

肾上腺切除术是治疗垂体性皮质醇增多症的经典方法。国外多采用双侧肾上腺全切除术，术后皮质醇增多症可立即获得缓解，但问题不少：①手术危险性较大，术中出血，术后急性肾上腺皮质危象可夺去患者生命；②术后需终身补充肾上腺皮质激素，停药或在应激情况下未充分加大皮质激素剂量都会诱发肾上腺危象；③本病的病因在垂体，肾上腺手术不仅未解决病因，还可使业已存在的垂体 ACTH 瘤加快发展。约有 15％～20％的垂体性皮质醇增多症在双侧肾上腺切除术后发展为 Nelson 综合征。所谓 Nelson 综合征，是指这类患者肾上腺手术后垂体 ACTH 瘤进一步长大,分泌大量 ACTH,并出现显著的皮肤黏膜色素沉着。在国内,由于大多数患者来自农村,经常性的术后随访太困难,也不能长期坚持服替代量的肾上腺皮质激素,所以大多数医院采取了改良的办法,即肾上腺一侧全切,另一侧大部切除(切除 90%~95%),再加垂体放射治疗。这样的办法使大多数患者的皮质醇增多症获得缓解。然而,切除多少为最佳方案很难确定,个体差异很大。有些患者切除 95%还复发,有些患者一侧全切、一侧切除 80%则显示低下。垂体病变不可能解决,有 10%左右变为 Nelson 综合征。近年来,国内有些医院开展了肾上腺自体移植手术,有相当多的病例获得不同程度的成功,多数能减少糖皮质激素替代的剂量。

19 世纪 70 年代初,Hardy 首先应用手术显微镜进行经鼻经蝶窦垂体瘤摘除术获得成功。这种方法较经额垂体瘤手术具有不经颅腔、手术比较安全、能完全摘除限于蝶鞍内的垂体瘤的优点。根据若干中心较大系列的报告,手术的治愈率达 80%以上,术后复发的比例在 10%以下。这种手术方法在发达国家已成为垂体性皮质醇增多症治疗的首选。

垂体放射治疗对于垂体性皮质醇增多症是一种辅助治疗。过去在肾上腺大部切除术后一般加垂体放疗。现在在垂体手术后疗效不理想,而患者不愿做第 2 次垂体手术者,也可考虑做垂体放射治疗。垂体放疗有 M 钴及直线加速器,剂量一般为 45~50Gy(4500~5000rad)一个疗程。疗效出现较慢,至少需半年时间。少数病例用单纯垂体放疗,也有一定效果。国内放射治疗一般都是两个月。英国专家主张三个月,并定做一个有机玻璃或透明塑料的头套,这样可将照射对得很准,对垂体瘤外的损伤减轻,疗效有明显提高。近年来有人试用 γ 刀来治疗垂体瘤,其疗效与常规放疗相似。

(二)药物治疗

药物治疗也是皮质醇增多症治疗的一个重要方面,但只是一种辅助治疗,用于手术前准备,或其他治疗效果不佳时。有两类药物,一类是皮质醇生物合成的抑制剂,另一类直接作用于下丘脑-垂体水平。

1.氨鲁米特即氨鲁米特(Aminoglutethamide)

是导眠能的衍生物,主要阻断从胆固醇向孕烯醇酮的转变,对 21-羟化及 11-羟化也有抑制作用。用此药后,血皮质醇水平下降,而血 ACTH 水平明显上升。一次给药作用可维持 6~8 小时。常用量为 0.75~1.0g/d,分 3~4 次口服。用药 1~2 周后皮质醇增多症的临床表现可获不同程度缓解,有些患者会出现肾上腺皮质功能低下的表现,此时应减少氨鲁米特的用量,同时加用小量地塞米松。多数皮质醇增多症患者用本药有效,但停药后仍可复发。本药副作用轻微,仅个别有头痛、头晕、嗜睡、皮疹及胃不适等。

2.米托坦(Mitotane;o,p'-DDD 邻、对二氯苯二氯乙烷)

密妥坦是 DDD 的异构体,除了具有和氨鲁米特相似的对皮质醇合成的抑制作用外,还可直接作用于肾上腺皮质的正常或肿瘤细胞,使束状带和网状带退变萎缩,对球状带影响较小。常用量 6~10g/d,分 3 次口服,服药数日后起效。由于本药对肿瘤组织有一定的破坏作用,更适合于不能手术的肾上腺皮质癌。停药后多数也会复发。常见副作用为胃肠道反应、头晕、头痛、皮疹等。

3.甲吡酮(Metyrapone,SU4885)

甲吡酮为 11-β 化酶的抑制剂,对侧链裂解酶也有抑制作用。疗效和氨鲁米特相似,但因国内尚无生产,价格昂贵,目前国内很少应用。常用量 1.0g/d。

4.酮康唑(Ketoconazole)

酮康唑是咪挫类似物,主要用于抗真菌治疗。本药对碳链酶及 17-羟化酶均有抑制作用,所以近年来开始用于皮质醇增多症的治疗。开始剂量 0.8～1.2g/d,皮质醇水平降至正常后适当减量。国内已有报告。本药对皮质醇增多症有一定的疗效,副作用有血清谷丙转氨酶和 γ-谷酰转肽酶升高。

5.赛庚啶(Cyproheptadine)

赛庚啶是血清素的拮抗剂,并有抗组胺作用,主要用于过敏性疾病。Rrieger 等报告本药对皮质醇增多症有效,有效率约 50%,有效剂量为 24mg/d,治疗持续 3 个月以上。其他国内外作者认为疗效没有这么好。本药的作用机制不太清楚,可能作用于下丘脑-垂体,抑制 ACTH 的释放。

6.奥曲肽(Octreotide)

是生长抑素的衍生物。经研究,有些类癌细胞膜上存在生长抑素受体,因而可以和奥曲肽结合。同位素 niIn 标记的奥曲肽不仅在作为示踪剂时有助于分泌 ACTH 的类癌的定位,也有人用此对类癌进行治疗。其疗效尚有待更多病例经验之总结。

(三)肾上腺肿瘤

肾上腺腺瘤的治疗是皮质醇增多症中最容易的,只要将腺瘤摘除即可。术后会有一段时期肾上腺皮质功能低下,此因肾上腺腺瘤的自主分泌使下丘脑-垂体-肾上腺轴处于严重的抑制状态。手术开始,应静脉滴注氢化可的松,以免腺瘤摘除后出现急性肾上腺危象。术后 24 小时内应给氢化可的松 200～300mg。以后逐渐减量,在 2 周左右减至 20mg,每日 2 次,口服。小剂量补充约需持续 6～12 个月。由于撤药过程中患者会有乏力、食欲缺乏、恶心、关节肌肉疼痛等不适,患者常不愿意撤药。为了使患者本身的肾上腺功能早日恢复,应鼓励患者逐步小量减药,但也不能操之过急,以免发生肾上腺皮质危象。

肾上腺皮质癌也应以手术治疗为主。对于无远处转移者,原发肿瘤切除术的效果是好的,附近淋巴结也应一并切除,并逐个做病理检查。若已有远处转移,原发肿瘤仍然应尽可能切除,转移瘤能切除的应尽力为之,这样可提高药物治疗或局部放射治疗的效果。前已提及的皮质醇生物合成抑制剂对肾上腺腺癌都有一定效果,其中密妥坦的效果最好,因为它不仅可抑制皮质醇的合成,还可对肿瘤组织有直接的破坏作用。

(四)异位 ACTH 综合征

异位 ACTH 综合征手术治疗是首选方法。凡体积小、恶性程度低的异位 ACTH 分泌瘤,手术易于切除,切除后可获痊愈。即使局部有淋巴结转移,将这些淋巴结切除,再加局部放疗,同样可以获得良好的效果。对于肿瘤大且和周围脏器粘连紧密者,可将肿瘤尽量切除,术后加局部放射治疗,可使病情得以缓解和稳定,延长患者之寿命。小细胞肺癌恶性程度高,自然病程短,常常来不及采取大的措施。对于此类患者,除了按肺癌本身进行手术、化疗或放射治疗外,抑制皮质醇合成的药物可以缓解因皮质醇分泌过多引起的问题。双侧肾上腺全切或一侧全切、一侧大部切除在下列情况下可列入适应证:①异位 ACTH 综合征诊断比较明确,但未能找到肿瘤:②异位 ACTH 分泌瘤无法全部切除,高皮质醇血症依然存在;③异位 ACTH 瘤已经找到,但无法切除,患者情况尚能接受肾上腺手术。手术的目的是解除高皮质醇血症对患者生命的威胁。高皮质醇血症引起的严重电解质紊乱是威胁患者生命的重要因素。

第二节　原发性醛固酮增多症

原发性醛固酮增多症(primary aldosteronism,PA,简称原醛症)是以体内醛固酮分泌增多和引起肾素分泌被抑制为主要表现的综合征。醛固酮分泌是自主性的或部分自主性的,肾素分泌受抑制则是继发于醛固酮分泌的增多。临床以高血压、低血钾为特征。原发性醛固酮增多症限用于原发病变在肾上腺者。共有三类:

第一类,产生醛固酮的肾上腺腺瘤(APA)。

第二类,产生醛固酮的肾上腺皮质癌(APC)。

第三类,原发性肾上腺增生(PAH)。

还有以下三类低肾素醛固酮增多症其原发病变不在肾上腺本身。

第一类,特发性醛固酮增多症(IHA)。

第二类,糖皮质激素可治愈的醛固酮增多症(GRA),也称地塞米松可抑制的醛固酮增多症(DSH)。

第三类,异位产生醛固酮的肿瘤。

目前,大多作者还是习惯沿用"原发性醛固酮增多症"这一名称,包括以上六种类型的低肾素性醛固酮增多症。

发病率:原醛症以高血压为主要表现就诊,大量高血压患者在门诊和中医科诊治,因此很难准确统计出它在高血压中所占的比重,国际上也没有一个可靠的统计数字,仅有一些估计资料。美国估计有 11.5 万～45 万人患此症。

【病因】

(一)肾上腺皮质腺瘤(APA)

发生在肾上腺皮质球状带并产生和分泌醛固酮的良性肿瘤,称醛固酮瘤,亦称腺瘤型原醛症。经瑞金医院手术证实,约占原醛症的 71.4%。肾上腺单侧单个肿瘤占 97%,双侧或多发性(包括单侧多发)肿瘤占 10.5%。左侧略多于右侧,男女比例为 1:1.63。肿瘤直径平均 0.8cm,1cm 以上的肿瘤不到 20%。重量大多在 3～5g,超过 10g 者少见。国内发现最大的醛固酮瘤达 6000 余克,国际文献中尚未发现如此大的醛固酮瘤。

腺瘤呈圆形或卵圆形,后者稍呈扁平形。肿瘤皆有完整的包膜,肿瘤切面呈金黄色,可见有纤维组织间隔。镜检肿瘤细胞主要由大透明细胞构成,这种细胞比正常索状带细胞大 2～3 倍。胞浆呈空泡状或细颗粒状,核呈圆形、肾形或杆形。瘤细胞呈巢状、索状或腺样排列。另一种细胞体积小,胞浆中见有颗粒。还可见有嗜酸性细胞,位于纤维间隔。肿瘤边缘常见有被挤压在旁侧的正常球状带细胞。

在组织学上,大多数肿瘤细胞在外观和排列上类似正常索状带细胞,但在电镜下,这些细胞显示分泌醛固酮的球状带细胞的特征,线粒体嵴呈小板状。

腺瘤同侧及对侧的肾上腺组织一般呈萎缩性病理学改变,但都不严重,患者的血浆皮质醇水平并无降低。皮质组织也可呈增生改变或显示正常。

(二)皮质腺癌(APC)

肾上腺恶性醛固酮瘤极少见,约占低肾素醛固酮增多症的 1%。由于恶性醛固酮瘤病例少,诊断和治疗均缺乏经验,在已发现的病例中,肿瘤体积都大于 3cm。在明确诊断时大都已发生血行转移,平均生存期为半年。在能接受手术治疗的病例中,50% 的患者在术后 21 个月内死亡,故其预后极差。在组织学上,腺癌与腺瘤的区别在于整个肿瘤中有特征性的厚壁血管,包膜常被浸润,早期即可发生血行转移。肿瘤细胞除分泌大量醛固酮外,还分泌糖皮质激素和性激素,因而有相应的临床症状出现。

(三)原发性肾上腺皮质增生(PAH)

此类原醛症亚型更为少见,约占 0.5%,在组织学上它像特发性双侧肾上腺皮质增生,但在内分泌及有关生化测定结果方面却酷似皮质腺瘤。对手术的反应,做一侧肾上腺切除或肾上腺次全切除,也和皮质腺瘤一样效果良好。故怀疑其病因在肾上腺本身,但确切的病因仍不明了。

(四)特发性肾上腺皮质增生(IHA)

IHA 约占低肾素性醛固酮增多症的 32%,仅次于腺瘤型原醛症。近年来由于应用高精检出技术,这类增生型原醛症的检出率明显增加。特发性增生的病因大多数学者相信不在肾上腺本身,此类皮质增生的病例,其血浆 ACTH 和醛固酮之间无平行关系,而对血管紧张素 II 比较敏感,有一些物质为肾上腺兴奋剂或血管紧张素 II 的增效剂能增加特发性增生皮质分泌醛固酮。血清素拮抗剂赛庚啶则能抑制它的分泌。因此,有人猜测,中枢神经中有一种未被分离出或未确定的激素是特发性皮质增生的病因。

特发性皮质增生采取一侧肾上腺切除或肾上腺次全切除和全切除后,约 40% 的病例症状暂时获得不同程度的控制,这也说明其病因不在肾上腺。

皮质增生有两种亚型:①微结节增生;②大结节增生。增生的肾上腺体积增大,厚度及重量增加。大结节增生,于肾上腺表面可见多处金黄色结节隆起,小的如芝麻,大的可达黄豆大小。作者见到的增生结节直径大于 1cm,犹如肿瘤,但结节都无包膜,这是和腺瘤的区别点,临床上称之为腺瘤样增生,结节分布大都呈散在性,但也可呈区域性。大的结节是否最终发展成腺瘤,众说不一,从现有的资料分析,腺瘤和结节增生是两种不同类型的病变,似乎结节不能发展成腺瘤。

(五)糖皮质激素可抑制的原醛症(GRA)

1966 年由 Sutherland 首先报道了一可以用糖皮质激素来缓解症状的原发性醛固酮增多症的家族性病例,随后开始陆续出现有关该疾病的个别报道。

GRA 为一种家族性的低肾素醛固酮增多症,属常染色体显性遗传。在原醛症中所占比例不到 1%。用糖皮质激素治疗可纠正其肾素和醛固酮的分泌,高血压及低血钾也可以获得控制。肾上腺外观正常或轻度增生,病理上为微结节增生型。文献报道较少,大都是美国和日本所报道,患者平均年龄为 10.8 岁。GRA 的病因现在已基本清楚,是由于 CYP11B 基因发生了变异,从而导致了该疾病的发生。

此型原醛症某些地方很像肿瘤型原醛症,如对血管紧张素Ⅱ的反应甚微弱,但对 ACTH 很敏感,血浆醛固酮水平也和循环中 ACTH 节律变化相平行,而且血和尿中 18-羟皮质类固醇和 18-酮皮质类固醇也明显增高。

(六)肾上腺外分泌醛固酮的肿瘤

异位产生醛固酮的肿瘤极为罕见,这是胚胎发育过程中残留在器官上的肾上腺皮质组织发生的恶性肿瘤,肿瘤组织有分泌醛固酮的功能。它对 ACTH 和血管紧张素Ⅱ都不起反应,它是低肾素醛固酮增多症六种亚型中唯一的完全自主性分泌醛固酮的病变。

【醛固酮的分泌与调节】

正常生理性醛固酮的分泌与调节依靠三个已明确的因素,即肾素-血管紧张素系统、钾离子及促肾上腺皮质激素(ACTH)。近 10 余年来还发现不少调节醛固酮分泌的因素,但其机制还不十分清楚,且不是重要的。

血管紧张素原结合成血管紧张素Ⅰ(AI),血管紧张素Ⅰ在转化酶的作用下形成血管紧张素Ⅱ,血管紧张素Ⅱ又被一种多肽酶裂解成血管紧张素Ⅲ。两者都具有强力的血管收缩作用,又都能刺激肾上腺皮质球状带细胞合成和分泌醛固酮。血管紧张素Ⅱ的刺激在醛固酮生物合成的早期及后期都起作用,但在早期需要钙离子的参与。

血浆钠离子浓度和血容量状态同醛固酮分泌之间存在着敏感的相互作用机制,醛固酮参与机体血浆容量和电解质的生理平衡。

肾上腺皮质球状带内也存在肾素,即肾素活性不但在循环中,也在肾上腺皮质内存在,在低钠饮食或高钾饮食时肾上腺内肾素含量增加,能使无活性的血管紧张素原转变为具有生物活性的血管紧张素Ⅱ,形成一个局部肾素-血管紧张素系统,在局部发挥生理效应,直接刺激球状带细胞分泌醛固酮,称之为"细调"。

循环中的钾离子增高可直接刺激皮质球状带细胞分泌醛固酮,醛固酮通过肾脏增加钾的排出。钾离子在醛固酮生成代谢的早期和后期都起作用,但在早期也是钙离子依赖性的。

在生理状态下,低钾饮食能减少醛固酮的分泌,高钾饮食促进醛固酮的分泌,醛固酮分泌增加又造成尿钾排出增多,两者形成反馈关系而获得生理平衡。

ACTH 能刺激醛固酮的合成和分泌,ACTH 刺激醛固酮生物合成的早期,尤其是胆固醇转变成孕烯醇酮。ACTH 的作用是通过第二信使环——磷酸腺苷(cAMP)而实现的,也需要钙离子的参与。给人输注 ACTH 后即大量和快速刺激醛固酮的合成和分泌,但在平时维持醛固酮的分泌水平,ACTH 不是重要的,即在生理条件下,血浆 ACTH 的浓度不足以刺激醛固酮的分泌,醛固酮分泌与 ACTH 之间不像皮质醇那样有显著的反馈关系。

以往许多学者认为,在调节醛固酮生成中,血管紧张素Ⅱ、钾及 ACTH 之间互不依赖,但近年来通过研究发现醛固酮合成和分泌的调节控制三者是相互依赖的。

垂体非 ACTH 的其他内分泌因子亦能刺激醛固酮的分泌。醛固酮刺激因子(ASF)是垂体前叶所分泌的一种糖蛋白,分子量为 26 000。在动物实验中,ASF 刺激醛固酮分泌虽不像血管紧张素Ⅱ或 ACTH 那样有力,但在缺钠情况下有调节醛固酮分泌的作用。ASF 的靶组织是肾上腺皮质球状带细胞,直接刺激醛固酮的分泌。

ACTH 的垂体内其他能刺激醛固酮分泌的因子,大都是从大分子多肽前体物质 POMC 衍化而来,POMC 通过酶裂解为促脂素(β-LPH),β-LPH 又被裂解为黑素细胞刺激素(β-MSH)和内啡肽,在体外实验中,β-LPH、甲型、乙型及丙型黑素细胞刺激素及内啡肽都有刺激醛固酮分泌作用。内啡肽在人体已证实能刺激球状带细胞分泌醛固酮。

POMC 衍化的多肽类物质及 ASF 对醛固酮调节的生理机制目前都不清楚。

原醛症时肾上腺皮质球状带细胞产生和分泌醛固酮至少是部分自主性的。醛固酮的生理作用是通过远曲肾小管和集合管促进 Na^+、K^+ 交换。若分泌过多则导致潴钠排钾,机体水、钠潴留和细胞外液容量增加,出现高血压。血容量扩张使入球动脉的球旁细胞压力感受器压力升高,抑制球旁细胞分泌肾素,从而减少血管紧张素的生成。由于醛固酮具有强烈的排钾作用,致使细胞内外液钾的丢失,出现低钾血症表现。但机体又存在着一些代偿性调节反应,如钠潴留和血浆容量增加可激活激肽—前列腺素体系;心钠素的生成和释放也增加等,都起排钠利水作用,因而出现一些"逃逸"现象,致使原醛症的病理生理反应变得不明显或很轻。患者虽有水潴留,但不出现水肿,血钾和血浆容量也可正常。

【临床表现】

(一)高血压

高血压是原醛症最主要和最先出现的症状。高血压一般在中等或稍严重的水平,多为良性高血压,恶性高血压少见,但在儿童,较易出现恶性高血压。患者对一般抗高血压药物的反应甚差。由体检发现的早期原醛症可无高血压表现。

高血压原因主要是血浆容量增加和血管阻力增强,后者与血管壁内钠离子浓度增加,对加压物质反应增强有关。因此,原醛症患者的高血压程度与体内可交换的 Na^+ 量有关。高血压所以不呈恶性型,可能是肾素-血管紧张素系统被抑制,以及体内一些排钠因素(如心钠素、激肽)-前列腺素系统被激活有关。现在发现有血压正常型原醛症,其机制不明,或许亦和排钠因子被高度激活有关。

头痛、乏力、视力模糊等是高血压常见的症状,都不严重,眼底血管改变也很轻,但也可见到 Keith-Wagener Ⅲ 或 Ⅳ 型改变。

(二)钠潴留

钠潴留与钾缺失是原醛症的病理生理学基础,水、钠潴留导致细胞外液容量扩张。据统计,血容量正常者 45%,低血容量者 25%,高血容量者仅占 30%。因此,原醛症患者其钠代谢可以不呈正平衡,无明显钠潴留,血浆容量也不增加,即在大量醛固酮作用下,出现钠"逃逸"现象。"逃逸"现象机制的完善解释还没有,可能当机体滞钠到一定程度后,肾脏组织间液的压力增加,降低了肾小管重吸收 Na^+ 的能力,近曲小管处 Na^+ 的重吸收被抑制,还有一些上述的利钠因子被高钠及高血容量所激活,拮抗大量醛固酮的潴钠作用。血钠高时,患者有烦渴症状。

(三)低血钾

在无并发症的高血压病例中很少见有自发性低血钾,因此,在高血压患者中见有自发性低血钾或非常容易促发低血钾,或不能解释尿钾排出增多现象时,首先要考虑到原醛症,原醛症钠潴留和血浆容量扩张可出现"逃逸"现象,钾丢失却不能。因钠潴留的"逃逸"现象主要是肾脏近曲小管重吸收钠减少,并不是远曲小管中 Na^+-K^+ 交换减少。醛固酮作用场所在远曲小管,故 Na^+-K^+ 交换继续进行,且高血钠及高血容量激发体内的各种利钠利水因子是针对钠的,对钾并无影响,故钾从尿中丢失是恒定的。如高血压患者有自发性低血钾,再结合一些常规实验室检查有异常者,例如,有轻度代谢性碱中毒,血清 HCO_3 在 30mmol/L(30mEq/L)以上,或尿 pH 值近于或大于 7,血钠较高大于 142mmo/L(142mEq/L)时,必需考虑到原醛症的可能,需作进一步确诊。

低血钾常出现的症状为:

1.肌无力及肌麻痹

患者自觉四肢无力、头重脚轻、懒于活动和谈话,从无力可发展到周期性麻痹,往往先累及下肢,严重者可发生呼吸及吞咽困难。麻痹持续数小时、数天或更久,作者观察的病例从出现低血钾症状到确诊原醛症的平均时间为 3 年半,但从出现高血压到确诊为原醛症的平均时间为 7 年 4 个月,故低钾血症是原醛症比较后期的表现。

2.对心脏的影响

心电图变化与低血钾程度有关。可见有轻度心室肥大,ST 段时间延长,T 波增宽、变低或倒置,出现 U 波或 T 波、U 波相连成双峰型。可出现心律失常、期前收缩或阵发性心动过速,严重者可因室性纤颤而发生心源性脑缺氧症候群。

3.对肾脏的影响

长期缺钾可引起肾小管上皮细胞空泡样变性,表现为肾浓缩功能障碍,患者表现多尿,尤其夜间多尿;烦渴,尿比重低。夜尿增多除肾浓缩功能减退外,还与原醛症患者尿钠排泄的昼夜规律颠倒有关。正常人因体位关系,大多数钠在白天排泄,而原醛症患者大多数钠在夜间排泄,这种肾浓缩功能减退,用抗利尿激素不能奏效。

4.长期低血钾也影响胰岛素的分泌和作用

在原醛症患者中,约有 25% 空腹血糖升高。

(四)酸碱平衡失调

细胞外液钾大量丢失,细胞内钾也丧失.Na^+ 由细胞内排出的效能明显减低,于是细胞内 Na^+ 及 H^+ 增加,细胞内 pH 值下降,细胞外液 H^+ 相对减少,呈现碱中毒表现。

在正常生理条件下,肾小球滤过液内的 Na^+ 与远曲肾小管上皮细胞内的 K^+、H^+ 进行交换,K^+、H^+ 与 Na^+ 交换上存在着竞争。在一般常见原因引起缺钾时,肾小管上皮细胞内的 K^+ 减少,H^+ 增多,于是 Na^+-H^+ 交换占优势,Na^+-K^+ 交换被抑制,因而尿液呈酸性,尿钾排出减少。在原醛症,肾小管上皮细胞内也是 K^+ 减少,H^+ 增多,但在大量醛固酮作用下,Na^+-K^+ 交换仍被促进,因而尿钾多,尿液接近中性或碱性。

细胞外液碱中毒时,Ca^{2+} 减少,可出现肢端麻木,手足搐溺。醛固酮还可促进镁的排泄,尿镁增多,血镁降低,更易引起或加重手足搐溺和痛性肌疫拳,Trousseau 及 Chvostek 征阳性。手足搐溺和血钾浓度有关,在低钾明显时,由于神经肌肉应激性降低,手足搐溺较轻或不发生。补钾治疗后,手足搐溺可变得明显起来,此时宜同时补钙甚至补给镁离子。

【诊断】

原醛症的诊断分为三部分,第一是筛选诊断,第二是确定诊断,第三是应用影像学及一些实验室检查指标鉴别原醛症的各类亚型,以选择治疗方法。

(一)筛选诊断

临床上有以下情况时要考虑原醛症:①儿童、青少年患有高血压,大都为继发性高血压,其中包括原醛症。②高血压经降压药治疗后效果不明显者。③高血压伴有自发性低血钾或容易促发低血钾者。④高血压患者出现周期性麻痹,在麻痹发作以后仍有低血钾或心电图有低血钾表现者。在家族性或散发性周期性麻痹以及甲状腺功能亢进并发周期性麻痹的患者,在麻痹发作时,钾离子由细胞外液转入细胞内,出现低血钾,体内并无大量钾的丢失。在非发作期,血钾又恢复正常,心电图也无低钾表现。

当怀疑原醛症时,先测血钠、钾浓度和 24 小时尿钾排出量,血浆或 24 小时尿醛固酮浓度和血浆肾素活性。但血钾正常者,不能排除原醛症。文献报道,原醛症患者有 7%～38% 血钾正常或在正常值的低限 3.6mmol/L(3.6mEq/L)以上。但原醛症患者为盐皮质激素依赖性高血压,肾脏排钾现象是恒定的,24 小时尿钾一般都超过 30mmol/L(30mEq/L)。对高血压患者经常采取两项治疗措施:一是限钠饮食,二是应用利尿剂。前者钠的摄入量减少,可能是血钾正常的主要原因;而后者则是促发尿钾排出增多并引起低钾血症,但在非盐皮质激素依赖性高血压患者中,应用利尿剂治疗后血钾很少会降到 3.0mmol/L 或 30mmol/L 以下水平。为此,患者可采取以下方法筛选:①停止应用利尿剂,饮食不限钠,给予补钾治疗。2 周后再测定血钾和尿钾,原醛症患者对补钾有相对拮抗性,即补钾后血钾不上升或上升很少,而尿钾排出更多。②利尿剂继续应用,测定 24 小时尿醛固酮排出量或血浆醛固酮浓度和血浆肾素活性。如尿醛固酮排出量不多或轻度增多,不能完全排除原醛症。因部分病例醛固酮分泌呈间歇现象,故要多次测定。又因醛固酮瘤细胞和正常皮质球状带细胞一样,醛固酮的分泌受血钾水平的影响。低血钾能起抑制分泌作用。对于血钾甚低而尿醛固酮增高不多的患者,需补钾使血钾提高后再行测定。

血浆肾素、醛固酮测定和血浆醛固酮/肾素比值:几乎所有原醛症患者和近 30% 的原发性高血压患者,其血浆肾素活性低于正常水平。因此必须注意,血浆肾素低并非原醛症所独有的现象。

在限钠和利尿的状态下,测定站立位 4 小时后血浆肾素活性的水平。正常肾素或高肾素性高血压患者,血浆肾素应超过 2.46mol/L·h(3.0ng/mL·h);在低肾素性高血压及原醛症患者,肾素活性不会超过 2.46mol/L·h(3.0ng/mL·h)。测定之前必需停用螺内酯 6 周,血管紧张素转换酶抑制剂 2 周。

在测定血浆肾素的同时,也测定血浆醛固酮的浓度及二者的比值。血浆醛固酮(μmol/L)/血浆肾素活性(mol/L·h),如比值超过 25,应进一步证实原醛症。因原发性高血压和原醛症的比值有重叠现象,少数原发性高血压患者,此比值超过 20,也有少数原醛症患者此比值低于 25,甚至低于 20。

总之,高血压患者如有下列三点中的二点者,必须进一步证实原醛症:①有自发性低血钾,或易促发低血钾,或低血钾与高尿钾并存;②站立位血浆肾素活性低于 2.46mol/L·h(3.0ng/mL·h);③站立位血浆醛固酮浓度/血浆肾素活性比值超过 20。

必须注意,因检测方法不同,各实验室有其自己的血浆肾素活性和醛固酮的正常值。

（二）确定诊断

确定原醛症的基本点包括低血钾和高尿钾排出并存，血浆肾素活性低，高醛固酮血症，醛固酮抑制试验阴性及糖皮质激素分泌和排出量正常。

1.醛固酮抑制试验

原醛症的醛固酮分泌是相对自主性的，醛固酮分泌抑制试验不能被抑制或只能部分抑制，这就能与原发性高血压和继发性醛固酮增多症相区别，因此，抑制试验是确诊原醛症的重要环节。在测定之前先要了解患者血容量状况和低血钾程度，少数患者血浆容量偏低需加以纠正，血钾太低亦需纠正到 3.0mmol/L（3.0mEq/L）以上方能开始，因血钾太低可抑制醛固酮的分泌。

该试验可采用口服氯化钠，测定尿醛固酮排出量，或静脉注射氯化钠测定血浆醛固酮浓度，或用氟化醋酸可的松产生浦钠作用，也可采用血管紧张素转换酶抑制剂，但结果不大可靠。静脉滴注钠负荷试验易导致严重高血压及充血性心力衰竭，故大多学者都采用口服氯化钠方法，但有严重高血压者应慎用。

在试验之前必须停止一些影响肾素-血管紧张素-醛固酮轴心的药物，螺内酯、雌激素停用6周，利尿剂、前列腺素合成抑制剂、赛庚啶、血管紧张素转换酶抑制剂（如甲巯丙脯酸、乙丙脯氨酸、雷米普利等）以及各种血管扩张剂、钙离子通道阻滞剂等需停用 2 周。

2.口服氯化钠抑制试验

试验开始前先留 24 小时尿测定醛固酮、钾、钠、肌酐、皮质醇，同时抽血测定血钾、醛固酮、皮质醇、肾素活性值。试验开始后，患者每餐增加 2～3g 氯化钠，或每天氯化钠摄入总量为 10～12g，共 4～5 天。最后一天清晨抽血及留 24 小时尿重复测定上述数据，如尿钠排出量超过 200mmol/24h（200mEq/24h），则试验比较可靠。在整个试验过程中需继续补钾。

该试验说明经过几天的高钠饮食后引起血容量扩张，正常人的肾素-血管紧张素-醛固酮系统受抑制，醛固酮分泌显著减少，尿醛固酮排出量被抑制到 27.7～38.8nmol/24h（10～14μg/24h）以下。原醛症患者因醛固酮分泌具有相对自主性，受容量扩张的影响小，试验不被抑制。血浆醛固酮水平在 554pmol/L（20ng/dl）以上，尿醛固酮值在 38.8nmol/24h（14μg/24h）以上。

3.静脉注射氯化钠抑制试验

给患者低钠饮食 3 天后，再以 25mL/kg 体重给生理盐水，在 4 小时内静脉滴注完，连续 3 天，使尿钠在 250mmol/24h（250mEq/24h）以上，如果血醛固酮在 554pmol/L（20ng/dl）以上，尿醛固酮仍高于 38.8nmol/24h（14μg/24h），也可确诊为原醛症。

Bravo 认为原醛症患者盐负荷试验的敏感性可达 96％，特异性达 93％。文献报道约有2％左右的原醛症患者尿醛固酮也可被抑制到 38.8nmol/24h（14μg/24h）以下。原因可能为试验前严重低血钾未纠正，药物的影响，或尿液收集不正确，也可能是因患者的年龄较大。正常60 岁以上的人，其醛固酮分泌较 30 岁左右的人减少 33％，故超过 50 岁的患者的尿醛固酮值要作年龄上的矫正。

4.肾素或醛固酮刺激试验

原理和抑制试验相同。给低钠饮食或呋塞米 40mg/d 共 3～4 天，造成低钠和血容量不足。在非原醛症患者,肾素-血管紧张素-醛固酮系统被激活,肾素活性增加,增加值在 1.64md/L·h(2.0ng/mL·h)以上,血浆醛固酮值也相应增加,而原醛症患者近球细胞分泌肾素受抑制,肾素增值反应微弱,在 1.64mol/L·h 以下。在原醛症中,刺激试验没有钠负荷试验敏感和具特异性。但在严重高血压不能做钠负荷试验时,可以采用此刺激试验。

总之,一位高血压患者,如醛固酮分泌增多,有自发性低血钾和尿钾排出增多并存,血浆肾素活性低,高醛固酮分泌不被高钠饮食所抑制,而糖皮质激素分泌正常者,即可确诊为原醛症。

(三)原醛症亚型的鉴别诊断

原醛症 95% 为腺瘤和特发性皮质增生,前者需手术治疗,后者则采用药物治疗,故在确诊原醛症之后,必须作病因方面的鉴别,主要在腺瘤和特发性增生之间进行。

一般来说,腺瘤型的临床表现比特发性增生为重。如尿及血浆醛固酮值较高,肾素活性更低,低血钾也更严重,但凭此不能鉴别二者。

1.体位试验及血浆 18-羟皮质酮(18-OHB)和 18-羟皮质醇(18-OHF)测定

腺瘤型原醛症对 ACTH 较敏感,而增生型则对血管紧张素较敏感。正常生理条件下,ACTH、皮质醇及醛固酮的分泌是相平行的,其昼夜节律变化均在上午处于高值,其峰值在 8 时左右,以后逐渐回落,至午夜 24 时左右处于最低值,以后又逐渐回升。

患者 夜安睡后于清晨 7 时安插一根静脉留置导管。8 时整,抽血测定醛固酮、皮质醇、18-OHB、肾素活性及钾,然后站立位 4 小时,于 12 时再次抽血重复上述测定项目。正常人及非原醛症高血压患者,站立前血浆肾素活性及醛固酮值正常,站立 4 小时后血浆肾素活性及血管紧张素轻微增加,但醛固酮可增加 2~4 倍,特发性皮质增生比站立前水平至少再增加 33%,而腺瘤型未见明显增加。立位试验的正确率为 85qo。

由于腺瘤型原醛症对 ACTH 比较敏感,上午 8 时到 12 时 ACTH 分泌呈下降趋势,醛固酮分泌也相应减少,而增生型原醛症则不然,其醛固酮分泌与 ACTH 不相平行。18-OHB 是醛固酮的前身物质,腺瘤型原醛症清晨 8 时血浆 18-OHB 值超过 100ng/dl,特发性增生型则少于 100ng/dl。正确性为 80%。血浆和尿的 18-OHF 也是一个较敏感的指标,糖皮质激素可抑制的原醛症的血浆 18-OHF 可升高到正常值的 20~40 倍,尿 18-OHF 可升高到正常值的 5~10 倍。腺瘤型原醛症的血浆 18-OHF 可升高到正常值的 2~10 倍,尿 18-OHF 可升高到正常值的 1.5~4 倍;而特发性皮质增生的血尿 18-OHF 水平基本在正常范围之内。有报道认为 18-OHF 的诊断符合率可达 91%。

该试验易受心理和外界干扰的影响,试验前必须停用前述干扰醛固酮分泌的药物 2~3 周;为消除采集血标本时静脉穿刺的刺激及精神影响,故在试验前 1 小时预先插入静脉留置导管。

2.肾上腺 B 型超声检查

腺瘤型增生 B 超见有一侧腺瘤或一侧肾上腺增大;特发性皮质增生为双侧病变,B 超可见双侧肾上腺大小正常或增大,一般统计正确率为 70%。小于 1cm 的肿瘤,B 超的检出率明显减少。但有经验的医生 B 超诊断的正确率可达 90% 以上。

3.上腺 CT 扫描

特发性皮质增生 CT 扫描显示双侧肾上腺大小正常或增大,CT 值为等密度或稍高密度

(与肾上腺相仿);腺瘤多为单侧性(0.5~3cm),呈圆形或卵圆形,CT值为低密度或等密度(-33~28HU),1cm以上的肿瘤的检出率可达95%以上,但1cm以下的仅60%左右,目前用分辨率高的CT及层距在0.3cm者,检出率更高。双侧肾上腺瘤及一侧醛固酮瘤、另一侧为无功能性肾上腺腺瘤都属少见,但可构成诊断上的混淆。据文献统计,正常人约有2%~8%存在有肾上腺皮质无功能性腺瘤;在CT扫描中,亦有1%左右最后证实为无功能性肾上腺肿瘤。

4.肾上腺磁共振成像检查(MRI)

在诊断原醛症方面,MRI并不比CT扫描有更多的优越性,肿瘤检查的阳性率反比CT低,可能与阅片洞察经验有关。MRI费用高,故一般都不采用。

5.肾上腺同位素碘化胆固醇扫描

注射^{131}I-6β碘甲基-19去甲胆固醇后,皮质腺瘤比正常肾上腺摄取较多的放射性标记物,扫描仪上显示一个放射性浓集的热区,用地塞米松后不被抑制,而皮质增生摄取量正常,可被地塞米松抑制,皮质癌则不显示。某些大结节增生,也和腺瘤一样不被抑制,而少数腺瘤也可被抑制,或像正常肾上腺那样摄取稀淡。同位素扫描的正确率为70%~90%,但目前已较少采用,除非在其他检查结果不能明确时才采用。

6.肾上腺静脉导管术

肾上腺静脉插入导管采集血标本测定醛固酮是一种创伤性检查,导管术也不一定成功,尤其右侧肾上腺导管插入要有很高的技巧,即使有经验的医生,也有26%的失败率,瑞金医院检查的阳性率为60%,因此不作为常规检查。肾上腺静脉造影已不再采用,因易构成造影剂外渗、破裂出血、肾上腺梗死等并发症,而且因图像不清晰不能提供更可靠的诊断依据。

7.地塞米松抑制试验

当实验室检查和体位试验像腺瘤型原醛症而影像学诊断又像增生,并有家族因素时,应怀疑为糖皮质激素可控制的原醛症。试用地塞米松2mg/d,3周后患者血钾恢复正常,血压正常,醛固塞米松。酮分泌量也恢复正常,则可以确诊,需终身服用地塞米松。

【治疗】

(一)药物治疗

药物治疗的适应证为:①术前准备;②特发性肾上腺皮质增生;③拒绝手术或对手术有禁忌的腺瘤型原醛症;④皮质癌;⑤糖皮质激素可控制的原醛症。

1.螺内酯

国内采用螺内酯的微粒型螺内酯,它拮抗醛固酮的作用效应,起到排钠、潴钾和降压作用,而不是抑制醛固酮的合成和分泌。螺内酯剂量为每日120~480mg(平均360mg),约2~6周后,可使血钾和血压恢复正常,作为术前准备,可减少手术的危险率。药物副作用常见,如胃肠道不适、性欲下降、阳痿、男性乳房女性化及月经失调等,少数患者出现皮痒和肾功能损害。对特发性皮质增生需要长期服用者,螺内酯加阿米洛利作为标准治疗,可以增强螺内酯的作用,减少其使用剂量和副作用。

特发性皮质增生药物治疗需维持多久,难下定论,因其病因不明,且螺内酯不能阻断醛固酮的合成,治疗后血浆醛固酮水平反见增多,故作者采用在螺内酯控制症状后,逐渐改用螺内酯加血管紧张素转换酶抑制剂甲巯丙脯酸,抑制血管紧张素Ⅱ的生成,长期维持量螺内酯可降到 40～100mg/d。如长期用药(约 2 年)和药物剂量降低后,症状又出现反复,可能还需手术探查,因可能有未被查出的小腺瘤存在.或为分泌能力强的结节增生。前者可做肿瘤剜除,后者切除一侧肾上腺或肾上腺次全切除,术后继续药物治疗,症状可获控制。螺内酯影响男性性激素的合成,因而原醛症孕妇患者禁用,否则会影响男婴外生殖器的发育。

2.氨氯吡咪

如患者不能用螺内酯,可选用氨氯吡咪和抗高血压药物,如复降片、胍乙啶、硝苯地平等联用,也可控制症状。阿米洛利 5mg 每日 3 次,必要时增加到 30mg/d,副作用有头痛、乏力、胃肠道不适和阳痿等。如患者对阿米洛利也不能耐受,可改用三氨蝶呤,剂量为 100～300mg/d。此药不能和非类固醇性消炎剂如吲哚美辛联用,否则易引起急性肾衰竭。

3.其他辅助性药物

(1)甲巯丙脯酸与乙丙脯氨酸:二者为血管紧张素转换酶抑制剂,抑制血管紧张素 I 转变为血管紧张素 II。特发性肾上腺皮质增生球状带细胞对循环中的血管紧张素 II 水平的轻度变化比较敏感,因而可以减少醛固酮的合成。甲巯丙脯酸剂量为 20mg 每日 2～3 次。

甲巯丙脯酸为第一代血管紧张素转换酶抑制剂,副作用有皮疹(40%)、味觉障碍(2%)、蛋白尿及中性粒细胞减少等,许多学者认为与其含有巯基有关。乙丙脯氨酸是第二代转换酶抑制剂,不含巯基,其降压作用比甲巯丙脯酸强 8 倍。目前国际上已用其取代甲巯丙脯酸。现又出现第三代转换酶抑制剂雷米普利,也不含巯基,降压作用比乙丙脯氨酸羟强 10 倍。

乙丙脯氨酸为长效血管紧张素转换酶抑制剂,剂量为 10mg 每天 1 次,如血压不降,可增加到 40mg/d,分 2 次服用。

血管紧张素转换酶抑制剂和保钾利尿剂联用,既可增加前者的作用,又能迅速纠正低钾血症。

(2)硝苯地平:醛固酮生物合成过程中的一些环节需要有钙离子的参与方能完成。硝苯吡啶(硝苯地平)是常用的钙离子通道阻滞剂,剂量为 10mg 每日 3 次,可降低血浆醛固酮的水平,硝苯地平还可抑制血管平滑肌收缩,降低血管阻力,可以起到降压作用。硝苯地平和保钾利尿剂或螺内酯联用,血钾和血压可很快恢复正常。

(3)心钠素:心钠素在理论上也可减少醛固酮的合成,目前还处在进一步研究和临床观察阶段。

(4)赛庚啶:赛庚啶是血清素的竞争剂,具有抗血清素的作用,可以降低增生型原醛症血浆醛固酮的水平,但也抑制糖皮质激素的水平,故不作常规用药。

(5)双氯苯二氯乙烷用于不能手术或手术切除后复发的皮质癌患者。用药后可使皮质组织萎缩坏死,可延长患者生存期。

(二)手术治疗

原发性肾上腺增生(PAH)做一侧(一般右侧)肾上腺切除或肾上腺次全切除;肾上腺皮质腺瘤做腺瘤剜除术;皮质癌及异位产生醛固酮的肿瘤做肿瘤切除。

腺瘤型原醛症都为单侧单个腺瘤,选用十一肋间腰背切口最佳,优点是肾上腺暴露满意,术后恢复快,并发症少。

所有病例术后血浆醛固酮(或尿醛固酮)及血钾很快恢复正常。部分病例血压于术后很快恢复正常,另一部分病例需术后 1~6 个月恢复正常。少数术后血压不能恢复正常者,都与长期高血压(病程＞10 年)、年龄较大及肾脏和血管病变有关。

近年来,随着腹腔镜技术的发展,其在泌尿外科应用的范围越来越广泛。对于腺瘤或一侧肾上腺切除亦可采用腹腔镜技术。腹腔镜肾上腺手术由 Gagner 于 1992 年最先报道,国内由北京协和医院和上海第二医科大学附属瑞金医院等单位率先开展了腹腔镜肾上腺手术。腹腔镜手术具有损伤小、并发症少、患者恢复快等优点,对于腺瘤型原醛症尤其适合。

有严重或顽固性高血压的腺瘤型原醛症患者,手术治疗可能有一定风险,对于这类患者可选择经动脉导管肾上腺动脉内注射乙醇的方法来治疗,有助于改善药物治疗的效果。

第三节　肾上腺生殖综合征

肾上腺生殖综合征,系肾上腺皮质增生或肿瘤分泌过量性激素,引起性征及代谢异常的综合征。临床上通常分为先天性和后天性两大类。前者由先天性肾上腺皮质增生(CAH)引起。后天性肾上腺性征异常症绝大多数由肾上腺皮质腺瘤或癌引起,皮质增生引起者极为少见。

一、先天性肾上腺皮质增生症

先天性肾上腺皮质增生症是一组常染色体隐性遗传的先天性疾病,与多种合成皮质激素的酶缺陷有关。

【病因和发病机制】

遗传学研究表明,CAH 患者性染色体和性腺正常或基本正常,此病是一组常染色体隐性基因遗传的先天性疾病。必须同时存在两个携带致病基因时(即纯合子)才能发病,而仅存在一个致病因子(即杂合子)时不发病。若患儿父母都是病态基因携带者,其子女中 1/4 正常、1/4 发病、1/2 为病态基因携带者。发病者的 HLA 抗原类型相同。CAH 与多种合成皮质激素的酶缺陷有关,由于某种酶缺陷,使某些生物酶在参与肾上腺皮质激素合成过程中受阻,致使皮质激素合成下降,继而引起 ACTH 的过量分泌而造成肾上腺皮质增生,以加快肾上腺类固醇激素的合成,达到皮质激素分泌正常的目的。由于某种酶缺乏,造成皮质激素合成障碍及其前体物质积聚,使性激素合成过量或缺乏,从而诱发了男女性分化发育异常和不同程度肾上腺皮质功能异常的病理性变化。

正常皮质激素由胆固醇合成,此过程经下丘脑-垂体-肾上腺的反馈机制调节。通过ACTH 作用,胆固醇在 20、22 碳链酶作用下脱去支链变成孕烯醇酮,后经 3β-羟类固醇脱氢酶催化成黄体酮。黄体酮是重要的中间代谢合成产物,可在 21-氢化酶和 11β-羟化酶作用下产生皮质醇。黄体酮经 21-羟化酶、11β-氢化酶和 18-羟化酶的作用产生醛固酮。孕烯醇酮在17α-羟化酶作用后产生性激素。在前述正常合成皮质激素的过程中,任何一种酶的缺陷均可造成皮质激素合成障碍,从而导致垂体代偿性的 ACTH 分泌增加。这样,一方面某种酶缺陷时由该酶催化生成物质减少,另一方面由于 ACTH 作用造成其前体物质的堆积、雄激素明显增多或缺乏,形成了 CAH 的基本发病机制。

临床上常见的酶缺陷依次为 21-羟化酶、11β-羟化酶、17-羟化酶、18-羟化酶、33-羟类固醇脱氢酶和20、22碳链裂解酶缺陷6种类型。其中除了18-羟化酶缺陷引起醛固酮合成减少,而无性腺和性征异常外,其余5种酶缺陷均能导致性征异常。

1.21-羟化酶缺陷

此型约占CAH的95%。由于21-羟化酶缺陷,糖皮质激素、盐皮质激素合成减少,类固醇的合成停在黄体酮和17-羟黄体酮(17-OHP)水平,在ACTH分泌增多的作用下,形成过量的雄烯二酮,虽然此类雄性激素无生物活性,但仍有10%的雄烯二酮能代谢成睾酮。过量睾酮会引起女性胎儿男性化,但对男性胎儿无影响,因男性睾丸的睾酮和双氢睾酮作用足以男性化。由于17-OHP增高,从患儿尿中排出17-OHP的代谢产物孕三醇也增加。如21-羟化酶部分缺乏,肾上腺皮质可增加醛固酮的分泌,并引起血浆肾素活性增加来代偿盐丢失,如21-羟化酶完全缺乏,肾上腺则不能产生醛固酮,从而不能代偿盐丢失,而引起21-羟化酶缺陷失盐型。

2.11β-羟化酶缺陷

该病约占CAH的3%。11β-羟化酶缺陷使11-去氧皮质丽(DOC)和11-去氧皮质醇增多,而皮质醇和酸固酮合成受阻,在ACTH作用下造成肾上腺分泌过量雄激素,引起女性患儿男性化或男性性早熟以及慢性肾上腺皮质功能不足。尽管DOC的活性只有醛固酮盐皮质激素作用的1/3,但11β-羟化酶缺陷引起人量DOC堆积,也能使患者保持血钠正常。对年长一些的儿童由于过量DOC会导致钠潴留而形成高血压。由于钠潴留而抑制了肾素-血管紧张素系统。部分CAH患者的11β-羟化酶作用接近正常,这类患者可分泌较多的皮质酮和18-羟皮质酮,由于它们盐皮质激素作用比DOC弱,患者可表现轻或中度失盐和血中肾素活性的明显升高。

3.17-羟化酶缺陷

此病罕见。17-羟化酶缺陷可使雄激素、雌激素和糖皮质激素合成受阻,使11-去氧皮质酮、皮质酮分泌增多,有时可达正常的60倍。此外黄体酮和孕烯醇酮也增加,而17-OHP,17-KS低值。患儿两性分化均差,呈现性不发育、肾上腺皮质功能不足、高血压和/或低钾血症表现。

4.3β-羟类固醇脱氢酶缺陷

此酶缺陷使孕烯醇酮、17-羟孕烯醇酮、去氢异雄酮(DHEA)大量堆积,尿17-KS排出增加,17-OHP浓度降低,皮质醇、醛固酮和睾酮合成受阻。由于盐、糖皮质激素产生不足,临床表现出失盐症状和慢性肾上腺皮质功能不全,女性轻度男性化,这是因胎儿肾上腺分泌过量DHEA,部分DHEA可通过肾上腺外途径转化为睾酮的结果。有部分女性男性化患者17-OHP会升高,是因肾上腺外的3β羟类固醇脱氢酶活性作用的结果。男性出生时男性化不完全,有尿道下裂、隐睾,甚至男性假两性畸形,是因酶缺陷同时累及肾上腺和性腺(卵巢、睾丸),使男性胚胎不能分泌足够睾酮所致。

5.20、22-碳链酶缺陷

20、22-碳链酶缺陷在CAH中最少见。由于此酶缺陷,使皮质醇、醛固酮和性激素都不能合成,造成大量胆固醇堆积。因皮质激素缺乏,患儿表现为肾上腺皮质功能不全、失盐症群、易伴发感染。同时由于雄激素和雌激素合成障碍,不论男女,出生时均表现为女性外生殖器。只有通过染色体检查才能识别真实性别。

【病理】

在 21-羟化酶缺陷失盐型和单纯男性化型可见肾上腺外观明显增大,相当于同龄人的 4～10 倍,呈浅棕色或金黄色,表面不规则,切面呈褐色或金黄色,有些可见小结节,显微镜下可见网状带明显增生,占皮质 90% 以上,束状带往往也有增生,网状带与束状带之间界线不清,单纯男性化型球状带基本正常,而失盐型球状带萎缩。增生的细胞表现为嗜酸性,细胞核内有大核仁、空泡,在这些增生的色素细胞之间有一种呈束状排列的细胞,细胞质有颗粒、大的空泡,内富含脂肪。在部分患者睾丸或精索周围可见增生的肾上腺组织,偶尔在女性患者的阔韧带中也可见到。青春期女性内生殖器仍像幼女,呈多囊卵巢,有厚的白膜,随着年龄增长卵泡减少,原发卵泡消失。如用糖皮质激素治疗,卵巢可恢复正常成人大小。

【诊断与鉴别诊断】

对可疑新生儿可做性染色体检查以确定真实性别。女性 CAH 的细胞核染色质阳性,染色体为 XX。可在尿生殖窦检查时发现阴道开口和子宫颈,插管造影可显示子宫和输卵管,尿中类固醇变化有助于明确诊断。女孩肾上腺男性化应与体质性多毛或单纯阴毛出现的早熟相鉴别。儿童中卵巢雄性细胞瘤罕见,可通过盆腔 B 超和 CT 检查来区别。男性 CAH 细胞核染色质为阴性,染色体为 XY,尿中类固醇变化有利确诊。当男性出现青春期提前时应与睾丸非精原细胞瘤型生殖细胞瘤及间质细胞瘤区别,男性 CAH 双侧睾丸小,而睾丸肿瘤患者睾丸增大明显。患儿有高血压或失盐有助于 CAH 不同类型的鉴别。

1. 21-羟化酶缺陷

通常分为非失盐型(单纯男性化型)、失盐型(男性化伴失盐型)和非典型三种亚型。典型表现是出生前后男性化和女性假两性畸形或失盐危象。内分泌检测呈现 17-OHP、ACTH、血浆肾素活性升高,血清雄性激素和尿 17-KS 增高,服用皮质激素后增高的类固醇会下降。因早期胎儿肾上腺即有合成类固醇的能力,可通过羊水穿刺测定羊水中 17-OHP 与雄烯二酮以诊断出胎儿期的 CAH。17-OHP 和雄烯二酮增高对失盐型 CAH 诊断可靠,但在非失盐型及非典型 CAH 患者,此类固醇可不增高。如有家族史可做羊膜细胞 HLA 分型和 DNA 分析。在妊娠 8～10 周做绒毛膜活检、评价 DNA、HLA-DR 或 HLA-B 位点分析可作为辅助诊断。

2. 11β-羟化酶缺陷

表现在出生后男女均为男性化和女性假两性畸形。11β-羟化酶缺陷严重者由于 DOC 产生过多可导致高血压,在用糖皮质激素后血压下降,而停用糖皮质激素后血压又会升高。内分泌检测显示 11-去氧皮质醇、DOC、血清雄性激素,ACTH 和 17-KS 增高,血浆肾素活性增加,服用糖皮质激素后增高的类固醇会下降,血浆肾素活性下降。

3. 17-羟化酶缺陷

在男性患儿中生殖系可不发育,甚至有盲端阴道、ACTH 增高、血浆肾素活性及血钾下降;女性患者表现为青春期发育受阻、原发性闭经、性腺功能减退、无腋毛、无阴毛,低钾可引起乏力、疲倦、多尿,可出现高血压。内分泌检测可见尿 17-OHP 和 17-KS 下降,对 ACTH 刺激无反应。血清 DOC、皮质酮及 18-羟皮质酮增高,经糖皮质激素治疗后这些类固醇值会下降。

4.3 β-羟类固醇脱氢酶缺陷

临床表现为男性和女性假两性畸形及失盐危相。年青女性常有多毛和男性化表现,内分泌检测可见孕烯醇酮、17-羟孕烯醇酮、DHEA、ACTH 和血浆肾素活性增高,轻度患者可没有失盐表现。

5.20、22-碳链酶缺陷

无论男女出生时均表现为女性生殖器及失盐危象。出生后第二周会出现明显的腹泻、呕吐、脱水、低钠血症、高血钾、酸中毒、低血压和嗜睡。内分泌检查显示各种类固醇呈低水平,ACTH 和血浆肾素水平增高,对 ACTH 反应降低或无反应。

【治疗】

CAH 的治疗主要由激素替代治疗和手术治疗组成。激素替代治疗原则是补充缺乏的皮质醇以抑制 ACTH 的分泌和肾上腺皮质增生,减少雄性激素分泌,达到抑制男性化,促进正常生长及性腺正常成熟的目的。皮质激素治疗剂量应调整到既有治疗作用,又能减少副作用的最小剂量。

完全性 21-羟化酶、3β-羟类固醇脱氢酶和 20、22-碳链酶缺陷的患者应补充糖皮质激素和盐皮质激素,而部分 21-羟化酶、11-羟化酶及 17-羟化酶缺陷一般只需糖皮质激素替代治疗。对青春发育期的 17-羟化酶缺陷患者推荐补充性激素治疗。

CAH 的治疗是终生性的,如果治疗及时、适当,预后较好,但疗效满意程度取决于病情严重程度和开始治疗时间的早晚。

1.糖皮质激素

糖皮质激素常用氢化可的松 $10\sim20mg/m^2 \cdot d$,醋酸可的松 $20\sim30mg/m^2 \cdot d$ 或泼尼松 $5mg/m^2 \cdot d$,成年单纯男性化型可用地塞米松 $0.75mg/d$。为了适当抑制雄激素,又避免过多糖皮质激素的副作用,应监测 24 小时尿 17-KS、17-OHP、雄烯二酮水平,注意生长曲线和骨龄以及时调整剂量,如剂量过大会产生 Cusking 综合征,影响儿童正常发育。剂量过小,则不能阻止男性化和骨骺过早融合,导致身材矮小。

9α 氟氢化可的松的潴钠效价相当于氢化可的松的 400 倍,可作为醛固酮不足的替代治疗药,口服剂量为 $0.05\sim0.1mg/d$。合用盐皮质激素可减少糖皮质激素的剂量,从而减少糖皮质激素过量应用引起的副作用,氢皮质激素与 9α 氟氢可的松联合应用是最有效的治疗方案。盐皮质激素剂量无须随年龄增长而变化,这与正常生理相符合,因 2 周的婴儿和成人醛固酮分泌无显著差异。轻度失钠的 CAH 婴儿单用氢化可的松即能维持电解质平衡,部分患儿每日需补充 $2\sim5g$ 钠,对严重病例需加用 $0.05\sim0.1mg$ 氟氢化可的松。过量应用盐皮质激素会引起严重高血压,故服用盐皮质激素患者应注意监测血压。

2.性激素

对性激素合成不促的患儿,若出生时为女性生殖器,到青春发育期宜应用女性激素。满意的皮质激素替代治疗能使肥大阴蒂萎缩,男性性征消失,恢复卵巢功能并受孕。同时可使幼稚睾丸发育,恢复生精功能,并使骨骼和骨骺得到正常发育。

3.两性畸形的外科治疗

(1)抚养性别的选择:出生后首先确定患婴的性别,患婴的外生殖器形状是决定性别的决定因素,其次根据手术后男性或女性性功能能够恢复的程度作决定。往往在临床上大多选择为女性,因为女性假两性畸形把融合的阴唇做成阴道开口比较容易,重建阴道也不难。只有在阴茎发育到足以保持男性功能时才选择为男性。

(2)去除内生殖器:当性别确定之后,与性别相矛盾的生殖器应切除,手术时间多取在 2~3 岁之内。

(3)切除性腺性腺:是否切除无严格规定,其取决于第二性征。在真两性畸形中,如发现一侧为卵巢,另一侧为睾丸,应切除其中一侧与第二性征相矛盾的性腺;对有卵睾结构的患者卵睾是否切除取决于性别的选择,当患儿作为男孩抚养时要切除卵睾,而作为女孩抚养时则保留卵睾,因卵睾可以使青春期女性化更明显。

(4)外生殖器重建:外生殖器重建的目的是让外生殖器外貌尽可能正常,以便为患者提供正常的婚姻生活。由于女性器官重建比较容易,一般多趋于重建女性外生殖器。只有当阴茎发育较好,估计成形后有男性性功能时才做男性化手术。

1)作为女孩抚养的儿童 1.5~2 岁之间可行外生殖器重建手术,最晚应在青春期前完成手术。完全切除阴蒂或保留阴蒂头部中勃起组织的部分阴蒂切除术及重建尿道开口与阴道开口,通过手术使共同开口的阴道和尿道分别开口于会阴部。

2)作为男孩抚养的儿童最好在学龄前完成矫正手术。包括阴茎伸直术、尿道成形术、阴囊重建术、睾丸复位或隐睾切除术。

由于患者长期服用皮质激素,在手术时要追加氢化可的松,在大的创伤或手术应激期间,应从胃肠道外增加 3~4 倍剂量,以防急性肾上腺皮质功能不足的发生。

二、男性化肾上腺肿瘤

男性化肾上腺肿瘤是指能够产生过量雄性激素,使患者男性化的肾上腺皮质肿瘤。女性发生率为男性 2 倍,可能与女性患者男性化症状易于识别有关。此病在任何年龄均可发生,但未见胎儿和新生儿发病的报道,以此特点易与 CAH 鉴别。

【病理】

男性化肾上腺肿瘤瘤体可有完整包膜,切面呈褐色或黄褐色。如瘤体较大,且切面有出血、坏死及斑片状散在钙化则有肾上腺皮质癌可能。显微镜下肿瘤细胞大小不一,细胞核不定型,并可见异常分裂象,细胞质呈空泡状。腺瘤细胞与癌细胞的显微镜像大体相似,奇异和大小不等的核及异常分裂象并不一定是判定肾上腺皮质癌的指标,二者均可显示恶性形态,这可能与内分泌功能旺盛有关。只有当非肾上腺组织或器官发生同一肾上腺皮质癌转移时才是确定癌的标准。癌可向邻近组织浸润,可沿主动脉旁淋巴结转移,远处器官转移部位中以肺为多见,其次为肝、脑、骨等处。

【临床表现】

男女儿童均可表现为生长迅速、肌肉发达、骨龄加速和骨骺融合提前,男孩可见阴毛和腋毛浓密,阴茎发育并呈半勃起状,前列腺增大,睾丸体积小,有少数患儿睾丸大于同龄儿童。女孩表现出腋毛和阴毛丛生、阴蒂肥大、色素沉着、皮肤痤疮。成年女性发病者多见停经、颜面及躯干四肢多毛,阴毛呈男性分布,阴蒂肥大,皮肤痤疮,声音低沉,乳房、卵巢和子宫萎缩等。少数患者多毛是肿瘤唯一表现。在成年男性患者难以发现,多在 B 超检查或雄激素测定中偶然发现。

【诊断】

1.病史和体格检查

可提供男性化表现。

2.内分泌检查

所有病例尿17-KS明显增加,主要是脱氢异雄酮(DHEA)增加,DHEA大多以硫酸酯形式排泄。血浆DHEA硫酸盐可高达1～3mg/dl,非结合的DHEA也升高,但仅为DHEA硫酸盐的1/1000左右。DHEA硫酸盐增加可能与胆固醇酶活性降低有关。此外,孕烯醇酮和17-轻黄体酮及其衍生物也会在尿中大量出现。且男性化肾上腺肿瘤患者的血浆雄激素或尿17-KS不能被地塞米松抑制,呈现非依赖ACTH的自主性分泌现象。

3.影像学检查

高质量B超对肾上腺肿瘤有很高的诊断价值。高分辨率快速薄层CT扫描可分辨肾上腺0.5cm大小的肿瘤,对肾上腺肿瘤的检出率可达95%～99%。MRI的敏感性与CT类似。

4.其他

通过肾上腺静脉血与周围血中DHEA的测定比较,可判定DHEA增高是否来自于肾上腺肿瘤。静脉尿路造影检查可显示肾上腺体积大的肿瘤对肾脏的挤压、移位及肾上盏变形改变。

【鉴别诊断】

鉴别诊断主要区别由肾上腺增生、肿瘤引起的男性化还是性腺起源雄激素引起的男性化。

1.先天性肾上腺皮质增生症

CAH出生时即有男性化表现。而男性化肾上腺肿瘤无此特点。二者的尿17-KS和孕三醇均有增高,但CAH由皮质醇合成受阻而引起ACIH增高所致的17-KS和孕三醇增加,可被大剂量地塞米松抑制,而肿瘤所致17-KS和孕三醇增加不能被大剂量地塞米松抑制。且B超、CT或MRI的肾上腺检查,可显示CAH的肾上腺增生而非肿瘤的影像变化。

2.多囊卵巢综合征

是由双侧卵巢发生多囊性改变引起的卵巢体积增大,囊性卵巢有分泌睾酮能力而导致男性化。但临床上表现的程度没有男性化肾上腺肿瘤明显,B超和CT易于显示多囊卵巢病变。

3.卵巢肿瘤

某些卵巢肿瘤可产生男性化肾上腺肿瘤类似症状,血浆睾酮增高,尿17-KS会轻度增高或正常,但DHEA不高。通过妇科检查、B超和CT能显示卵巢肿瘤。

4.儿童睾丸间质细胞肿瘤

患儿有雄性化表现,尿17-KS增加,血浆睾酮明显增高,但DHEA正常是其特征性变化。患儿病侧睾丸增大、健侧睾丸正常等表现有助于鉴别。

5.特发性性早熟

由下丘脑-垂体成熟过早所致。男孩血中促性腺激素、睾酮及尿17-KS可达青春期水平,而男性化肾上腺肿瘤中促性腺激素呈低水平,且尿17-KS明显增高。肾上腺影像学有助于确诊肾上腺肿瘤。

6.Cusking 综合征

可有雄性化临床表现,尿 17-KS 和 DHEA 明显增加,且不能被地塞米松抑制,但 Cusking 综合征有典型的体征,伴血、尿皮质醇明显增高有助于鉴别诊断。

【治疗和预后】

确立诊断后应尽早手术切除肿瘤,手术切除范围包括肿瘤、肾上腺及周围组织,如有孤立转移灶也应一并切除。由于男性化肾上腺肿瘤的对侧肾上腺多无萎缩,肿瘤切除后无须激素补充或仅需短期补充皮质激素。肾上腺肿瘤切除后患者可获治愈,各种症状会逐渐消失,一般数月到数年后可完全恢复正常,笔者治疗的病例中曾有 1 例术后 2 个月月经即恢复正常,且受孕并正常分娩。肾上腺皮质癌的预后取决于手术治疗的早晚以及肿瘤切除是否彻底。术后应定期随访,若症状重新出现,尿 17-KS 或 DHEA 增加,提示肿瘤复发。晚期肾上腺皮质癌发展迅速,可行放疗或化疗,有望改善症状和延长存活期,常用药物有邻氯苯对二氯乙烷、氨鲁米特、酮康唑。邻氯苯对二氯乙烷可改变肾上腺细胞线粒体功能,使肾上腺萎缩和坏死,使用最小剂量 1g/d,一般可达 10~12g/d。氨鲁米特是胆固醇侧链裂解抑制剂,初始剂量每天 250mg,分 2 次口服,逐渐增加至每天 500mg,分 4 次口服。酮康唑是抗真菌药物,具有抑制类固醇生成作用,每天剂量是 1200mg。通常肾上腺皮质癌发病 2 年内死亡者占 50%,3 年生存率约 25%。

三、女性化肾上腺肿瘤

女性化肾上腺肿瘤指能够分泌过量雌激素使患者女性化的功能性肾上腺皮质肿瘤。此病多发生在成年男性,较少发生在儿童,至今尚未见成年女性发病的报道。

【病理】

女性化肾上腺肿瘤或癌的外观和组织学特性与男性化肾上腺肿瘤相似。患者睾丸组织中精细管萎缩,间质细胞数量减少,可能与雌激素增多有关。

【临床表现】

大多数患者发病在 25~45 岁之间。男性患者出现女性化改变,乳房发育是早期症状,有的伴有一侧或双侧乳房触痛,乳晕色素沉着,甚至有溢乳现象,半数患者有睾丸萎缩,精液量减少。1/2 患者性欲减退或性功能下降,阴茎勃起不坚,到后期可呈现完全性阳痿,1/4 患者有肥胖,骨骼肌萎缩,阴毛减少,有的患者肿瘤部位有疼痛,部分肾上腺皮质癌患者有 Cusking 综合征的体征,约 60% 的患者在腹部可扪及包块。患者的前列腺和阴茎仍属正常大小。男性儿童早期症状同样是乳房发育,且快速生长,骨龄提前,睾丸和阴茎正常大小。成年女性缺乏特征性症状,女性儿童患者表现假性早熟,包括乳房发育,有溢乳,乳头增大伴色素加深,阴毛生长,部分患者还有阴道不规则出血,当伴有雄激素分泌增多时,可有阴蒂肥大和肌肉发达现象。

【诊断】

患者有女性化体征,结合内分泌和影像学检查不难做出诊断。内分泌检测显示尿雌激素包括雌酮及其代谢产物雌二醇、雌三醇的增高,且对地塞米松抑制试验和 ACTH 激发试验均无阳性反应。尿 17-KS 增加。血 ACTH、尿 17-OHCS、醛固酮正常,当伴 Cusking 综合征时,尿 F、17-OHCS 会增加。由于肿瘤分泌大量雌激素抑制垂体分泌促性腺激素，因而血中 FSH 和 LH 浓度明显减少，且对 FSH 和 LH 刺激无反应，由于瘤体较大，影像学检查中 IVP 可见患侧肾脏下移，肾上盏受压变形，B 超、CT 及 MRI 易于显示肾上腺肿瘤。

【鉴别诊断】

1.肾上腺皮质良性肿瘤与肾上腺皮质癌的鉴别

前者病程长，而且瘤体相对小，尿内类固醇和性激素轻度增高；后者病程短且进展快，尿内类固醇和性激素明显增高，多伴有 Cusking 综合征表现。当 17-KS 排出量超过 $100mg/d$，并伴有 DHEA 明显增多者提示恶性肿瘤可能。病理诊断不是绝对可靠，因病理报告良性肿瘤的患者术后经过一段时间会发生肿瘤转移症状，而病理诊断为肾上腺皮质癌者术后既无复发也无肿瘤转移，可长期存活。肾上腺皮质癌诊断的有力证据是肿瘤组织的局部浸润、淋巴结及远处肿瘤转移。

2.睾丸肿瘤

少数睾丸肿瘤可分泌过量雌激素而产生女性化体征，但体检显示一侧睾丸肿瘤有助于鉴别诊断。

3.克氏征（Klinfelter 征）

克氏征有乳房发育，但此征促性腺激素增高、睾酮低，睾丸和阴茎小。染色体核型为 47XXY。

4.特发性性早熟和乳房早发育

特发性性早熟和乳房早发育患者明显多于女性化肾上腺肿瘤患者。特发性性早熟特点是 GnH 水平增高而 17-KS 正常。乳房早发育呈现 GnH 和 17-KS 低水平，仅单纯乳房发育，且无阴毛、无月经。若促性腺激素呈低水平，而尿 17-KS 增高者，提示肾上腺肿瘤。影像学检查有利于肾上腺肿瘤的诊断。

5.其他原因引起乳房发育

长期服用利血平、眠尔通和地西泮（安定）以及含雌激素药物或避孕药等药物可导致男性化乳房发育。通过询问服药史有助于鉴别。

【治疗和预后】

女性化肾上腺肿瘤的治疗原则是尽早手术，切除范围包括肿瘤、同侧肾上腺及其周围组织。多数报道患者对侧肾上腺可能存在萎缩，主张手术前后给予皮质激素治疗。术后尿雌激素和 17-KS 水平能恢复正常，女性化症状会消退，预后良好。并发 Cusking 综合征者预后多不良。若术后症状持续，类固醇不能恢复正常或术后下降后又升高提示肿瘤已转移或复发，肿瘤多向肝、肺和局部淋巴结转移。对肿瘤不能切除或切除后复发者行放射治疗或用邻氯苯对二氯乙烷治疗，可减轻症状。肾上腺皮质癌多于起病后 2 年内死亡，但也有少数肾上腺皮质癌患者术后能长期存活。

第四节 嗜铬细胞瘤

【发病与病因】

嗜铬细胞瘤来源于神经嵴,属 APUD 系列,起源于外胚层母细胞,嗜铬细胞瘤既可发生在肾上腺内,又可发生在神经节丰富的身体其他部位,最常见于肾及肾上腺周围、腹主动脉两旁、输尿管末端的膀胱壁、胸腔、心肌、颈动脉体及颅脑等处。神经嵴细胞的发育与其他内分泌腺体的发育关系极为密切,所以嗜铬细胞瘤除分泌肾上腺素及去甲肾上腺素外,尚可合成其他激素,也可并发其他内分泌系统肿瘤,引起多种内分泌功能失调。嗜铬细胞瘤患者中约 10% 有家族史,属常染色体显性遗传,其多发性和肾上腺外肿瘤的发生率较无家族史者为高。

人们了解嗜铬细胞的历史比较短,1926 年 Roux 与 Mavo 首次成功地切除了嗜铬细胞瘤。直到 20 世纪 50 年代初,嗜铬细胞瘤的手术死亡率仍高达 26%。随后应用了肾上腺素能受体阻滞剂并注意到血容量的及时补充,死亡率才显著下降。根据近年来的尸检报告,仍有许多患者生前得不到正确诊断,死后尸检才发现有嗜铬细胞瘤。Mavo 诊断(1981)1 组 54 例嗜铬细胞瘤中 41 例(75%)生前误诊。瑞典(1986)统计 439 例患者,其中 184 例(40%)在尸检时发现。肿瘤发病率随年龄增长而增高,184 例中 50～59 岁者 40 例,70～79 岁者 58 例。获得正确诊断的年龄,生前诊断者 48.5 岁,尸检诊断者 65.8 岁,12 例超过 68 岁的老年患者,9 例未考虑本病,这说明老年患者很容易误诊,也表明我们对嗜铬细胞瘤症状错综复杂、变幻莫测的特点的了解还很不全面,致使一些患者得不到及时、正确的诊断而延误了治疗。

以往认为嗜铬细胞瘤是少见疾病,随着对本病的重视和检测技术的提高,许多病例得以从高血压中筛选出来。近 30 年来,我国嗜铬细胞瘤的病例数急剧增加,北京、上海、广州、武汉、南京、长沙等地有数十例甚至百余例的大组病例报道,诊疗技术亦有了显著的提高。

有关嗜铬细胞瘤发病率的调查资料较少,参阅国外统计资料,嗜铬细胞瘤在高血压患者中的发病率最低为 0.4%,最高为 2%。尸检发现率为 0.094%～0.25%。随着高血压患者接受嗜铬细胞瘤特殊检测人数的增加,发病率将会较以往有所增加。国内资料近年报道的发病例数也在急剧增加,但尚缺乏大组病例的流行病学调查统计。估计我国的发病率不会低于国外。

20 世纪 60 年代以后,由于采用了各种先进诊断技术,以往不易确诊的肾上腺外肿瘤、家族性嗜铬细胞瘤、内分泌腺多发性肿瘤相继被发现,肾上腺外瘤、双侧瘤、多发瘤、恶性瘤都远远超过了 10% 的概率,所以,把嗜铬细胞瘤简单地概括为 90%：10% 肿瘤已经不合时宜。近年国内外统计资料表明,肾上腺内的单发性嗜铬细胞瘤只占 60%～80%。男女发病率大致相等。发病年龄以 20～40 岁组为最高。小儿的嗜铬细胞瘤发病率男性略高,家族性多见,双侧多发性瘤占 39%,亦有双侧发病达半数的报道。

嗜铬细胞瘤的病因与其他肿瘤一样尚不清楚,但有几种特殊情况可能与嗜铬细胞瘤的病因有关。胚胎早期交感神经元细胞起源于神经嵴和神经管,是交感神经母细胞和嗜铬母细胞的共同前体,多数嗜铬母细胞移行至胚胎肾上腺皮质内,形成胚胎肾上腺髓质。另一部分嗜铬母细胞随交感神经母细胞移行至椎旁或主动脉前交感神经节,形成肾上腺外嗜铬细胞。肾上腺外嗜铬细胞在胚胎 9～11 周时即发育成熟,比肾上腺髓质嗜铬细胞成熟还早。出生后肾上腺髓质嗜铬细胞发育成熟的同时,肾上腺外的嗜铬细胞退化并逐渐消失。所以在胚胎时期分布多处的嗜铬细胞,到成熟期只有肾上腺髓质细胞还能保留下来。在某种特殊情况下,这些同源的神经外胚层细胞可以发生相应的肿瘤。

(一)多发性内分泌瘤病

多发性内分泌瘤病(MEA)或称多发性内分泌瘤(MEN)。1903 年 Erdheim 首先发现多种内分泌腺同时发生肿瘤。Wernier 认为这是一种常染色体显性遗传病,且具有高度外显率。临床表现为多种内分泌病变的组合。所以出现多样性,认为与人体内一种神经内分泌细胞组织系统——APUD 系统有关。APUD 能产生生物胺和/或多肽类物质,其活性像激素或神经递质,有调节神经系统的作用,或调节其与内分泌系统之间的关系,APUD 细胞来源于神经嵴,并广泛分布于体内各个脏器,包括垂体、甲状腺、甲状旁腺、胰腺、肾上腺及各种嗜铬体,易发生肿瘤和多发性内分泌瘤,有的学者将这种肿瘤统称为 APUD 瘤。1960 年 Sipple 首先发现嗜铬细胞瘤合并甲状腺髓样癌,后称 Sipple 综合征。根据各种内分泌腺瘤的不同发病,1985 年 Raue 等将其分为 3 型。①MEA Ⅰ 型:又称 Wermer 综合征,包括垂体、甲状旁腺和胰腺的肿瘤。②MEA Ⅱ a 型:又称 Sipple 综合征,包括嗜铬细胞瘤或肾上腺髓质增生并甲状腺髓样癌、甲状旁腺肿瘤。MEA Ⅱ b 型:除 MEA Ⅱ a 型肿瘤外,还可发生多发性皮肤或黏膜神经瘤。③MEAE 型:甲状旁腺瘤和乳头状甲状腺癌。

(二)家族性嗜铬细胞瘤

家族性嗜铬细胞瘤系常染色体显性遗传疾病,有高度外显率。家族性嗜铬细胞瘤的发病率约占嗜铬细胞瘤的 6%～10%,多为双侧多发或两个以上的内分泌腺体受累,发病年龄较早,常见于儿童;双侧性嗜铬细胞瘤中约 50% 为家族性,同一家族的发病成员其发病年龄和肿瘤部位往往相同。经过多年的研究发现家族性嗜铬细胞瘤患者存在各种各样的基因缺陷,具有这类基因缺陷的胚胎,一部分外胚层的神经嵴细胞可迁移至身体的其他部位,衍化成特殊的细胞群即 APUD 细胞系统,肿瘤可分泌多肽激素,形成以嗜铬细胞瘤为主的各型内分泌腺瘤综合征,常与多发性内分泌瘤病 Ⅱ a 型和/或 Ⅱ b 型和/或神经外胚层发育异常同时存在。另外,家族性嗜铬细胞瘤还与神经纤维瘤病、视网膜血管瘤、脑脊髓血管网状细胞瘤等并发。国内相继报道家族性嗜铬细胞瘤,多为并发甲状腺髓样癌。

(三)多内分泌功能性嗜铬细胞瘤

近几年来有报道嗜铬细胞瘤能分泌两种以上的内分泌激素。从前对嗜铬细胞瘤并发高血钙曾有多种推测。直到 1981 年 Fairhust 从瘤组织中分离出类甲状旁腺活性激素,1985 年 Shanberg 在 10 例患者中证实嗜铬细胞是自主性分泌异位性甲状旁腺素的肿瘤,而并非是儿茶酚胺增高后刺激甲状旁腺素分泌增加所致,这种新的概念才正式形成。因为甲状旁腺在降钙素增高的患者中往往是正常的,既无增殖现象,亦无肿瘤。

嗜铬细胞瘤分泌促皮质激素表现为 Cusking 综合征者,1979 年以来就曾经由 Forman 及 Spark 等报道。以往由于这种特殊的异位促肾上腺皮质激素未能在术前确诊,手术死亡率高达 52%。1986 年 Beaser 等对 1 例嗜铬细胞瘤合并异位 Cusking 综合征的肿瘤组织做电镜检查,肿瘤组织液经免疫生化测定.其分泌促肾上腺皮质激素的图像与 Cusking 综合征的垂体瘤分泌像完全相同。嗜铬细胞瘤所分泌的 ACTH,70%为小形 ACTH,是人类标准的 ACTH,若分泌过量即可形成典型的 Cusking 综合征,它与肺癌及其他肿瘤所分泌的大形 ACTH 有所不同。嗜铬细胞瘤有并发多血质症的个案报道,但分泌红细胞激素的功能尚未能确定。

(四)特殊部位的嗜铬细胞瘤

嗜铬细胞瘤可遍布盆腔以上的身体各部。如生长在某些特殊部位,则其病因及临床意义更为复杂。

1.嗜铬细胞瘤所致的肾动脉狭窄

早在 1958 年就有这样的病例报道,随后发现了更多这样的病例,这类病例的儿茶酚胺系统及肾素系统都呈活跃状态,所以恶性高血压的发展往往更为迅猛。两症并发的病因病理为:

(1)肾门部的嗜铬细胞瘤直接浸润压迫肾动脉从而引起肾动脉狭窄,导致肾缺血,这种情况多见于左侧,因左侧肾静脉多向下延伸至肾门,这种病因占此类病例的大多数。

(2)由于血内肾上腺素及去甲肾上腺素长期升高,引起肾动脉痉挛性收缩,随着病程延长,动脉壁发生纤维性变及增生,动脉腔变得狭窄,这种情况多为双侧肾动脉受累并累及其他部位动脉。这一发病机制已被 Abrams 通过向血内注射肾上腺素的实验所证实。

(3)肾蒂附近的神经节细胞瘤压迫肾动脉,引起肾动脉狭窄。

(4)摘除靠近肾部嗜铬细胞瘤后瘢痕粘连压迫或手术时损伤均可引起肾动脉狭窄。

2.肾实质嗜铬细胞瘤

虽极为罕见,但已有报道,这是由于胚胎神经嵴细胞向内脏迁移而引起异位嗜铬细胞瘤的临床例证。临床上需与分泌肾素的肾肿瘤鉴别。

3.胰腺后方的嗜铬细胞瘤

这种肿瘤往往位于腹主动脉及下腔静脉之间,多属于自主神经节细胞瘤,在这一危险区生长的肿瘤,易向血管内浸润,引起血管壁的破坏、梗阻,不易定位,也难于处理,这种患者易被误诊为癌,也可以引起肾血管性高血压。

4.膀胱嗜铬细胞瘤

近年也常见报道,症状的发作常与排尿有关,也是神经节细胞瘤的一种。

(五)神经外胚层发育异常

神经外胚层发育异常是一组伴有皮肤损害的中枢神经系统疾病,有明显的家族性。

1.多发性神经纤维瘤病

约 5%～23%的嗜铬细胞瘤可并发本病。Kaff 认为在多发性神经纤维瘤合并高血压的患者中,有 53%的患者患有嗜铬细胞瘤。皮肤可见许多小肿瘤及淡褐色斑块,常伴有血管痣、带毛痣、皮肤疣等。患者还常伴有血管畸形。

2.结节性硬化症

以多发性皮脂腺瘤样面痣和智力减退为特征,可同时伴有多发性纤维瘤病、癫痫发作,也常见脑血管畸形和囊肿。

3.Sturge-Weber 综合征

又称三叉神经多发性血管瘤,以沿三叉神经走向部位的面部血管瘤为其特点,并伴有脑及脑膜血管畸形,可并发嗜铬细胞瘤。

4.VonHippel-Lindan 病

是一种伴有囊性小脑或血管细胞瘤视网膜畸形的视网膜血管瘤。除伴有嗜铬细胞瘤外，还可并发黏液性神经瘤、咖啡乳色斑及肾细胞癌等。

【病理生理】

嗜铬细胞瘤的病理可分为良性及恶性两类。以良性居多，良性嗜铬细胞瘤一般呈圆形或卵圆形，表面光滑，有完整包膜，血供丰富。肿瘤大小不一，最大可达 3.8kg。肿瘤可因主要营养血管梗死而中心呈退行性囊性变。肿瘤也可因出血而在瘤内形成血肿。肿瘤的体积大小并不与功能强弱呈正比。

肿瘤组织的细胞很不规则，有的由正常的髓质细胞所组成，有的则由瘤细胞组成。瘤细胞呈不规则的多面形，较大，胞浆很丰富，并含有嗜铬性颗粒；细胞核也大，圆形，内含空泡，肿瘤细胞内含有大量的升压物质。嗜铬细胞瘤在电子显微镜下可见有两种主要细胞，即明亮细胞及深暗细胞，类似正常的髓质细胞。细胞内的颗粒及空泡内含有升压物质。去甲肾上腺素颗粒为一致密褐色体，居于泡的偏心处。肾上腺素颗粒则很小，为灰色颗粒，遍布于泡内。单纯的肾上腺素瘤及去甲肾上腺素瘤分别包含有各自特殊形态的颗粒，混合瘤则含有两类颗粒。小的肿瘤所含的升压物质总量少，但代谢快，进入血循环系统量多，功能可能更强。大的肿瘤所含的升压物质总量最大，但代谢率低，储存于瘤细胞内的升压物质被分解成为无药理作用的代谢产物，进入血循环的升压物质并不比小肿瘤多，故功能可能反而较低。有的肿瘤细胞与正常髓质细胞无异，但两者间的升压物质含量却可相差 6 倍之多。上述各种差异，也可能与术前应用交感神经节封闭剂有密切关系。

仅根据病理切片上的组织形态来决定嗜铬细胞瘤属于良性或恶性是比较困难的。往往在镜下呈恶性改变的肿瘤，但在临床上却是良性的病程。相反，有的瘤细胞呈良性形态，但在手术后 1～6 年内复发。在良性与恶性肿瘤细胞中都可以看到重的嗜铬性颗粒、奇特的核分裂象、血管内浸润性生长、瘤细胞所形成的肿瘤假性包膜等肿瘤组织浸润现象。瘤细胞形态异常可能是内分泌功能行为的一种表现，不能作为良、恶性肿瘤鉴别诊断的最终依据。恶性嗜铬细胞瘤的诊断只能在没有胚胎残存神经节细胞的部位或脏器，如肝、肺、脾、脑、骨、淋巴结等发现有肿瘤细胞生长时才能成立。

嗜铬细胞瘤的临床表现取决于肿瘤所分泌的胺及各种多肽，现知嗜铬细胞瘤除分泌儿茶酚胺（CA）外，尚能合成并分泌 35 种以上的多肽，故除 CA 引起的高血压、头痛、心悸、出汗等症状外，还可以出现其他症状。

嗜铬细胞瘤分泌多巴胺（DA）、去甲肾上腺素（NE）及肾上腺素（E）。NE 及 E 可刺激靶细胞膜上的 α1 受体，使血管平滑肌收缩，血压增高，当 NE 与细胞膜上的 α1 受体结合后，可使细胞质膜中的磷脂酰肌醇醇解为水溶性三磷酸肌醇（IP3）。IP3 是一种重要的细胞内信使，能释放内质网中的钙离子（Ca^{2+}），使细胞质内的 Ca^{2+} 增高。Ca^{2+} 与钙调蛋白结合形成具有活性的 Ca^{2+} 蛋白复合物，继而激活肌凝蛋白轻链激酶，使肌凝蛋白与肌动蛋白相互作用而使血管平滑肌收缩，嗜铬细胞瘤患者体内的血管紧张素Ⅱ（AⅡ）及血管升压素（VP）均有增高，CA 与血管升压素尚可刺激血管内皮素增多，但上述三种物质均与 NE 类似，都是通过细胞内 Ca^{2+} 增高使血管收缩的，它们具有最后的共同通道，但细胞内的钙离子贮量有限，很快即被耗尽，而需

细胞外的 Ca^{2+} 来补充。IP3 可转换成 IP4，IP4 具有开放钙通道的功能。β 受体兴奋后，则是通过 cAMP 使细胞内的 Ca^{2+} 减少，使平滑肌张力减退。

嗜铬细胞瘤的 CA 与 AⅡ 有相互依赖、相互促进的作用，E 通过 β 受体可使肾内的肾素分泌增多，血容量减少亦可刺激肾素分泌增多，嗜铬细胞瘤本身也可制造肾素。出血性休克时 E 分泌增高，这种反应可被转化酶抑制剂卡托普利阻断，注射 AⅡ 后，肾上腺髓质对低血压、低血容量的反应又可恢复正常。

少数嗜铬细胞瘤患者使用 α1 受体阻滞剂不能降低血压，但能用转化酶抑制剂降低，说明此时患者的血压可能主要由 AⅡ 维持，CA 的作用已退居到次要的地位。交感神经对血压的维持亦具有重要作用，采用中枢电受体兴奋剂可乐定抑制交感神经 NE 的释放，可降低嗜铬细胞瘤引起的高血压，但血内的 CA 则无改变。

值得注意的是约 15％ 的嗜铬细胞瘤患者血浆 CA 浓度增高，但血压正常，对这种现象有两种解释。组织长期在 CA 的刺激下，对 CA 的反应性降低，这种现象称为脱过敏或受体调节下降；另一种情况则为血压与肿瘤内分泌物的种类及其相互间的比值有关，单纯分泌 DA 及 E 的肿瘤，多表现为低血压，如果肿瘤同时分泌 DA 及 NE，若 DA 的量超过 NE，即使 NE 的血浆浓度也很高，血压也可以正常。单纯分泌 DA 的肿瘤，使用 α1 受体阻滞剂时，易产生低血压，这种情况多见于恶性肿瘤。

【临床表现】

嗜铬细胞瘤可见于新生儿及 92 岁的老年人，临床症状多变，可产生各种不同的症状，最常见的是高血压、头痛、心悸、出汗，具备上述症状者，诊断嗜铬细胞瘤的特异性可达 93.8％，但同时具备上述全部症状者并不多见。虽然多数患者有高血压，但有阵发性高血压者只占患者的 25％～50％，故不要将阵发性高血压作为诊断嗜铬细胞瘤的惟一依据。

嗜铬细胞瘤所分泌的 CA 的组成变化很大，肾上腺内的肿瘤主要分泌肾上腺素（E），因髓质细胞内有使去甲肾上腺素（NE）甲基化生成 E 的转化酶。肾上腺外的嗜铬组织内没有这种酶，故其所发生的肿瘤以分泌 NE 为主。NE 和 E 都可以使血压增高，但其作用机制不同，NE 使周围血管阻力增高，心率反射性减慢，心排血量降低；E 兴奋心肌，故心率、心排血量、脉搏率和左室射出量均增加。仅分泌多巴胺的肿瘤很少，Proye 等曾报道 3 例，临床表现以低血压、脉搏快、多尿和腰部肿块为主，常为恶性。

嗜铬细胞瘤的临床表现随其内分泌的异常而有所变异。如因分泌 ACTH 可产生 Cusking 综合征；分泌生长激素增多，可引起肢端肥大症；分泌促红细胞生成素增多，可引起红细胞增多症；分泌肾上腺素增多可使白细胞增高；分泌血管活性肠肽及生长激素释放抑制因子增多，可引起腹泻及低血钾；分泌甲状旁腺素增多，可引起高钙血症；分泌降钙素增多，可引起低血钙；多发性内分泌肿瘤患者除嗜铬细胞瘤外，尚可同时患甲状腺癌及甲状旁腺功能亢进。肾上腺素刺激糖原分解，丙酮酸增多，在血管收缩缺氧情况下，可使乳酸增多，所以无休克，而乳酸增多者应考虑嗜铬细胞瘤的可能。此外，嗜铬细胞瘤还可引起高血肾素及高血糖症，虽然这类患者并不常见，但应提高警惕。

嗜铬细胞瘤也常表现出心血管系统异常，最常见者为局灶性心肌坏死，病理特点为心肌收缩带坏死，临床特点类似心肌梗死，这种改变与交感神经过度兴奋及再灌注所引起的损害相类似,病变与过多的 Ca^{2+} 进入细胞内有关,故不宜使用毛地黄治疗。嗜铬细胞瘤引起的心肌病变不应称之为心肌炎,最好称为儿茶酚胺心肌病,部分患者也可以表现为扩张性充血性心肌病,过多的 Ca^{2+} 进入心肌可诱发心室纤颤,导致突然死亡,心肌本身也可发生嗜铬细胞瘤。

肺水肿可为心源性及非心源性,遇到非心源性肺水肿时,更应想到嗜铬细胞瘤的可能,因CA 可直接作用于肺部血管,使肺静脉收缩,毛细血管压增高,血管壁的渗透压增强而导致肺水肿。

神经系统常表现为脑出血、脑栓塞的症状,也可出现精神症状,如恐惧、极度焦虑等,可能与肾上腺素通过网状结构兴奋大脑皮层有关。高血压发作时,患者有濒死的恐惧感,少数患者智力减退、痴呆,手术切除肿瘤后可恢复正常,也曾有报道因精神症状严重接受电惊厥治疗而引起死亡的。

消化系统可表现为便秘、腹泻、呕吐及肠梗阻症状,也可因肠缺血或发生坏死表现为急腹症症状,或因腹痛、低血压而突然死亡。

儿童常因胫骨远端循环障碍感到踝关节痛,下肢动脉强烈收缩则可引起间歇性跛行。有些患者性交时突然高血压发作。排尿时头晕、高血压意味着可能有膀胱嗜铬细胞瘤。所以嗜铬细胞瘤临床表现千变万化,切莫掉以轻心。嗜铬细胞瘤常有直立性低血压,这可能与血容量不足或突触前 $\alpha2$ 受体被 NE 兴奋有关。

【诊断】

嗜铬细胞瘤的临床表现变化多端,可以毫无症状,经 B 超或 CT 检查偶然发现,也可严重到有死亡将至的恐惧感,症状多为阵发性,与肿瘤大小、部位、组织象等无关,每次发作的症状类似,但严重程度、间隔和持续时间则有差别。起病急,数分钟即达高潮,50%持续约 15 分钟,80%少于 1 小时,但很少有超过 1 天的。少数患者可出现直立性低血压,高血压患者在未服降压药物突然出现休克时,则应高度怀疑是以分泌 E 为主的嗜铬细胞瘤,应做进一步检查。嗜铬细胞瘤的诊断包括定性诊断与定位诊断两部分。

（一）定性诊断

测定尿内 CA 及其代谢产物间甲肾上腺素(MN)、间甲去甲肾上腺素(NMN)和香草基扁桃酸(VMA)是常用的定性方法。MN 的化学结构稳定,受精神因素影响较少,准确易测,假阴性率约为 1%～2%,故常用作筛选试验。应用高压液相色谱仪(HPLC)测定 CA 及其代谢产物则更灵敏而精确,98% 的嗜铬细胞瘤患者 24 小时尿内 CA 增高,但在症状不发作时尿内 E、NE 和 MN 可以正常,故应多次查尿和发作后查尿。MN 轻度增高可见于非嗜铬细胞瘤患者和 25% 的原发性高血压患者,应激、劳累、吸烟、喝咖啡、停服可乐定等可使血和尿内的 CA 升高,甚至持续 1～2 周。神经母细胞瘤和节细胞瘤也可产生 CA,应注意鉴别。血浆中的 CA 不稳定,NE 在血液中的半衰期仅 2 分钟,所以血中测出的结果并不比尿中测出的结果可靠。若将诊断标准定为血浆 E＞200pg/mL,血浆 NE＞2000pg/mL,对嗜铬细胞瘤诊断特异性为95%,敏感性则下降为 85%。测定双羟苯乙烯甘醇(DHPG)与 NE 的比值,对鉴别嗜铬细胞瘤与原发性高血压有价值,前者 DHPG:NE＜0.5,后者则＞2.0。许多药物可影响血和尿中的CA 值,检查前应停服,以免引起假阳性或假阴性。

若患者尿和血中 CA 及其代谢产物不高,血压也不高,而临床上怀疑为嗜铬细胞瘤者应做激发试验。组胺和酪氨酸由于易引起高血压危象,现已很少应用。胰高糖素激发的危险性较小,可谨慎地应用。嗜铬细胞瘤合成的吗啡肽对 CA 的释放有调节作用,纳洛酮是它的拮抗剂,静脉注射 10mg 后可使嗜铬细胞瘤患者的血压轻度升高,伴随血浆 CA 增高。甲氧氯普胺是多巴胺的拮抗剂,静脉注射 5mg 后可发生同样的作用,试验后检测血或尿内 CA 时可见增高。用这两种药物做激发试验都很安全。

对持续性高血压诊断有疑问的患者应做抑制试验,老药酚妥拉明仍在应用,但近几年可乐定和喷托铵也被用来做此试验。可乐定兴奋 α2 受体,抑制交感神经末梢释放 NE 和肾脏分泌肾素,故能降低血压,剂量是口服可乐定 0.3mg;喷托铵是神经节阻断剂,也有降压作用,剂量是静脉注射 2.5mg。这两种药物应用后嗜铬细胞瘤和原发性高血压患者的血压均可降低,嗜铬细胞瘤患者血内升高的 CA 则无变化,或虽有所下降却不会降至正常,而非肿瘤患者则 CA 可以下降至正常,这两种检测方法都很安全,值得推广应用。

（二）定位诊断

嗜铬细胞瘤的发生部位可从脑部到阴囊,但 95% 位于腹部。肾上腺外肿瘤可具有多源性,国外曾报道 1 例患者曾先后发现 21 个肿瘤,国内亦曾报道多达 15 个肿瘤的,故有时小肿瘤的定位比较困难,有些患者需剖腹探查。

定位的首选方法为 B 超,因其价廉,可多平面、多角度进行检查;CT 能提供更清晰准确的图像;MRI 能同时提供冠状面和矢状面的图像,适用于孕妇和肾上腺外的嗜铬细胞瘤,图像清晰,可检出较小的肿瘤。以上非侵入性检查已逐渐取代腹主动脉造影、腹膜后空气造影和上、下腔静脉插管分段抽取血样本测定 CA 等侵入性检查方法。

^{131}碘-间位碘代苄胍(^{131}I-MIBG)闪烁照相是诊断嗜铬细胞瘤的一种安全、灵敏、特异和无创的新技术,既能定位,又能定性,一次注药可做全身检查,假阳性率为 1.8%,假阴性率为 11.8%。对家族性、肾上腺外、复发或转移性肿瘤尤为适用,对骨转移能比 X 线更早发现,对恶性嗜铬细胞瘤还有治疗作用。MIBG 结构上与 NE 相似,可被肾上腺髓质细胞摄取,进入嗜铬细胞瘤颗粒即 CA 库内,髓质发生肿瘤时,摄取的 ^{131}I-MIBG 增多,行 γ 照相时能显影,其他来自 APUD 细胞的肿瘤也可能显影,故应注意鉴别。

区别嗜铬细胞瘤的良性与恶性是一个困难的问题,无论在组织学方面还是生化方面都缺乏标准,肿瘤累及包膜或侵入血管不能作为判断嗜铬细胞瘤恶性的指标,只有在无嗜铬细胞的组织(如淋巴、骨骼、肝、肺)内发现嗜铬细胞时才能决定为恶性转移。嗜铬细胞瘤切除后应半年至 1 年做 1 次 MIBG 检查,随访时间愈长,发现其为恶性的百分率愈高。用流式细胞仪检查、细针穿刺活检组织或切除肿瘤细胞中的 DNA,对判断良性或恶性肿瘤很有帮助,有多倍体或异倍体者常为恶性,应严密随访。

【治疗】

手术切除肿瘤是唯一有效的治疗方法,不治疗者将死于本病。90% 的嗜铬细胞瘤是良性肿瘤,手术治疗效果好,但风险大,未做术前准备的手术死亡率高达 50%。近年来,随着外科技术和麻醉技术的不断改进,手术的死亡率已降至 1%～5%。妥善的围手术期处理是降低手术风险和使手术获得成功的关键,首先要充分认识嗜铬细胞瘤低血容量性高血压的病理生理学特点,通过妥善的围手术期处理,把手术的风险降至最低限度,具体措施包括下列五个方面。

（一）控制血压

术前应用肾上腺素能受体阻滞剂并维持一段时期可使血压缓慢下降，血管床扩张，血容量逐渐增加。常用药物为酚苄明，是长效的 α1 受体阻滞剂，对 α1 受体的作用比对 α2 受体的作用强 100 倍，控制血压效果好，口服用药十分方便，从 30mg/d 开始，根据血压情况逐渐加量，一般要用到 60～120mg/d 方能奏效，少数患者需用到 240mg/d。酚苄明的非选择性 α 受体抑制作用可使 α1 受体失去拮抗，诱发心律失常，或在肿瘤切除术后使血管床扩张，引起长时间低血压，所以酚苄明用量不宜过大，用药时间也不宜过长，一般用药 2 周左右即可考虑手术。哌唑嗪能选择性抑制 α1 受体，作用缓和，对心律影响小，但该药属突触后抑制，对肿瘤探查术中引起的血压骤升控制不满意，首次 1mg/d，常用 2～3mg/d，最多可用至 6～8mg/d。对于单用 α 受体阻滞剂效果不理想的患者，可加用钙通道阻滞剂，如硝苯地平（硝苯地平）、维拉帕米（异搏定）、硝酚苄明啶等。有些嗜铬细胞瘤患者在高 CA 和低血容量的刺激下可发生高肾素血症，嗜铬细胞瘤亦可异常分泌肾素，这将使血管紧张素Ⅱ（AⅡ）的生成增加。有些嗜铬细胞瘤患者由于受体下降调节，其高血压不是 CA 引起，而是 AⅡ所致，此时用 α 受体阻滞剂可能不发生作用，应用甲巯丙脯酸或苯丁醋脯酸方可使血压下降并避免阵发性发作。

（二）纠正心律失常

有心动过速或心律失常的嗜铬细胞瘤患者，在使用 α 受体阻滞剂后仍然存在上述情况时，宜加用 β 受体阻滞剂，阿替洛尔（氨酰心安）、美托洛尔（美多心安）和埃莫洛尔抗心律失常的作用强，不引起心衰和哮喘，故明显优于以往常用的普萘洛尔（心得安）。

（三）扩容

扩容是一项十分重要的措施。嗜铬细胞瘤分泌过量的 CA 使外周血管强烈收缩，血管床容积减少，血容量绝对不足。一旦切除肿瘤，CA 减少，血管床开放，容量不足就成为主要矛盾，术前在控制血压的情况下，预充一定的血容量，再辅以术中扩容，这不但可使术中血压平稳，而且可防止术中因血容量不足而大量快速扩容可能发生的心衰、肺水肿等并发症。

（四）改善一般情况

如纠正电解质紊乱、调整血糖及术前心理准备工作。

（五）密切观察各项生命指标的变化

高浓度 CA 对心肌损害所造成的儿茶酚胺心肌病应引起高度重视，临床可表现为严重的心律失常、心力衰竭、心肌梗死，死亡率极高，但这种心肌病在使用 α 受体阻滞剂及护心治疗后通常可以逆转。此类患者术前至少应准备半年以上，等心肌损害恢复至较好状态后，再接受手术治疗。

嗜铬细胞瘤患者术前用药不宜用阿托品，以免引起心动过速。麻醉可以采用气管插管加全麻或者采用硬膜外麻醉，但麻醉诱导要平稳。湖南医科大学第二附属医院采取术中常规测中心静脉压及桡动脉压，并保证三条输液通道，其一用以补充血容量，其二备用以输注降压药物如硝普钠或酚妥拉明等，其三备用以输注升压药物，保证升压与降压杠杆的平衡调节。

手术切口的选择可根据具体情况而定，对于术前定位明确的单侧肾上腺肿瘤采用 11 肋间切口。术前定位不明确，需要手术探查者，或双侧肾上腺多发性肿瘤或肾上腺外肿瘤则宜采用上腹部横向弧形切口。对于特殊部位的肿瘤则选择适当的相应切口。手术操作宜轻柔，特别是分离肿瘤时不宜挤压，以免 CA 分泌突增，导致血压波动。与大血管粘连紧密的嗜铬细胞瘤，包膜外剥离有困难时，可采用包膜下切除，这样可避免损伤大血管引起大出血的危险。术后 72 小时内继续监护不容忽视，以中心静脉压、血压和尿量的连续观察作为调整输液速度和输液量的依据是简单而合理的方法。当血容量充足而血压仍不稳定时，可适当使用升压药物。

第九章　小儿泌尿系统疾病

第一节　围新生儿期泌尿外科疾病

围新生儿期的泌尿外科疾病主要是先天性畸形、部分肿瘤,以及其他一些新生儿特有的如肾上腺出血等。新生儿期是一个非常特殊的时期,一些严重影响生命或生存质量的如泄殖腔畸形、膀胱外翻、后尿道瓣膜(PUV)等须急诊手术,恶性肿瘤应及时切除,其他疾病也应明确诊断,做出正确的处理。

【围新生儿期泌尿生殖系统的检查】

新生儿泌尿生殖系统的检查应充分与产科、新生儿科医师沟通,充分了解患儿出生时的孕周、产程、分娩方式、是否经特殊处理以及出生体重、Apgar评分等情况,如臀先露产生的新生儿可能有脊柱损伤,由此导致尿潴留。也可能有腹腔内脏的损伤,如肾挫伤而有血尿。

对新生儿泌尿生殖器的检查应集中于以下几个方面:

(1)腹部外形梨状腹综合征,膀胱、泄殖腔外翻,腹部外观都是非常典型的。双侧巨输尿管并致双肾积水可表现为腹部膨隆。

(2)腹部肿块和腹水:腹部肿块可以是积水的肾与输尿管,也可以是肿瘤。尿潴留时,膀胱充盈,尤其是下尿路梗阻如后尿道瓣膜的膀胱,壁很厚,质地很硬,也有肿块的感觉。后尿道瓣膜可以导致尿液性腹水。

(3)脐部:脐部的异常分泌物可能是脐尿管未关闭所致。

(4)腰背部大的脊髓脊膜膨出很明显,要注意检查有否细小的凹陷、窦道存在,骶骨发育是否正常。

(5)外生殖器睾丸的位置和大小、质地,阴囊内有否肿块、有否积液,阴茎发育是否正常,尿道开口的位置。正常新生儿的睾丸非常柔软,包皮大都覆盖阴茎头。女婴要注意阴蒂、尿道、阴道以及处女膜是否有畸形。

(6)肛门:肛门直肠畸形、骶尾部肿块可以引起排尿异常。直肠指检可了解括约肌状况,骶尾部肿块、膀胱肿瘤、膀胱和后尿道结石以及子宫和阴道的情况。由于胎盘绒毛膜促性腺激素的作用,出生后数天内,女婴的子宫可于直肠前壁中线上触及,呈条索状。

【常见症状、体征】

1.排尿及尿量异常

正常新生儿出生24小时内大都应排尿,极少数可在72小时后。故24小时内新生儿排尿与否是其泌尿系统有无问题的一个重要征象。新生儿每小时尿量少于1mL可以认定为少尿,早产儿为3～4mL/kg·h。少尿的原因主要为肾脏发育异常,严重的尿路梗阻和血容量减少等。患儿可有全身水肿或出现腹水,如后尿道瓣膜。作者曾收治一例无尿12天的新生儿,双输尿管下端梗阻。患儿全腹膨隆,全身水肿,体重6kg。急诊行双输尿管裁剪、再植,当日排出尿液2000mL,体重下降至3.1kg。少尿的新生儿有肾衰竭、酸中毒、血钠、钾减少的情况。B超检查是首选。根据其结果,再行排尿性膀胱尿道造影、磁共振水显像尿路造影(MRU)等。病史询问中要注意母亲有否糖尿病、患儿出生体重、是否有家族性的多囊肾及其他畸形病史。少尿伴血尿多提示血管性病变,如肾动脉或肾静脉血栓。许多因动脉导管未闭或其他先天性心脏病而导致肺、气管发育不良或充血性心力衰竭的早产儿在接受呋塞米治疗时,由于其引起的高尿钙而出现肾结石。患儿可以出现血尿和少尿。但这种结石很少需手术处理,经停用呋塞米改用双氢克尿噻,尿钙降低后结石多可溶解。

2.腹部肿块

新生儿腹部肿块许多都可在产前B超时发现。有些发展非常快的肿瘤如肾脏横纹肌样肉瘤也可仅在出生后体检时发现。

腹部肿块主要有囊性和实质性的,B超可以清晰区别出来。囊性的有肾盂积水、多囊肾等。新生儿腹部肿块最多见的仍是肾盂积水,肿块表面光滑。而多囊肾其表面常不规则。上腹部实质性肿块可以是神经母细胞瘤、肾母细胞瘤和错构瘤,但少见;盆腔的实质性肿块多可能是盆腔神经母细胞瘤、骶前畸胎瘤;耻骨上的肿块多可能是扩张、壁厚的膀胱,男婴中要考虑到后尿道瓣膜等下尿路梗阻的情况;女婴下腹部的肿块可能是子宫、阴道积液,要仔细检查外阴部处女膜情况。双侧季肋部肿块伴肾功能不全多由肾静脉栓塞、后尿道瓣膜、常染色体隐性遗传性多囊肾引起。另外,腹部肿块要注意到盆腔异位肾、马蹄肾的可能。

3.阴囊肿块

阴囊肿块也有囊性和实质性之分。B超检查可以做出区别。囊性肿块主要还是鞘膜积液,有时也可是腹股沟斜疝的内容物。新生儿嵌顿性腹股沟斜疝必须急诊手术以保护小肠,同时也避免压迫精索,致睾丸缺血。

新生儿实质性阴囊肿块最常见的是睾丸扭转,须急诊手术。其他实质性肿块可能为睾丸血肿、睾丸肿瘤、附睾炎、扭转的睾丸附件以及异位脾脏或肾上腺。

4.外生殖器畸形

在男婴中主要是阴茎大小、形态、尿道开口的位置以及隐睾的问题。中国新生儿的阴茎大小缺乏具体的统计数字,并且对新生儿的阴茎发育也缺乏认识。从国外报道来看,如果阴茎长度是在两个标准差以下,并对雄激素刺激无反应的,成人后其阴茎发育都不理想,故宜重新选择性别。睾丸未降在早产儿中可达20%,足月新生儿中为3%。后者中,如睾丸位于腹股沟,则其中1%～2%可在3个月龄内下降。对尿道下裂伴单侧或双侧睾丸未降的病例,要极其重视。有人报告27%伴隐睾的尿道下裂患儿为两性畸形。

女婴中比较突出的是阴蒂肥大,应及时明确患儿是否为女性假两性畸形,由于其肾上腺功能异常,影响电解质的代谢,要做急诊处理。因卵巢位于腹腔,故体格检查于阴囊发现双侧或单侧性腺,可排除女性假两性畸形。

由于性别模糊给患儿的身心发育带来的不良影响.对考虑两性畸形的新生儿应做染色体检查.尽快明确诊断,决定其性别。

一、肾上腺出血

新生儿肾上腺相对体积较大,血供丰富,出血的危险也比较大。妊娠后期,超声检查有时可发现胎儿肾上腺的自发性出血。新生儿肾上腺出血主要见于产程延长、围生期缺氧、心动过缓、严重感染、出血性疾病如低凝血酶原症的患儿。10%是双侧的,大多数发生在右侧,原因可能是右肾上腺静脉较短。

肾上腺出血的临床表现包括腹部肿块、黄疸和贫血。如有氮质血症和肉眼血尿,要考虑有肾静脉血栓同时存在。

超声检查通常显示肾脏上方有一低回声的(可透声波的)肿块。有时肿块将肾脏推向下方。

但血肿机化和被吸收后,超声可显示为复杂的囊性结构。连续超声监测可以发现肿块在数周内进行性缩小,直至消失。

肾上腺出血要与神经母细胞瘤出血相鉴别。一般来说肾上腺出血的患儿肿块会逐渐缩小,X线平片上可见典型的像贝壳样的位于周边的钙化,血儿茶酚胺正常,尿香草扁桃酸(VMA)和高香草酸(HVA)水平正常。而神经母细胞瘤的钙化为点状。CT、MRI只在某些诊断比较困难的病例中用到。如经上述检查仍不能确诊,要做手术探查。

肾上腺出血是自限性的,故保守治疗即可,但须进行超声监测。另外要给予抗感染、皮质激素替代和输血等处理。如出血不能控制,发展成肾上腺脓肿则须行肾上腺切除。

二、肾动脉血栓

新生儿肾动脉血栓已较少见,主要在尸检中见到。血栓常来源于栓塞的动脉导管。国外脐动脉插管应用的较多,肾动脉血栓的发生可由此引起。

由于肾动脉血栓多并发其他动脉的血栓及其他一些疾病,临床表现不典型。一般为严重高血压,如不治疗可迅速发展为充血性心力衰竭、呼吸衰竭、中枢神经系统衰竭,并可出现血尿、氮质血症、水电解质耗竭及蛋白尿等情况。大动脉血栓时可出现下肢缺血征象。

诊断需经多普勒超声检查证实,并可确定是部分还是完全性血管栓塞,也可通过监测血流量恢复的情况来评价抗凝和溶栓治疗的效果。同位素成像检查可证实肾动脉血栓,并确定分肾功能。血管造影由于危险大,仅限于其他方法不能确诊的患儿。

肾动脉血栓的治疗要个体化,治疗可采用支持疗法、溶栓、手术切除血栓或血管成形等方法。支持疗法包括抗高血压、利尿和腹膜透析等,可使一部分患儿肾功能得到恢复。也可用链激酶、尿激酶以及重组组织纤维蛋白溶酶原激活物进行选择性动脉内或全身性的溶栓治疗。在伴发其他动脉血栓而溶栓治疗无效的情况下,可行手术切除血栓。药物治疗无效的顽固性高血压可做肾切除。不伴发氮质血症的单侧肾动脉血栓患儿,长期随访显示这是一种自限性的疾病,高血压可缓解,但肾脏发育即使在肾血流已恢复的情况下仍可能受损。

三、肾静脉血栓

静脉血栓是最常见的新生儿血管异常。肾静脉血栓的形成主要是因为新生儿的动脉和静脉压低,肾脏灌注不足。因此,任何血容量不足或血凝度过高的情况都会增加新生儿肾静脉血栓形成的危险,如腹水、感染、血管内皮细胞损伤、抗凝血酶Ⅲ、蛋白C、蛋白S缺乏以及出现抗心脂抗体。母亲为糖尿病的其发生率也较高。

肾静脉血栓的双侧发生率约为 20%。单侧者,血栓起源于肾静脉的肾内小分支;双侧者,可能是由腔静脉血栓引起,尤其是中心静脉置管的患者。

肾静脉血栓尚有原发和继发之分。原发是指静脉血栓突然形成在原本正常的新生儿中,而继发则是先有其他诱发原因如腹泻导致的脱水存在,其预后较差。

新生儿肾静脉血栓的典型临床表现是肾脏增大,质地坚硬,伴血尿、蛋白尿。新生儿肉眼血尿中,肾静脉血栓造成的占 20% 以上。血尿的原因是出血性肾栓塞。溶血、血尿以及红细胞形成血栓导致贫血。同样血栓形成中血小板的消耗导致血小板减少,在后期或恢复期,血小板可恢复正常。有时在单侧患者中也会出现氮质血症,下腔静脉血栓可致下肢水肿。

确诊主要依靠 B 超。表现为高回声、增大的肾脏,皮质、髓质界限消失,有时在肾脏小叶间出现高回声的条纹。看到血栓则是决定性的。随着血栓的溶解,肾脏变小,回声降低,沿肾静脉可见侧支循环形成和钙化。超声检查要观察下腔静脉的情况,并要注意可能伴发肾上腺出血。下腔静脉造影无疑是最准确的诊断手段,并可直接进行溶栓治疗,但极少用。

肾静脉血栓的治疗以全身支持为主。包括积极补充血容量,保证电解质平衡,使用广谱抗生素,并在继发性病例中积极治疗原发病等。90% 的单侧患儿可出现不同程度的肾损害,但死亡率非常低。而伴腔静脉血栓的单侧肾静脉血栓患者以及双侧肾静脉血栓患者,预后不佳,常致慢性肾衰和死亡。

如必须采用溶栓治疗,则应尽量减少其对全身的影响。治疗应在血栓形成后的 7 天内进行,链激酶、尿激酶和组织纤维蛋白溶酶原激活物都是非常有效的药物。

新生儿肾静脉血栓的预后还是令人乐观的。即使在极其严重的患儿中,采用积极的支持手段,如腹膜透析、溶栓治疗,生存率仍相当可观。

四、新生儿肾积水

胎儿泌尿生殖系畸形的超声检出率约为每 1000 个新生儿中 2～9 例,其中最常见的是肾积水,占 50%～87%,引起肾积水的最常见原因是肾盂输尿管连接部梗阻(PUJO),其他原因包括膀胱输尿管反流(VUR)、巨输尿管、后尿道瓣膜以及输尿管异位开口、输尿管膨出等。

新生儿肾积水的处理尚有争议。以目前资料来看,绝大部分肾积水是生理性的。新生儿生理性肾积水发生的主要原因是:①胎儿的尿流非常快,可导致输尿管扩张;②胎儿肾盂、输尿管的顺应性较高,这与其肾盂、输尿管中弹力纤维、胶原纤维以及其他基质成分的含量和排列方式不同有关。这些因素引起的部分或一过性的功能或器质性梗阻可随出生后肾盂、输尿管的发育而得以改善。随着患儿泌尿系器官的发育成熟,60%～70% 的肾积水会消失或减轻,肾功能会改善,须手术的仅占 20% 左右。

美国的胎儿泌尿外科协会(SFU)提出了新生儿肾积水的分级标准,共 4 级。主要依据 B超检查的结果,这是目前最为广泛接受的分级标准。但即使是Ⅲ、Ⅳ级的新生儿肾积水,仍有 65% 的积水可能消失或减轻。

新生儿肾积水目前尚缺乏准确、可靠的诊断评价方法,密切随访极其重要。出生后两年内是临床观察的最重要时期。临床常用的诊断及随访手段如下:

1.B超

胎儿期肾积水的新生儿在出生两天后复查B超。如在头两天内即进行,可能会因此时生理性的少尿而使肾积水消失或程度减轻。

2.排尿性膀胱尿道造影(VCUG)

膀胱输尿管反流占肾积水的20%～30%,它会造成严重的肾脏损害,且反流程度与肾积水程度并不一致,故肾积水的新生儿宜做VCUG,明确反流时,要预防性使用抗生素。男婴于胎儿期有双肾及双输尿管积水、膀胱扩张、膀胱壁增厚、羊水减少的情况要高度怀疑后尿道瓣膜的存在,出生后即应做VCUG以明确。

3.利尿性同位素肾扫描

可以明确患儿的分肾功能,判别同位素排泄的速度等。也可观察肾脏、输尿管形态的改变,了解梗阻部位,但不及IVP和MRU清晰。利尿性同位素肾图宜在出生后一个月左右进行,是目前新生儿肾积水随访最重要的评估手段。

4.静脉肾盂造影(IVP)

国内开展小儿同位素肾图造影的医院并不多,且价格较高。可用IVP来观察其肾积水的程度、梗阻的部位,也可在IVP时注射呋塞米,观察造影剂排空情况,缺点是X线对身体的损害、造影剂过敏可能以及没有量化的指标。

5.磁共振水显像尿路造影(MRU)

泌尿系脏器的扩张积水在磁共振(MRI)的T2加权相显示为高信号,MRU可以根据积水的范围来推断可能存在的梗阻部位,但不能提供功能指标。在双肾功能不良、IVP不显影时,MRU尤其有用。

在排除后尿道瓣膜后,对肾积水多可进行观察。肾积水的消失或减轻多发生在出生后的18个月内,一些严重的肾积水,可达30个月。是否所有的肾积水在观察过程中都要预防性使用抗生素尚无定论.对肾盂扩张达1cm以上者,有人建议口服阿莫西林(15mg/kg)或三甲氧苄胺嘧啶(2mg/kg),每天一次。

目前多依据利尿性同位素肾扫描测定的分肾功能值来决定随访的间隔时间,选择手术的时机。如分肾功能＞40%,每三个月随访一次;分肾功能为30%～40%,每两个月随访一次;分肾20%～30%,每个月随访一次;＜20%,每2周随访一次。一般来说,分肾功能低于10%是手术指征。如无肾扫描指标,但B超和IVP随访中发现肾积水持续发展、功能下降也可手术治疗。

国内新生儿肾积水尚缺乏有组织的工作和统计学资料,这是急需加强的。

五、膀胱、泄殖腔外翻

膀胱、泄殖腔外翻是严重而复杂的畸形。涉及膀胱、尿道、骨盆、肛门、阴道等的重建。多采用分期手术的方法新生儿期主要是膀胱缝合成形后纳入盆腔,骨盆重建,出生后72小时内无须骨盆截骨。以后再进行膀胱颈成形、尿道成形和肛门成形、阴道重建。

1998年美国西雅图儿童医院的Grady和Mitchell报告在新生儿期一期完成膀胱成形、骨盆成形和尿道成形,16例外观均非常满意,其中11例已接受排尿训练,可无尿失禁。

六、新生儿包皮环切

因宗教、文化、种族等方面的原因,国外有部分新生儿接受包皮环切。

包皮环切可减少尿路感染、性传播疾病、阴3癌和包皮阴茎头炎以及女性子宫颈疾病的发生,这基本已成定论。但包皮环切也有一定的并发症,如出血、感染、阴茎、阴茎头损伤以及尿道口狭窄等。在中国人中尚有对小儿阴茎头外露不习惯而难以接受者。并且新生儿包皮包裹阴茎头是正常生理现象,随生长发育包皮可逐渐上翻。故美国、加拿大的儿科学会已不提倡新生儿包皮环切。如家属坚持进行环切,应告知包皮环切的益处和可能带来的不良后果,由其权衡后决定。

七、后尿道瓣膜

下尿路梗阻占胎儿期检出的泌尿生殖器畸形的 10%。其中最主要是后尿道瓣膜,其对患儿的肾、膀胱功能,肺发育影响极大。4 岁以下小儿的终末期肾病,1/3 是其引起的。因此,早期诊断极其重要。

男性胎儿双肾积水、双输尿管积水、膀胱壁增厚、膀胱扩张时,应考虑到后尿道瓣膜。出生后即应进行 VCUG 检查,一旦明确,即应留置导尿。

后尿道瓣膜的新生儿由于肾脏发育不良,肾功能受损,多有酸碱及电解质平衡紊乱,易感染,故处理上要积极,在全身情况稳定后可考虑进行:

1.经尿道电切瓣膜

采用膀胱镜进行,一般用 8F 镜,作者遇到最小的一例是出生后一周。该法简单、迅速。但有人认为只做瓣膜电切未必能改善膀胱的稳定性和高张力状态。

2.膀胱造瘘

在比较偏远、交通不发达、又无电切设备的地区,或患儿小、膀胱镜无法进入时可用此法,但采用不置造瘘管的膀胱皮肤造口术,护理上较简单。部分患儿,因膀胱功能损害严重,瓣膜电切后,仍无法排尿;或肾功能、代谢功能未能改善,也可用此法。

3.瓣膜电切及早期泌尿系重建

包括双侧扩张的输尿管裁剪、再植,以改善输尿管的尿液传送功能,消除反流。

八、新生儿泌尿系肿瘤

新生儿泌尿系肿瘤中最常见的是神经母细胞瘤,其次是 Wilms 瘤(或先天性中胚层肾瘤)。两者都有胎儿期 B 超发现的报告,肾脏肿瘤中另外还有横纹肌样肉瘤,发展很快。新生儿睾丸肿瘤包括性腺基质瘤、卵黄囊瘤、畸胎瘤、性腺胚细胞瘤等。性腺基质瘤有内分泌功能,有时导致外生殖器的畸形。也有新生儿膀胱横纹肌肉瘤的报告,罕见。作者见到最小的一例膀胱颈及后尿道横纹肌肉瘤为 4 个月。新生儿肿瘤其生物学特征、临床表现、发展规律与年长儿和成人的肿瘤不尽相同,但新生儿肿瘤手术切除仍是主要的治疗方法。新生儿肿瘤患儿多有伴发畸形,如隐睾、尿道下裂、先天性肢体阙如、无肛门等,新生儿神经母细胞瘤多为Ⅳ-S期,对治疗的反应好,生存率高。而先天性中胚层肾瘤是恶性肿瘤良性进程,仅手术切除即可,一般不需化疗、放疗。Ⅰ期睾丸肿瘤也仅进行肿瘤切除即可,不必做后腹膜淋巴结活检。化疗、放疗对新生儿这一特殊群体来说,要考虑其对患儿生长发育带来的长期不良影响以及新生儿病理生理特点,如对化疗、放疗耐受力差,极易出现并发症等。一般新生儿期不做放疗,化疗药物对 1 岁以下的小儿都要减量。

第二节 小儿泌尿系感染

小儿泌尿系感染又称尿路感染,是指细菌侵入尿路所引起的炎症,是小儿泌尿系疾病中最多见的,占该系疾病的 8.5%,它包括无症状的菌尿直至急性肾盂肾炎。虽然常并发于泌尿系畸形但也常发生于尿路正常的健康儿。小儿尿路感染的危险决定于不同宿主的防御机制与细菌毒性间复杂的相互作用和及时的临床诊断及抗生素治疗的干涉。尿路感染对小儿肾脏的损害远重于成人,因此,需了解细菌入侵机制、肾脏损害及侵害肾脏的危险因素。近年研究认识到分辨尿路感染远、近期并发症的重要性,如高血压、感染复发及进行性肾功能损害。

尿路感染在门诊患者中仅次于上呼吸道感染。根据 1982 年全国 20 个省市 105 所医院儿科住院患者泌尿系疾病调查,尿路感染占 8.5%,居第四位。在 10 岁以内,约 1% 男孩及 3% 女孩最少有一次有症状的尿路感染。新生儿菌尿的发生率达 1.0%～1.4%。男孩发病最高峰是生后第一个月,一般都有发热,男女比例为 2.8∶1 到 5.4∶1。第一次尿路感染后常在 1 年内,女孩约 49% 复发尿路感染,而男孩约 25% 有复发。婴儿期尿路感染女孩较男孩少见,但常见多次复发。虽然在健康新生儿尿道口周围菌落常很多,一般在第一年内迅速下降,而 5 岁以后则罕见。学龄前及学龄儿菌尿发生率,男为 0.02%～0.04%,女为 0.7%～1.9%。

【病因及病理】

(一)细菌因素

大肠杆菌是最常见的尿路致病菌,占 80% 以上,其他少见的有奇异变形菌、肺炎杆菌、绿脓杆菌及肠球菌。虽然细菌的黏附促进对尿路的种植及炎症,其他尿路毒性因素包括溶血素及细胞毒性坏死因素,特别损害尿路上皮细胞。不能区别急性肾盂肾炎和解剖异常(如梗阻、膀胱输尿管反流)或留置导尿管分离出来的细菌与粪便分离出来的细菌。在没有上述异常所分离出来的细菌常有基因及其产物,说明它具有的特殊毒性是从粪便菌株中找不到的。泌尿系的有效机制可保护及抵抗感染,但这些尿路致病菌有尿路毒性因素而破坏这些防御机制。细菌的毒性尿路因素包括特殊的菌毛、溶血素、产气菌蛋白及包膜或脂多糖抗体,可引起更严重炎症及更易引起显著肾瘢痕。

对上行尿路感染而言,细菌必须先从尿道周围地区扩展到膀胱,在尿中需抵御被涮掉的可能并增殖,然后经输尿管到达肾脏。细菌黏附是建立感染的第一步,其次才是侵入组织造成细胞损坏及炎症。而急性肾盂肾炎所致肾损害与其说是细菌直接造成的,不如说是宿主清除细菌的防御机制所致。

(二)宿主因素

宿主的易感性可有差别并与遗传及家族因素相关,它包括解剖异常(肾盂输尿管或膀胱输尿管连接部梗阻、膀胱输尿管反流、输尿管重复畸形、异位输尿管口、输尿管膨出)、母乳喂养等,排尿功能不良及便秘则是社会及环境因素。急性肾盂肾炎时,宿主与入侵细菌间的相互反应,则受恰当的临床诊断及抗生素治疗的调节产生不同程度的炎症反应。当细菌侵入肾实质,可诱发免疫及炎症反应。炎症释出毒酶,如溶菌酶从粒细胞进入肾小管。同期释出超氧化物产生氧自由基,也可损害肾小管细胞。肾小管细胞坏死,炎症扩散至间质,更加重肾损害。同期血管内粒细胞积聚及水肿造成局部缺血。毒酶、氧自由基及缺血的共同作用损害间质,最终导致肾瘢痕。有些小儿急性肾盂肾炎后遗肾实质瘢痕,可引起高血压、蛋白尿及肾功能不全。其他有显著尿路感染的小儿也可以不发生这些结果。

虽然应用分子技术可了解尿路感染的致病机制,但对目前临床实践帮助不大。应认识并改变排尿功能不良及大便滞留,有助于尿路感染的预防。日后的工作是根据细菌的尿路毒性因素去设计有效的疫苗。

1.原发性膀胱输尿管反流

膀胱输尿管反流即尿液从膀胱反流入输尿管、肾盂及肾盏,反流可能与输尿管口外移及膀胱动力学不成熟有关。如有菌尿则反流使膀胱内细菌迅速到达输尿管及肾脏。

在没有症状的小儿人群中,先天性原发膀胱输尿管反流的发生率为 $0.4\%\sim1.8\%$,年龄越小,发生反流的频率越高。Kollerman 及 Ludwig 检查 102 个没有尿路感染的小儿,其中 6 个月以下者 60% 以上有反流,而极少见于 5 岁以上。同样,随时间的推移,轻度反流可自消。自消与膀胱成熟过程中解剖学改变还是与动力学改变有关,目前尚不清楚。

虽然正常小儿罕见膀胱输尿管反流,但在有菌尿小儿中 $21\%\sim57\%$ 可发生反流,这种反流也可自消。Bellinger 及 Duckett 报告一组当尿路感染被防止后,3 年后反流自消率为:Ⅰ度 87%,Ⅱn 度 63%,ⅢE 度 53%,ⅡV 度 33%。另一组观察每年自消率为 $30\%\sim35\%$。这说明小儿如有菌尿,很可能有泌尿生殖系解剖异常,须进一步做影像学检查。

2.无抑制性膀胱与膀胱输尿管反流

有些人提出膀胱动力学异常改变是后天性膀胱输尿管反流的一个因素。Koff 等认为:当膀胱抑制性收缩时,尿道括约肌的自主收缩引起膀胱内压上升可能造成小儿初发或持续膀胱输尿管反流。Koff 和 Murtagh 对 62 例神经功能"正常"的小儿有膀胱输尿管反流者分三组进行研究,平均随访 3.9 年,结果如下:①采用抗胆碱药物治疗以控制膀胱的无抑制性收缩,此组包括 26 例 43 条输尿管,均属无抑制性膀胱及随意性尿道括约肌收缩,44% 反流消失。②不采用抗胆碱药物治疗:8 例 12 条反流性输尿管具有无抑制性膀胱收缩,33% 反流消失。③膀胱动力学检查正常的 28 例 47 条反流性输尿管,17% 反流消失。

应用抗胆碱药物的反流消失率高于膀胱尿动力学检查正常者。此外小儿应用抗胆碱药物及预防性抗菌药物较单用预防性抗菌药物发生感染的机会少。很多幼儿有反复尿路感染时有无抑制性膀胱收缩,这可能是维持和加重膀胱输尿管反流的重要因素。故在处理膀胱输尿管反流时须考虑膀胱动力学因素。

【临床表现】

尿路感染的发展与宿主的易感性及入侵细菌的毒性有关。绝大多数是上行感染,始于尿道口周围尿路致病菌的集结。1 岁以内婴儿尿路感染因无特异性临床表现,只有病容、发热、烦躁、喂养不佳、呕吐及腹泻等,故诊断可能困难。儿童有尿路感染时表现为尿路本身的体征不多,其他症状如间歇性排尿不适、排尿困难、尿痛、耻骨上区疼痛或尿失禁也都很不明确。因此对于没有局限性体征或只有含糊尿路症状的小儿都应疑有尿路感染。

当有解剖异常时尿路感染更为复杂,虽然尿路感染时梗阻(后尿道瓣膜、输尿管肾盂连接部梗阻、输尿管膀胱连接部梗阻或输尿管膨出)不常见,但如有感染则肾损害的潜在危险更大。小儿有尿路感染时,半数可检出有膀胱输尿管反流,因为膀胱输尿管反流提供细菌到达肾脏。膀胱输尿管反流虽然不引起尿路感染或炎症,但高度膀胱输尿管反流更常并发严重肾瘢痕。多次肾盂肾炎发作与肾瘢痕形成密切相关。

【诊断】

(一)尿液检查

1.标本采集

冲洗外阴,留中段尿送检,小婴儿可用消毒塑料袋固定在外阴部留尿。导尿有带入细菌的危险。耻骨上膀胱穿刺取尿后化验检查结果比较可靠,但它是有创性的检查。

2.尿常规及尿培养

清洁中段尿沉渣中白细胞数每个高倍视野多于 5 个,应疑有尿路感染。如有成堆白细胞则对诊断的意义更大。有些患儿可有血尿或终末血尿。膀胱在正常情况下是无菌的,但尿排出时经过外阴可有杂菌污染。因此不能只根据有无细菌生长作为诊断依据,须做菌落计数。如菌落计数 10 万/mL 以上,可诊为尿路感染。菌落计数 1 万~10 万/mL 为可疑,如少于 1 万/mL 为污染。

菌尿辅助检查:细菌可将尿内硝酸盐转化为亚硝酸盐,即用试纸泡入含有磺氨酸及萘基胺中,当上述试纸放入有细菌的尿时,因与亚硝酸盐接触呈红偶氮色。

(二)影像学检查

小儿尿路感染需做肾、膀胱超声及排尿性膀胱尿道造影检查(VCUG)。男孩 VCUG 可检出有无尿道异常如后尿道瓣膜,女孩为了少受放射线照射可做核素膀胱造影。即刻的肾核素扫描可显示炎症,但最好在炎症后一个月再做肾核素扫描,以检出肾瘢痕。

在大龄女孩尤其有反复尿路感染者做 VCUG 可检出显著粪便存留、膀胱成小梁、尿道有"纺锤顶"样变形及输尿管旁憩室并发尿排出障碍。诊断及治疗排尿功能不良及大便存留是成功处理小儿尿路感染的重要组成部分。小儿尿路感染做放射线检查期间须用小剂量抗生素预防,如发现有膀胱输尿管反流或显著排尿障碍应持续应用预防性抗生素,直至危险因素消失。

尿路感染的小儿约半数以上尿路解剖正常、无肾积水或膀胱输尿管反流。尿路感染后,约40%小儿肾核素扫描可检出肾瘢痕,其他感染不严重的仅检出 10%。膀胱输尿管反流小儿有无肾瘢痕显得特别重要,因为这是由相对毒性低的尿路致病菌所致,造成肾实质的直接感染及炎症性损害。

小儿有发热症的尿路感染时常用 DMSA 来估价急性肾盂肾炎及肾皮质瘢痕。急性期放射线示踪剂减少区常为可逆性肾缺血,急性期恢复后可显示紧密相连的肾实质瘢痕。约 2/3发热的尿路感染小儿做肾核素扫描时可诊断有肾实质感染,这些患儿中 40% 可发生肾瘢痕。小儿急性肾盂肾炎期即刻给合适的抗生素,绝大多数肾可恢复,不留瘢痕。

90%DMSA 检出的瘢痕可经静脉肾盂造影(IVP)检出。IVP 价格较低,解剖影像更清晰,而 DMSA 肾扫描不受肠气影响,也不必注意过敏反应。曾有尿路感染的 3600 多例小儿,经长期随访,发现任何 1 个单独的影像学检查(肾超声检查、用造影剂或核素做肾及膀胱检查)可漏去约一半的进行性肾瘢痕的检出,而 3 个检查都正常的小儿,没有 1 个发生进行性肾瘢痕。3 个影像学检查中如有 2 个异常,发生进行性肾损害的危险增大 17 倍。3 个最重要的问题是肾瘢痕、膀胱输尿管反流及反复尿路感染。

【预防形成肾瘢痕】

(一)抗生素治疗

早期抗生素治疗是限制肾炎症及瘢痕的最有效方法。Smellie 等注意到在近期复诊的 52 例小儿有双侧反流及肾瘢痕并伴有症状的尿路感染中,96％被延误诊断及治疗。得到即刻诊断及治疗的患儿发生肾瘢痕者远较延误者低。感染 72 小时后才用抗生素治疗,就不能避免肾损害。

(二)细菌疫苗

近 10 年来由于在分子水平上积累了有关细菌毒性因素及尿路感染致病机制的知识,研制出可以预防尿路解剖正常小儿因大肠杆菌所引起肾盂肾炎的有效疫苗,但并不能预防所有类型的感染。

【治疗】

治疗小儿尿路感染应从正确收集尿液做细菌定量培养开始。在急性感染期,未得到药物敏感试验结果前,常须先用抗生素治疗。在初次感染怀疑有急性肾盂肾炎时,用磺胺药、呋喃妥因或萘啶酸常可有效。但开始就迅速用强力有效抗生素可防止或减少肾瘢痕的范围。口服抗生素可能有效,但对危重婴幼儿尤其有呕吐时,在得到尿、血培养结果前,应经胃肠道外给药,如应用氨基酸葡糖甙类药物加氨苄青霉素或头孢菌素。

(一)无并发症的尿路感染

无并发症的感染既没有尿路器质性病变也没有排尿功能障碍。这些患儿给予 10 天有效抗生素常可奏效。小儿复发率可达 80％,故有人主张治疗复发感染,应继续给数月的预防性药物治疗,这样可减少复发率。

(二)有并发症尿路感染

有并发症的感染即原有尿路器质性病变或排尿功能障碍。这类小儿发生肾瘢痕的可能性很大,故应矫治排尿功能障碍及尿路器质性病变。这些小儿常须给抗菌药物预防。最有争议的问题是,小儿有尿路感染并反流时采取手术治疗还是保守治疗。由于有一定比例的小儿尿反流可自消,为期 2 年者约 25％;小儿虽有反流如无感染可不产生肾瘢痕。故轻、中度反流(Ⅰ、Ⅱ、Ⅲ度反流)采用保守治疗。近年来由于抗反流手术成功率高达 96％～98％,并缩短了住院时间,故也有人主张Ⅲ度者可用手术矫治,尤其经膀胱镜检出反流自消迟缓者。绝大多数人同意严重反流须手术矫治。婴、幼儿有任何程度的反流而不能维持无菌,也需考虑手术治疗。

(三)预防性抗生素的应用

理想的预防性药物应该是血清内药物浓度低,而尿内药物浓度高,价廉、患儿易耐受、对胃肠道无或仅有轻微刺激。

1.呋喃妥因

是一有效尿路感染预防剂,其在血清内药物浓度低,尿内浓度高,对肠道正常菌属影响小。

小儿治疗剂量为 6～10mg/kg·d,分为 3～4 次/d。预防量每晚服 2～3mg/kg,可有效地维持无菌尿液。当肾功能降低到正常的 50% 以下时,呋喃妥因的效力可能下降。

呋喃妥因的药物反应多发生在成人,可引起急性过敏性肺炎、神经病变及肝损害,长期应用该药偶可并发肺纤维化。因本药系氧化剂,可引起溶血,小儿有葡萄糖-6-磷酸脱氢酶缺乏时忌用。肾衰竭者及 1 月以下婴儿禁服。

2.头孢菌素Ⅳ

在成人全量为 250～500mg,每日 4 次很多患者产生粪肠菌的抗药性。小儿治疗剂量为 25～50mg/kg·d,分为 3～4 次/d。如用小量(成人全日量的 1/4～1/8,250～125mg/d)则不产生抗药性。因此应用 1/4 量,每日 1 次,是有效的预防剂量。

3.复方新诺明

小儿治疗剂量为 50mg/kg·d,分为 2 次/d。25mg/kg 每日 1 次,是有效预防剂量,因含磺胺类药,故不宜用于小婴儿。磺胺类药在白蛋白上与胆红素竞争结合位置引起新生儿高胆红素血症及脑核黄痕。

4.氨苄青霉素糖浆

小儿治疗剂量为 50～150mg/kg·d,分为 3～4 次/d。预防剂量为治疗剂量的 1/2～1/3。

对反复多次感染或肾实质已有不同程度损害者,疗程可延长至 1～2 年。为防止产生耐药菌株,可采用轮替用药,即每种药用 2～3 周后轮换。

第三节　膀胱输尿管反流

膀胱输尿管反流,即尿液从膀胱反流至上尿路,可分为原发性和继发性。原发性膀胱输尿管反流是由于膀胱输尿管连接部活瓣作用不全,而继发性膀胱输尿管反流是由于尿路梗阻及神经源性膀胱功能障碍等所引起的。这里重点讨论原发性膀胱输尿管反流,它是儿童泌尿外科常见和令人感到困惑的问题之一。尽管手术方法已经经过反复的推敲改进,但手术的适应证一直以来尚无定论。通过围生期的观察,对于反流自然病程的认识已渐渐有所改变,其中对儿童泌尿路感染及感染的并发症有了更深的了解。治疗的策略也不断地改变。

【病因】

(一)解剖学和功能相关性

正常的输尿管以一种顺行的方式推动尿液进入膀胱,必须满足三个标准:①输尿管肌层有效的蠕动;②膀胱压力必须足够低以确保尿液能顺利进入;③膀胱输尿管连接处在膀胱收缩时必须收缩以防止尿液的逆流。为了达到这种"单向阀门"作用,膀胱壁段输尿管应以一种比较理想的方式进入膀胱壁内以达到足够的长度,合适的肌肉连接以提供固定和后壁加强作用。

作为一个整体,膀胱输尿管复合功能既有主动性,又有被动性。当尿液进入裂孔时,壁内段输尿管纵行肌收缩,这种收缩使得壁内段输尿管变短、变宽。蠕动的高压状态(通常 20～35cmH$_2$O)。推动尿液进入膀胱,膀胱的静息压力为 8～12cmH$_2$O。在输尿管松弛以后,它恢复到位于膀胱黏膜后的正常位置,从而形成膀胱充盈过程中被动的单向阀门作用,以防止输尿管反流,壁内段输尿管是一个精细的柔软的位于膀胱黏膜及肌层之间的三明治式的结构,在排尿时,膀胱输尿管连接处纵行肌关闭输尿管入口及黏膜下隧道,以提供在膀胱收缩时的"主动"功能。

(二)病因

主要原因是由膀胱三角区和壁段输尿管肌层薄弱引起。任何引起壁段输尿管缩短的情况也是原因之一,但少见。也有家族性膀胱输尿管反流的报告,提示有遗传因子的介入。

1.先天性原因

(1)三角区薄弱(原发性反流)是最常见的原因,一侧三角区的薄弱使同侧壁段输尿管关闭压降低而引发反流,范围广泛的三角区薄弱缺损可引起双侧反流。常见于女孩,男孩则少见。成年人女性反流也通常具有同样解剖缺陷。

(2)输尿管异常

1)完全性重复输尿管引流:上肾段输尿管壁段长度通常正常,而引流下肾段输尿管壁段长度异常缩短,另外周围肌肉也有薄弱,故输尿管开口失代偿而反流。

2)异位输尿管开口:输尿管开口位于三角区、膀胱颈部或尿道,这时常发生膀胱输尿管反流。可能除了壁段长度异常的原因外,输尿管管壁缺乏平滑肌纤维是常见的原因。

3)输尿管开口:囊肿单纯输尿管开口囊肿并不引发输尿管反流,但当发生于引流重复肾上段的输尿管时,壁段输尿管扩张从而使输尿管裂孔口径增大.导致另一输尿管壁段长度缩短而引发反流。输尿管开口囊肿切开也可导致反流。

2.膀胱小梁

严重膀胱小梁与反流可能有关。原因包括痉挛性神经源性膀胱和严重膀胱出口梗阻。有时严重膀胱小梁形成时,膀胱黏膜在输尿管上方沿输尿管裂孔凸出而形成憩室或小囊,引起输尿管裂孔扩张,缩短输尿管壁段长度而导致反流。

3.继发于膀胱炎的膀胱壁水肿

当发生膀胱炎时,三角区和输尿管壁段黏膜水肿可损坏对抗反流的解剖瓣的功能,另外排尿时膀胱内压太高也是因素之一。这种情况下引起的反流在感染和炎症控制后可以完全消失,说明完全正常的膀胱输尿管交界处在上述情况下也可失去代偿功能而产生反流。

4.PRrune-Belly 综合征

Prune-Belly 综合征较罕见。腹肌下方有部分缺失,输尿管和膀胱平滑肌发育不全,通常呈显著扩张,伴有肾盂积水及隐睾。由于三角区输尿管结构的平滑肌缺陷,反流和继发的肾盂输尿管积水必然发生。

5.医源性原因

(1)前列腺切除:一般任何方式前列腺切除术都会影响到膀胱三角区的连续性,如果近端三角区上移将产生暂时的反流,但随着 3 周后三角区连续性重新建立而消失。这可以解释前列腺切除后拔导尿管后产生的高热。有些患者术前已有三角区增生而代偿,因而不发生反流。

(2)膀胱颈部楔形切除:当膀胱颈部梗阻或功能不全而行膀胱颈部楔形切除时常损害膀胱三角区的连续性而导致反流。

(3)输尿管口切开过度:行输尿管口切开或行广泛的膀胱肿瘤切除都可引起反流。

(4)输尿管膨出切除：如果输尿管裂孔已经扩张，则行输尿管膨出切除可引起反流。

6.膀胱挛缩

间质性膀胱炎、结核、放疗、肿瘤和血吸虫等引起的膀胱挛缩可引起反流

【发病率】

不同年龄及种族的儿童一起统计，反流的发生率为 0.8％～18.5％。有泌尿系感染的儿童，其反流的发生率高达 70％。对于出生前即诊断为肾盂积水的儿童来说，反流的发生率也很高。如出生前通过 B 超检查发现异常的儿童，出生后其反流的发生率为 37％。很明显，出生前诊断为反流的胎儿或患有尿路感染的儿童，发病率明显增高。

发生反流的患者中女性占 85％。当男性患有尿路感染时合并发生反流率较高，约 29％伴有反流，而患有尿路感染的女性患者中，反流发病率仅为 14％。男性包皮环切术可能对感染的发生有影响，在出生后 10 个月内未行包皮环切手术的男性，其尿路感染的发生率 10 倍于已行包皮环切术者。

反流的发现也与患者接受检查的年龄有关，年龄越小的儿童发病率越高，同时尿路感染患者的反流发生率均与年龄有关。

关于反流的研究绝大多数来自北美、欧洲以及斯堪的纳维亚半岛，在其他国家中，反流的发生率尚未统计。

像许多其他的泌尿生殖系统异常一样，膀胱输尿管反流除了遗传因素作用以外，还存在许多其他因素。患者的同胞姐妹或兄弟的患病率要比正常人群高许多，可高达 45％，而大多数人的反流是无症状型的(75％)，患者反流的分级与其同胞姐妹或兄弟反流的分级相关。肾脏瘢痕存在的重要性比以往认为的要小。在女性反流患者中，其姐妹发生肾脏瘢痕者较高。母子传递比同胞兄妹之间的传递更为重要。尽管许多研究人员支持反流的多基因遗传模式，但是这些数据表明有不同外显率的显性遗传可能。

【分级】

在过去的 30 年中，提出了几种膀胱输尿管反流的分级系统。早期是根据膀胱的生理状态进行分级，在膀胱排空或充盈过程中发生的反流称为"高压"或"低压"级。后来分级依赖于输尿管直径的大小。由国际反流研究会修订的国际分类系统提供了当前的分级标准，它是在输尿管和肾集合系统对照的基础上建立的。国际分级系统根据膀胱造影结果将反流分成五级。

Ⅰ级：有反流进入输尿管但不扩张。

Ⅱ级：有反流进入肾盂和肾盏但不扩张。

Ⅲ级：输尿管、肾盂和肾盏轻度至中等程度扩张，杯口变钝。

Ⅳ级：输尿管中等程度迂曲，肾盂和肾盏扩张。

Ⅴ级：输尿管、肾盂和肾盏重度扩张，乳头压迹消失和输尿管迂曲。

虽然任何分级系统均有主观臆断的不足，但是一个广为接受的分级系统允许在具体的患者中有连续的对比，或者不同患者或不同组患者之间有对照。

国际分级系统的一个缺点就是输尿管的扩张程度与肾盂扩张程度无关联。一些下段输尿管明显扩张.但是却与反流关系不大。这些节段的自然病程与那些分级程度相似的反流的典型口径是否相似仍未阐明。另外，输尿管扩张程度发生的非连续性可以随着膀胱压力以及充

盈时相的改变而变化。最后,如果同时存在同侧梗阻,则不可能进行反流的精确分级。若未意识到梗阻的存在,则分级可能被错误地扩大。感染的瘢痕或非梗阻性扭曲可造成永久性的肾盏扩张,这样容易造成分级的过分增大。为了精确起见,分级系统必须反应出在没有其他相关病理改变的前提下原发反流的程度。一般认为重度反流者感染发生率较高,同样反流性肾病产生机会较多,值得重视。

【诊断和病情估计】

(一)临床表现

许多新生儿并无特异性症状,高热症状也不常见。大多数伴有反流的患者初始时常伴有尿路感染症状,婴幼儿伴有发热、尿味臭、排尿困难、尿频、嗜睡,以及胃肠道症状,包括恶心、呕吐,肾盂肾炎常常导致腹部不确定性疼痛,而不是局限性疼痛。儿童及成人膀胱输尿管反流有时表现出腹部的疼痛不适。当反流未被发觉而出现肾脏瘢痕时,不同年龄的儿童均会表现出肾功能不全、高血压或发育受影响。

对于出现发热或身体不适的儿童应行尿液培养检查。不幸的是尿路感染和反流经常被忽视,而上述的症状可能被错误地归结为胃肠炎、呼吸道感染,或不明原因的发热。当诊断明确时.可能已经发生了肾脏的损伤。如果发生发热现象,则膀胱输尿管反流的发生率大大增加。

(二)注意反流合并尿路感染

当临床资料怀疑患者有泌尿道感染时,有必要行显微镜检查和尿液培养以明确诊断。尿液收集方法也很重要。对已经进行排便训练的儿童,取中段尿是必要的,中段尿细菌的生长大于 10^5 CFU/mL。导尿对于婴幼儿来说是获得尿标本最好的方法,尿液中细菌的生长大于 10^5 CFU/mL 即认为有意义。耻骨上穿刺是最敏感的方法,但对于儿童难以接受。有尿路感染病史的儿童,其膀胱输尿管反流的发生率为 $29\%\sim50\%$,大约 30% 的患者有肾脏瘢痕的证据,且与反流的严重程度成正比。诊断的确立依赖于个体的年龄、临床资料等。以下三种情况时,发生反流的机会较大:即小于 5 岁有尿路感染病史的儿童;尿路感染时有高热的儿童而不论其年龄的大小;任何一个有尿路感染病史的男孩。

(三)膀胱造影检查

输尿管反流的存在可以用造影或放射同位素排尿膀胱造影检查以确定,有些反流只有在括约肌收缩或主动排空的过程中才较明显。用 Foley 导尿管行膀胱造影术,或患者处于麻醉状态时,由于其处于静止状态,故反流测定不精确。或由于膀胱的过分充盈,而增加了其分级程度。另外全麻导致患者的肾小球滤过率及尿输出量的降低,从而影响反流的严重程度。这样在全麻下所从事的研究意义并不明确。另外,一些反流只有在囊肿减弱、输尿管膀胱连接或增加壁内段压力时更加明确。在感染期间行膀胱造影检查有可能增加反流的级别,因为有一些革兰阴性菌产生的内毒素可以使输尿管平滑肌麻痹,且增加输尿管的扩张。

(四)上尿路的功能评价

1.超声检查

可替代静脉肾盂造影,成为对怀疑有反流病的上尿路检查的首选方法。仅用超声波不能有效地分辨出反流,特别是不造成肾盂、输尿管扩张的轻度反流。在疑有反流的患者中,应行膀胱输尿管造影检查。泌尿系超声检查包括膀胱、肾脏,并且提示肾脏的总体大小,有无瘢痕的存在,以及对侧肾脏、输尿管的异常。残余尿以及膀胱壁的厚度对于怀疑有膀胱功能障碍的儿童来说,也都是有用的信息。对正在行药物治疗的儿童来说,一年一度的超声检查是有必要的,以明确肾脏的大小,是否存在肾脏瘢痕等。有人建议治愈后行跟踪超声检查,以明确其远期疗效。

Doppler 超声使尿液在通过膀胱输尿管连接处时可见喷水样改变。通常,每分钟有 2～6 个波形。彩色 Doppler 使得膀胱内的结构可视化。当严重的肾损伤减少喷水样分泌发生的频率及强度时,Doppler 检查不能明确诊断或排除反流的存在。功能性研究对有严重的肾瘢痕改变的患者必要的,基本的功能研究在再植外科中也经常需要。但有正常肾脏超声并不是必要的,一些关于泌尿系功能的研究提示反流的存在。它们包括无梗阻的肾盂肾炎性瘢痕、肾脏生长发育的延迟以及在静脉肾盂造影膀胱相可见的输尿管喷水样分泌的反流。

2.静脉肾盂造影

曾经是伴有反流的肾脏显影的金标准,目前已逐渐被更加精确的闪烁法所取代。

3.肾闪烁法(用 ^{99} mTc 标记的 DMSA)

是检测肾盂肾炎导致肾损害最好的方法,且核素的摄取与肾小管的功能成正比,与肾小球滤过率相关性良好。肾盂肾炎损害肾小管的摄取,导致中心区光子的缺乏。许多病例经过及时的药物治疗获得痊愈,但有些则持续存在,成为导致肾小管损伤的因素。

4.高分辨率的 SPECT(单光子发射电子计算机断层扫描)

是另一种可以得到更多信息的检查方法,这种技术已经应用于 DMSA 闪烁成像以提高其对急性肾盂肾炎的检出率,更能提高肾脏髓质功能减退的分辨功能。SPECT 对肾脏损害的解剖学分辨更有意义。

(五)膀胱镜检查

在诊断反流中作用有限,在明确输尿管解剖、膀胱颈部解剖等方面,与排尿性膀胱尿道透影及超声比较,并不能提供更多的信息。尽管有一些外科医师主张再移植术前常规行膀胱镜检查,但由此而推迟手术的实施则是不适当的,特别是在近期有尿培养阳性的条件下。术前行膀胱镜检查的适应证如下:①膀胱尿道造影无法显示整个尿道;②无法确定的输尿管异常如重复、异位和末端囊肿;③对上下尿路解剖经放射学检查无法确诊;④对输尿管外的憩室定位;⑤可疑的活动性感染。

(六)尿动力学检查

对怀疑有继发因素引起的反流的儿童是有适应证的。完整的评价指标包括膀胱内压测量、肌电图检查。在有大量反流的条件下,很难获得有效的尿动力学研究资料。在这种情况下,应置入导尿管以减少其负面影响。另外在全麻下进行的研究也无明确的价值,因为药物作用改变了膀胱动力学。

【反流引起的肾脏改变】

(一)反流性肾病

包含一系列的与反流相关的肾脏的改变,其中包括:肾实质变薄,伴随实质萎缩的肾盏的扩张,以及肾生长发育的受损,伴随局部的瘢痕或球形萎缩,其症状有蛋白尿、高血压、妊娠子痫及肾衰等。据报道反流性肾病致终末期肾病在儿童发病率为 3%～25%,成人发病率约

10%～15%,值得注意。

(二)肾瘢痕与无菌性反流

Hodson 及其同事的早期工作证实,无菌性反流及高压"水锤"效应是肾瘢痕形成的一个重要原因。利用外科造成的反流及膀胱出口梗阻,反流性肾病可以在小猪中加以复制。壁内段高压可以引起肾内反流。另外的一些研究支持膀胱压力升高引起反流的说法。邻近的压力引起肾小球后血流减少,从而引起缺血性损伤,这时对肾病的原因必须加以考虑。并且,膀胱排空障碍时反流的发生率高。

(三)感染后肾瘢痕

肾盂积水通常发生于无膀胱输尿管反流的患者,而急性肾盂积水在高级别的反流患者中的发生率是中、低级别反流者的 2 倍。反流的分级与肾瘢痕发生的频率呈线性关系,原发性肾发育不良可能又是后者的原因之一。其他一些因素也决定着反流的程度,如患者的年龄、解剖学因素、细菌致病性以及感染后的炎症反应等。

1.患者的年龄

正像反流的高发人群是幼儿一样,肾瘢痕的高发人群是 1 岁以下的婴儿。反流性肾病在 5 岁以后很少发生。Berg 和 Johannson 等人临床研究表明,婴儿在出生后 3 年内其肾脏最易受损伤。经过多次感染的儿童,其肾瘢痕的发病率明显升高。

2.解剖学因素

乳头状结构在保护肾实质免受逆流损害方面起重要的作用。凹面的乳头状结构,往往比平坦的易致反流,凸面的乳头状结构其集合管斜行开口于乳头表面、可阻止反流。这些伸入肾盂的结构有防止尿液反流至肾脏髓质收集系统的作用。人类凹面乳头状结构多见于肾脏两极部位,在其中部也可发现。但反流性肾病及肾瘢痕化似乎具有间接关系,均与慢性肾盂肾炎互相关联,并产生肾功能影响。

3.细菌及其致病性

任何感染的前期使细菌黏附于上皮细胞,黏附依赖于胶原和连接分子的相互关系。埃希大肠杆菌是最常见的尿道病原菌,已经证实它是引起肾盂积水的特异性菌株。这些细菌往往有菌毛,并对宿主细胞上的甘露糖不产生反应。另一个研究报道,在 90% 的急性肾盂肾炎的儿童中,可发现 PPili 细菌的存在。有一些人指出,细菌的黏附能力似乎受宿主上皮细胞的表面受体影响。

其他的致病因素,如溶血素、产气细菌、K 抗原以及离子结合型细菌,均促使宿主的炎性反应发生,并加剧组织的破坏程度。不伴有反流的急性肾盂肾炎往往是由细菌所引起的.它表现出 3 种或更多的致病因素。理论上,一旦细菌黏附到输尿管壁上皮,内毒素可引起输尿管蠕动减少,输尿管扩张以及乳头状结构的破坏,从而导致肾内的反流。

4.宿主易感性及反应性

当细菌抵达肾脏以后,宿主的炎性反应影响肾脏的损害程度,动物模型证实在粒细胞增多及乳头状梗阻以后,补体系统被激活,从而发生肾缺血及再灌注损伤。另外,内毒素引起的呼吸短促,伴随氧自由基的释放及蛋白水解酶的释放,则进一步加速了细胞死亡的进程。炎症反应在 24 小时内达到高峰,初期微脓肿的形成导致慢性肾盂肾炎的特征性改变。别嘌呤醇及超氧化物歧化酶均对这种级联反应有延迟作用。一旦导致肾脏的损伤,其他延迟免疫反应的方法可以改变动物体内肾盂肾炎的效应。

临床上,早期诊断及有效的抗生素治疗对于减轻肾盂肾炎的炎性反应及降低肾瘢痕发生率、严重程度均有重要的意义。动物模型也支持以上说法。在对猴子的模型研究中发现,如果抗生素治疗被推迟到感染后的 72 小时以后,则不可避免要发生肾损伤的改变。在对啮齿类动物的研究中发现,如果在感染后 24 小时以内,甚或延迟到 4 天时间内给予抗生素治疗,均可起到保护作用。另外,及时的治疗对于减少慢性肾盂肾炎的后遗症也是至关重要的。这表明,延迟或不恰当的对肾盂肾炎的治疗,对于婴儿及幼儿的反流性肾病均有影响。

【反流的影响】

(一)高血压

反流性肾病可能是儿童及青壮年严重高血压的常见的原因,有人报道其发生,率高达 38%,肾瘢痕区域的动脉损伤可导致节段性的缺血及血管紧张素性的高血压。在有反流病史的儿童中,其血管紧张素原的含量大部分均升高,对有些患者,这种含量的升高可能与永久性的高血压相关。但在另外一些伴有高血管紧张素原水平的患者保持正常的血压,丽另一组人在以后的随访中血压变为正常。高血压在大部分的病例中与反流的程度、肾损伤的严重程度等相关,特别是在累及双侧肾脏时。

在已有肾瘢痕的前提下,反流的减少或自发性缓解并不能降低血压。Wallarce 及其同事尽管进行了成功的输尿管再植,对于有双侧肾瘢痕的人仍然有 18.5% 的人伴有高血压,而在以后 10 年的随访中,一侧肾瘢痕的人有 11.3% 的人伴有高血压。行部分或全肾切除以后,可以改善或纠正某些患者的高血压症状。

(二)肾功能降低和肾衰竭

肾衰竭不是膀胱输尿管反流常见的并发症,估计其发生率小于 1%。严重的肾瘢痕及肾衰竭在成人肾盂肾炎中并不常见,然而,在 Jacobson 及其同事的研究中,每一个在婴儿期有首次感染的人,其肾功能有降低,30% 有高血压,而 10% 有终末期肾脏疾患。早期研究表明,年轻人 15%～25% 终末期肾病其致病原因是慢性肾盂肾炎。

较低程度的肾脏损伤也可能发生在部分输尿管梗阻的进展性反流中。反流中压力的升高起初影响远段肾单位,尽管其作用很难与感染区分开来。肾小球的功能常不受影响,除非发生肾脏皮质的破坏。蛋白尿的出现常伴有明显的肾功能不全或肾损伤。

(三)肾脏的生长发育

反流影响肾脏生长发育的因素有:与反流相关的先天性畸形、尿路感染,以及由其所造成的肾病,对侧肾脏功能以及代偿性增生所致的并发症,以及在患肾中反流的程度。用来测定肾生长发育的参数包括肾实质的厚度、肾脏面积及长度、两极的厚度等。

许多研究还表明感染可以改变肾脏的生长发育。在预防性应用抗生素以前,长期的反流性肾脏中经常可见肾脏生长发育受损。成功的抗反流手术可以促进肾脏的生长.但对于患肾则不可能恢复到正常大小。肾脏生长的潜力并不容乐观.75% 的有明显肾病的患者在再植术后仍发育缓慢。当反流手术矫正或自发缓解后,肾脏生长反弹。但 Birmingham 反流研究组结果及国际反流研究会结果表明,肾脏的生长率与实质的损伤在外科治疗与内科药物治疗之间无明显的差别。

(四)个体生长

伴有膀胱输尿管反流的患者往往年龄较小,特别是有复发性尿路感染的患者。Smellie 等报道 51 个已知的有反流的女孩当中,预防性应用抗生素以降低感染的发生可以保持个体的正常生长。另有报道证实,外科手术矫正反流可以促进个体的生长。

【自然病程】

(一)自发缓解

膀胱输尿管反流在许多儿童可以自愈,其自愈率取决于初始反流的程度以及开始出现症状时的年龄。理论上,有两种机制来解释这种现象,其一,黏膜下隧道的延长,伴随间断性的膀胱及输尿管平滑肌的延伸,其二,膀胱动力学的良性变化,即从一小容量、高弹性的状态转变为大容量、低内压的状态,这一点对于新生儿及婴儿尤为明显。

(二)不同分级反流的病程

大多数分级低的反流可自行消退,Edwaids 等研究的结果显不儿童的自愈率达 85%,而 Smellie 和 Normand 列举的数字为 80%。在Ⅰ级的反流中,其自愈率为 82%,而Ⅱ级反流的儿童中,经过 5 年的药物治疗,其自愈率达 80%。Skoog 等在长期的药物治疗后,Ⅰ~Ⅱ级反流的儿童自愈率为 90%,中等反流(Ⅲ级)约 50% 的患者可自愈。更高级别的反流很少能够自行缓解,通常须行外科手术治疗。

(三)患者的年龄

患者的年龄也是决定其能否自愈的一个重要的因素,年龄越小,发生反流的可能行越大,但是这些孩子,不论其反流的程度如何,其自愈的可能均较高。在一组关于围生期诊断为反流病的报道中,Burge 等指出,在 3 岁以内、伴有Ⅲ级反流的儿童,其自愈率为 54%。

【治疗】

(一)原则

外科手术治疗膀胱输尿管反流已经确定了一个较内科治疗较高的标准。99% 的成功率并不罕见。尽管如此,内科治疗对于儿童反流效果较佳的观点越来越明显。Walker 总结了反流治疗的特点:

(1)自愈在许多的儿童均可发生,这是由于年幼儿童膀胱三角区发育不全而产生反流,随着年龄增长可逐渐消退,在青春期以后其发生率很低。

(2)分级较高的反流其自愈的可能性极小。

(3)无菌性反流似乎不引起明显的肾病,但感染性反流将导致肾脏损害。

(4)预防性抗生素对儿童的耐受性很好。

(5)抗反流外科治疗在目前的成功率很高。

对于青春期前的Ⅰ、Ⅱ、Ⅲ级的儿童,推荐内科治疗,一段时间的观察以及药物治疗在大部分的Ⅳ级患者中也是允许的,尤其是较小的儿童以及只有一侧病变的儿童,一些好转的倾向在 2~3 年内较明显,如果没有出现的话,则应行手术治疗。最后,Ⅴ级反流通常不能自愈,推荐在婴儿期行手术治疗。

青春期开始以后,改变了对于成人反流病的治疗策略,对大多数的女性推荐行手术治疗,避免持续存在的反流及并发症影响以后的妊娠。对于既往有肾病或尿路感染者,手术的指征更强。由于年纪较大的男孩很少发生尿路感染,可以不继续应用预防性治疗。除非感染或其他的症状出现,对由于尿路感染而出现反流的患者推荐施行输尿管再植术。

(二)内科治疗

1.指征

尿路造影示上尿路正常和膀胱镜检查示膀胱输尿管交界基本正常,膀胱造影仅显示有暂时或仅在高压时反流,这种原发性反流的儿童有较大可能自愈而暂且无须手术。后尿道瓣膜引起的反流可以通过祛除瓣膜而治愈。女性反流患者,偶有性交后肾盂肾炎,但通过抗感染治疗快速治愈者,往往可内科治疗控制反流。

2.措施

(1)尿道扩张对由女性小儿尿道狭窄或男孩后尿道瓣膜引起的反流者有效。

(2)有尿路感染时应给予有效的抗感染治疗,随后可用呋喃妥因、复方新诺明、诺氟沙星等持续治疗 6 个月。每三个月复查一次尿常规和尿培养。

(3)多次排尿和定时排尿使反流至输尿管和肾盂的尿液减少。

(4)女婴如有明显上尿路扩张则留置导尿数月,目的是使扩张的输尿管、肾盂缩小,保护肾功能,在此期间可同时进行有效的抗感染治疗。

3.疗效估价

每月 1 次尿常规检查至少 1 年。3 个月一次尿培养,如保持阴性是预后好的指征。每 4～6 个月行一次膀胱造影检查。静脉肾盂造影或同位素肾扫描应每半年 1 次以确定肾损害消退。一般有近 50% 的小儿患者通过内科治疗而痊愈。

(三)外科治疗

当肾功能明显损害和输尿管明显扩张时,先行尿流改道术以尽可能改善肾功能和使扩张的输尿管恢复张力,然后选择最佳时机行确定的手术方式以解除梗阻和行膀胱输尿管成形术。当反流是非可逆性(如脊髓脊膜膨出)或输尿管损害严重而毫无张力时,必须行永久性尿流改道(如输尿管回肠皮肤造口)。

1.暂时性尿流改道

(1)膀胱造瘘。

(2)留置导尿适用于女孩。

(3)肾造瘘或肾盂造瘘。

2.永久性尿流改道

肾功能很差和输尿管扩张明显且无张力时,可行输尿管皮肤造口或输尿管回肠皮肤造瘘术(Bricker 术)。

3.其他

(1)肾切除:单侧反流且同侧肾已严重损害,而对侧肾正常时可行肾切除。

(2)半肾切除:重复肾半肾已无功能可行半肾及输尿管切除。而重复肾半肾中度积水时可将扩张肾盂或输尿管与正常肾盂或输尿管吻合,将扩张且反流的输尿管予以切除。

(3)输尿管-输尿管吻合:单侧反流时可将反流侧输尿管下端与正常侧输尿管吻合。

4.输尿管膀胱成形术

(1)适应证:膀胱输尿管反流的治疗方案应该个体化实施,在决定行手术治疗前,应考虑到反流的严重程度以及可能发生的潜在的危险因素,包括膀胱功能障碍、出现临床症状的年龄、紊乱症状的时间以及患者在进行药物治疗过程中是否仍有尿路感染。抗反流手术的成功率高,但不能放宽其适应证,抗反流手术的绝对适应证应包括:①尽管予以预防性的抗生素治疗,仍有泌尿道感染的发生。②无法坚持有效的内科治疗。③较严重的反流(Ⅳ级或Ⅴ级),特别是伴有肾盂肾炎者。④肾脏生长阻抑,出现新的肾瘢痕,或在系列超声波或扫描检查中发现肾功能的恶化。⑤反流呈持续进行性的恶化趋势或在较低膀胱内压而产生严重反流。⑥反流与输尿管膀胱连接处先天性畸形相关,如先天性洞穴状输尿管口异常等。

(2)手术方法:①切除肌层发育不全的输尿管末端2～3cm。②游离足够长的输尿管使膀胱内段长达2.5cm,将其置于黏膜下。近来Shokeir等提出在膀胱外浆肌层下隧道的输尿管膀胱再植术,在防止反流方面较标准黏膜下隧道技术更为有效。③将新的输尿管开口与三角区肌层边缘缝合。④如果输尿管明显扩张,应予以全长裁剪以缩窄管腔使接近正常口径。如伴有输尿管扭曲,多余部分应给予切除,以缓解蠕动阻力。

(3)结果随访:膀胱造影是用于评估术后短期和长期手术效果的有效方法。成功的输尿管膀胱成形术应达到正常的肾引流以及减少反流的产生,感染通常均可被控制,但肾盂肾炎有时也会发生。术后6周行肾扫描检查,应显示出肾功能良好且输尿管扩张明显缩小。6个月后排尿性膀胱尿道造影用于检查输尿管、膀胱修复的质量。如果以上各个检查的结果均满意的话,则没有必要行进一步的有创性检查,除非患者有明显的上尿路改变或感染的表现。18个月、3年、5年时须测血压、尿常规并进行肾超声检查。若发生肾盂积水、新的肾脏瘢痕、肾生长延迟或复发性尿路感染则须行全面的放射学检查。

(4)手术疗效:任何手术方法其目的应当是在于提高手术成功率,减少并发症。约93%患者术后反流消失,其中75%的患者术后3～6个月后不需要服用抗生素而保持尿常规正常,3%的患者术后产生膀胱输尿管交界处狭窄,需再次手术。近期Steffen等报告应用Politano-Leadbetter法行膀胱输尿管吻合术治疗720例儿童病例成功率达94.2%,而晚期输尿管狭窄仅0.3%,取得较满意效果。

(5)膀胱输尿管成形术早期并发症

1)反流:术后反流可发生于患侧的输尿管或对侧的未予处理的输尿管中,这种现象大概是由于手术造成三角区的水肿而引起,围手术期膀胱功能不全症状的加重也可能是其中的因素。所幸的是,绝大多数术后的反流是低级的并且是暂时性的。在对一组223名进行了抗反流手术儿童的研究中,术后4个月发生反流的概率为3%,这些反流的患者在一年内缓解。对侧输尿管术后早期反流的发生率为16%,但是其中只有一个患者术后存在持续性反流而须手术矫正。

2)梗阻:术后早期,会发生不同程度的梗阻。黏膜水肿、三角区黏膜下出廊和膀胱痉挛等是可能的原因。多数术后梗阻是轻度、无症状的且可以自愈。更严重的梗阻通常是有症状的。典型的症状为术后1～2周出现急性腹痛、恶心、呕吐。发热症状相对较少见。肾脏闪烁法通常显示分泌功能的降低,超声检查显示肾积水的存在。绝大多数围手术期的梗阻症状可自行缓解。

(6)输尿管膀胱成形术后期并发症:输尿管膀胱成形术真正的失败非常少见。在术前进行严密讨论细节问题以及对不同手术方案的选择是减少这种手术并发症的最好的方法。在考虑再次手术以前,必须明确发生并发症的原因,以使类似的问题不再发生。标准的放射性研究以及逆行膀胱造影检查提供了详细的解剖学依据。但是其他的诊断还包括尿流动力学、肾盂压力流量研究(Whitaker 试验)等,特别是在怀疑为功能性原因引起时。

1)反流:术后长期存在的反流通常是由于不能构建足够的黏膜下长度或在隧道内不能提供足够的肌肉支持输尿管。另一个常见的错误是扩张的输尿管未经妥善修裁而再植。另外,反复感染而引起输尿管黏膜下的瘢痕形成也是可能原因。反流发生率为 $9\%\sim19\%$。抛开技术的原因,不能明确继发性反流的原因并给予妥善治疗也是反流复发的常见原因。大多数继发性反流的原因是未认识到的神经源性膀胱及严重的排空障碍,部分患者随着排尿方式的改变以及单独的抗胆碱能药物的应用而缓解。有尿流动力学异常的患者其膀胱输尿管成形术成功率明显降低。对于前次膀胱输尿管成形术失败的儿童来说,术前须行尿流动力学检查。对于神经源性膀胱及严重排空障碍的患者应积极行间断导尿和抗胆碱能药物治疗。一些患者的反流如有改善,为了确保再次手术的成功,必须行上述治疗。如果无改善,则只能行尿流改道。

2)梗阻:明显的输尿管梗阻发生的部位程度因引起梗阻的原因不同而各异。完全性梗阻通常是由于缺血造成的,尽管典型的损害往往包括再植的部分,膀胱镜检查及逆行输尿管造影以明确纤维狭窄的长度通常是无效的。其他的一些引起部分或完全性输尿管梗阻的原因包括位置的扭曲,或在孔道的位置受损或黏膜下隧道不够充分。经常可以碰到间断性梗阻的症状。再植的输尿管随着膀胱的充盈而角度扭曲。当梗阻变为慢性时,则有必要行修整手术。据报道,输尿管再植术后梗阻需要再手术者为 $0.3\%\sim9.1\%$。

5.反流的内镜下治疗

理论上,Teflon 膏样物质注射于输尿管后方能在膀胱收缩及充盈时提供必要支持以对抗反流。注射的物质包括自体组织如脂肪、藻酸盐、软骨细胞、膀胱肌肉或非自体组织如 GAX 胶原、胶原蛋白、硅酮微粒、聚四氟乙烯等。这种方法如果成功,将大受欢迎,因为它有简单、并发症少等优点。这种治疗取得了一定疗效,据 Donnal 及 Puri 报道其成功率接近 85%。

任何一个经内镜注射用于治疗反流的材料应有两个主要特点:其一,能保持微细结构完整而保存其定位和容易被摘除;其二,材料具有良好生物相容性,无抗原性以及无转移特性。Yoshida 等采用 GAX 胶原注射治疗,每侧输尿管注射 1.6mL,经过 17.8 个月随访认为安全、有效。

一般的内镜技术:所有的患者术前应用广谱抗生素,患者取截石位,常规行膀胱镜检,通过操作管道插入- 20 号长针,针尖插至输尿管下方 6 点钟约距输尿管开口 4～6mm 处的黏膜下缓慢注入填充物至可看到输尿管开口因被顶起而成斜角。应行精确的单次注入,如行多次穿刺注射易引起填充物外溢。在退针前保持原先的位置 2～3 分钟防止引起填充物沿针道外溢。上述操作可对门诊患者进行,且可在 15 分钟内完成,并发症少。

第四节　巨输尿管

巨输尿管的范畴在泌尿外科一直是个争论的话题,像反流一样,外科治疗方法是可行的。争论的起源在于鉴别非梗阻性及梗阻性的原因以及外科治疗的适应证。许多尿路扩张是收集系统的扭曲,可能并不代表引起相关的肾损伤。

围生期婴儿的超声波检查已经改变了对于尿路畸形及扩张的理解,巨输尿管也不例外。在一个系列研究中,巨输尿管有 20%的婴儿在出生前即被诊断有尿路畸形。必须采用外科手术治疗。现在,随着出生前检查手段的普及,发现大部分儿童出现无症状的畸形。很明显,其特征发生了改变,即使不加以检查,许多巨输尿管者也不会发展成为有症状的。

巨输尿管目前泛指任何扩张巨大的输尿管,认为它是一般的概念而不特指任何一种特殊的疾病,这与过去的看法有所不同。但作为一种指导治疗的手段,巨输尿管的原因分为 4 种:①反流;②梗阻;③既有反流又有梗阻;④既无反流又无梗阻。

【病因和病理】

(一)原发性和继发性反流引起的巨输尿管

其原因在前面已经加以描述,另外,一小部分患者存在着既有梗阻又有反流的可能。对一组 400 例反流性输尿管的病例研究中,梗阻约在 2%的患者中出现,明确病因很重要。因为梗阻的治疗方法与反流不同。

(二)原发性梗阻性巨输尿管

通常认为原发性梗阻性巨输尿管的原因是近膀胱 0.5～4cm 节段的输尿管缺乏蠕动而不能使尿液以正常的速率排出,这种畸形的原因尚未阐明。很少发现有真正的狭窄,对各种不同的组织及超微结构研究发现有异常,包括肌肉错位、肌肉发育不全、肌肉增生以及腔壁的纤维化。在光镜、电镜研究中,经常可见过多的胶原纤维沉积。理论上,基质沉积的增加,改变了细胞—细胞连接并扰乱肌电的传播。至今仍未阐明为什么经常累及远端输尿管,可能与肌肉系统的发育受限有关。产生的功能性梗阻阻止了顺畅的尿流排出,当过多的尿流不能完全越过畸形的远端输尿管时,便产生了反流。如果集合系统不能对抗远端压力的升高时则输尿管动力学紊乱造成明显的肾实质损害。先天性的输尿管狭窄也可以是梗阻性巨输尿管罕见的病因,目前应用 Doppler 超声检查有助于区分梗阻与非梗阻改变。

(三)继发性梗阻性巨输尿管

这种巨输尿管的形成通常发生于神经源性或非神经源性排空障碍或膀胱输尿管梗阻如输尿管瓣膜。在膀胱输尿管连接处存在压力的升高(大于 40cmH_2O)时,尿流的推进就发生困难。在压力持续升高的情况下,会发生进行性的输尿管扩张、反流和肾损伤。一旦膀胱内压力升高的原因被去除,大部分的病例的输尿管扩张基本上可以自愈,如果输尿管一直保持扩张,则是由于顺应性遭到破坏或其蠕动功能永久性损伤。跨输尿管壁的瘢痕在一些病例中可能是由感染导致,在这些输尿管中,梗阻并不存在,但是它们对肾的缓冲作用被减弱了。

(四)继发性非梗阻性非反流性巨输尿管

继发性非梗阻性非反流性巨输尿管比以往更为常见,并且有明确的病因。明显的输尿管扩张可以因急性尿路感染引起,为细菌内毒素抑制蠕动而引发。可望通过合适的抗生素治疗来解决反流。当病理肾脏及其他的内科因素使尿量增加时可进行性加重输尿管的扩张。最典型的发生非梗阻性的输尿管扩张的病例是 Prune-Belly 综合征,较为严重。

(五)原发性非梗阻性非反流性巨输尿管

一旦反流、梗阻和输尿管扩张的继发性原因被排除以后,可判定为先天性原发性非反流非梗阻性巨输尿管,大多数的新生儿巨输尿管属于这一范畴。许多巨输尿管在成人中被发现,它们的远端输尿管梭形扩张。出生前胎儿肾脏产生的尿量比出生后多 4～6 倍,这与肾小球的滤过功能、肾血管的抵抗以及浓缩功能的差别有关,此时引起的输尿管的扩张与多尿性肾病相似,特别是如果存在暂时性的输尿管梗阻时会更明显。胎儿输尿管皱襞持续存在而蠕动发育不成熟是一过性梗阻发生的可能原因。婴儿膀胱的顺应性较低,而反射性高或暂时性输尿管梗阻造成的膀胱顺应性异常改变都可能与发病有关。输尿管顺应性和结构的改变也可能与弹性蛋白、胶原纤维以及其他不同的发展阶段的基质的产生和沉积有关。新生儿输尿管比成人输尿管的顺应性高,因此代偿性泵出尿液的能力较成人强,新生儿肾脏能缓冲部分或暂时梗阻的压力。

【临床表现和诊断】

一般因腰腹部疼痛、尿路感染、尿常规检查异常、血尿、结石、腹部包块和小儿发育异常就诊被发现。小儿病例症状一般较成年病例明显,肾功能损坏在小儿中较重,而成年病例肾功能损坏轻微或肾功能正常而保持相对平衡和稳定。

超声检查是对于怀疑有尿路畸形的儿童进行检查最初的方法。它提供了肾实质、集合系统解剖和用于判断输尿管肾盂积水程度的基本标准。一旦发现了输尿管扩张,应行排尿性膀胱尿道造影(VCUG)以排除反流和由神经源性膀胱、膀胱出口梗阻引起的继发性巨输尿管。

静脉肾盂造影检查可发现肾脏受损和积水的情况,可见到输尿管扩张而在输尿管远端呈纺锤样改变。

膀胱镜检查膀胱内和输尿管开口位置一般正常,输尿管导管一般均插入顺利,在轻度或早期病例中逆行造影仅发现输尿管下段呈纺锤样或球状扩张,拔出导管后可见造影剂排空障碍和滞留,有时可见输尿管内造影剂因逆蠕动而反流至肾脏。

同位素肾图检查可提供估计梗阻和肾功能的可重复随访比较的参数。

CT 和磁共振成像可发现肾脏积水和皮质变薄,并发现输尿管明显增粗。磁共振水成像可显示输尿管增粗扭曲的情况。

【治疗】

(一)治疗原则

早期诊断先天性梗阻性巨输尿管对预防肾损害及感染、有利于肾脏生长等有重要意义。目前对于梗阻性巨输尿管的治疗意见基本上是统一的,分歧在于非反流性非梗阻性的因素引起的巨输尿管的治疗方案,特别是在小儿中。近十多年来保守处理有增加趋势。

1.原发性反流性巨输尿管

正如上面所讨论的,反流性巨输尿管的治疗方案一直都在改变。在新生儿及婴儿伴有Ⅳ～Ⅴ级的反流中,不再一开始就使用外科治疗而是推荐先尝试内科治疗,但在保守性处理中必须监控患者症状、影像学改变以及抗生素应用效果。如有效则继续下去,如果无效则先行输尿管造口或膀胱造瘘,以后择期再行成形术。对于较大的儿童和成年人且反流程度较高者,仍需手术治疗。

2.继发性反流性或梗阻性巨输尿管

继发性巨输尿管治疗方法的选择决定于是何种病因。例如,反流或输尿管扩张的程度常常随着尿道瓣膜的去除或药物治疗神经源性膀胱而缓解。

3.原发性梗阻性或非梗阻性巨输尿管

目前多数泌尿外科医师认为只要肾功能损害不明显和尿路感染尚可控制,可采用内科治疗并观察。给予抗生素治疗和预防感染,并严密行尿路造影随访,第一年每3～6个月行尿液检查和超声检查一次,必要时随时复查尿路造影。如病情改善可延长随访的间隔时间。如没有改善且肾积水加重、病情恶化,如技术条件允许应行成形术,年龄一般在1～2岁。有些新生儿输尿管巨型扩张、肾功能低下、尿路感染反复发作,应先行输尿管皮肤造瘘;以后再择期行输尿管膀胱成形术是有效的万全之策。

经输尿管裁剪和抗逆流输尿管膀胱再植术,效果良好。手术方法和输尿管反流手术类似。如果严重的巨输尿管及肾脏损害严重且不可逆,而对侧肾脏功能良好者可行患肾和输尿管全切除。

第五节　小儿下尿路神经功能障碍

在小儿泌尿外科临床中大约有25％的疾病可影响到小儿下尿路的功能。在19世纪60年代尿流改道是治疗小儿下尿路功能障碍所致的顽固性尿失禁的主要手段。19世纪70年代以来,由于间歇导尿技术的改进和普及,小儿下尿路功能障碍的治疗有了很大的发展。近20年来,尿动力学的发展和普及,使得小儿下尿路功能障碍的诊断有了长足的发展,可在早期发现损害上尿路功能的危险因素,为小儿下尿路功能障碍的诊断和治疗提供了可靠的依据。本章将结合尿动力学,讨论有关小儿下尿路功能障碍的诊断和治疗。

一、小儿尿动力学评估

尽管小儿尿动力学原理和成人相同,但由于小儿年龄和机体发育的特殊性,临床进行小儿尿动力学检查和分析结果时需要考虑到许多的不同之处,如检查方法的不同、检查技术的改良、分析结果时需要考虑与年龄相关的因素,还要考虑小儿特有的一些引起下尿路功能障碍性疾病的病症等,只有这样才能准确分析小儿下尿路功能的状态,为疾病的诊治提供可靠的依据。

尿动力学检查是评估储尿期和排尿期膀胱、尿道、盆底和括约肌的功能状态。该检查需要在控制条件的实验室环境模拟患者在日常生活中所出现的一些症状,经尿动力学仪测定出现这些症状时的膀胱尿道功能状态，从而找出引起这些病症的可能原因。尽管尿动力学仪器能准确记录当时的下尿路功能状态，但由于为实验室环境，并非一定为患者平日所为，因此在分析结果时临床医生必须充分考虑到患者平日的症状和体征，才能做出有临床意义的诊断。如某患儿充盈期膀胱测压时出现逼尿肌不稳定收缩，而该患儿平日并无尿频、尿急、急迫性尿失禁或遗尿现象，只根据尿动力学检查诊断该患儿为膀胱过度活动症就无临床意义，这种现象更多的是与测压导管刺激有关。尿动力学检查在评估下尿路功能障碍性疾病的疗效或随访同样具有很重要的意义，因为下尿路功能障碍性疾病多为终生性，随着年龄的改变，膀胱尿道的功能也将发生变化，只有定期进行尿动力学检查才能及时准确了解膀胱尿道的功能状态，为治疗方案的修改提供了新的依据。

（一）小儿尿动力学检查时的心理变化

尿动力学检查需要患者的配合才能模拟出患者在生理状态下的病症，因此在行尿动力学检查时了解患儿的心理变化并得到理解是极为重要的。成人往往对一些精密的仪器产生信任感，小儿则不同，往往对一些精密的仪器产生恐惧，因此在行尿动力学检查前需要让患儿熟悉检查的环境，用玩具、开玩笑，甚至小儿音乐来分散孩子的注意力。通常情况下无须服用镇静药物，检查是否成功的关键因素是医生的耐性。小儿尿动力学检查尽管很费时，一旦和患儿建立了某种信任关系，一般都能得到可靠的结果。在检查时让孩子的父母在一旁，也有助于患儿的配合和理解。有时发现患儿可能因为排尿姿势原因导致可疑的结果，需要重复检查，并征询患儿的意见，采用其更愿意的方式排尿，以获得更理想的结果。

在进行尿动力学检查前应详细询问病史，进行必要的体格检查，完成排尿日记或间歇导尿日记，了解包括肾功能在内的实验室检查和先前的影像学资料。如事先得知患儿有肾积水和肾衰竭，有尿频和尿失禁、反复泌尿系感染，18个月时因后尿道瓣膜曾接受过手术等，估计该患儿有膀胱输尿管反流、逼尿肌反射亢进和下尿路梗阻等，需采用影像尿动力学检查。须通过孩子的父母了解患儿的药物史和泌尿外科病史，以了解这些药物或治疗对患儿病症的疗效，如一位间歇导尿的患儿，在两次导尿之间是否存在尿失禁，是否曾服用过抗胆碱能制剂以及疗效如何等，有助于初步判断患儿是否同时存在膀胱过度活动症的可能。

体检应包括神经系统的检查，其中主要了解有无骶裂体表征象（局部隆起、黑痣和毛发等），下肢活动有无障碍，肛门括约肌张力，球海绵体肌反射，鞍区皮肤感觉，肌腱深反射，以及神志和精神状态。了解有无下腹胀满（或肠胀气或尿潴留），有无腹壁缺陷、先前手术瘢痕，有无外生殖器畸形、包茎或尿道外口有无狭窄（可造成插管失败）。还须了解患儿有无便秘，因大便可造成直肠测压误差，最好是避免使用泻药，否则在检查时肠道的过度活动也会影响到直肠测压的准确性。

（二）小儿行尿动力学检查前的准备

在行尿动力学检查前还应了解患儿的药物史、有否泌尿系感染和过敏史等。如患儿是否有乳剂过敏史（插管时常用乳剂做润滑液）和滑石粉过敏史（手套上常有滑石粉），有泌尿系感染者应先控制感染后再进行检查，尿动力学检查可能会加重已存在的感染，而感染本身也会影响到膀胱的稳定性和顺应性；近期有泌尿系感染史者应进行尿常规和尿培养检查以除外潜在感染的可能性；如有近期感染史者尿动力学检查前最好预防性服用抗生素，而无感染史者检查后服用三天抗生素即可。很多药物会影响到膀胱尿道的功能,对药物史的了解有助于分析尿动力学的结果。

(三)小儿尿动力学检查项目的选择

尿动力学检查包括很多内容,但要根据病情的需要而有所选择,如对脊髓拴系的患儿来说,充盈期膀胱测压即可充分了解膀胱的功能状态,而是否存在下尿路梗阻对逼尿肌无反射的患儿来说毫无意义。标准的尿动力学检查项目有:①尿流率;②尿流率加同步肌电图(EMG);③充盈期膀胱测压;④包括/不包括肌电图在内的多导完全性膀胱测压及压力-流率分析;⑤同步影像尿动力学(可和以上各项目结合)。影像尿动力学检查在小儿膀胱尿道功能障碍的诊断中起着重要的作用,因小儿下尿路疾患常导致膀胱输尿管反流,需要结合同步影像学检查才能做出准确的诊断。

在行尿动力学检查时医生应该了解到对某患儿需要了解什么,可能会出现的人为误差,以及所选择的检查项目在诊断中可能存在缺陷。如对一已知逼尿肌收缩功能良好(以前的尿动力学检查提示)患儿,须了解现在的治疗是否有效(如梗阻是否解除),行单纯的尿流率检查并对比先前的尿流率结果即可做出准确的判断。而对一已知逼尿肌功能良好的患儿,欲了解逼尿肌括约肌协同失调的治疗疗效时,采用尿流率加同步肌电图就能做出判断,如加上同步影像学检查诊断的准确性更高,不一定需要再测定逼尿肌功能,除非有新的病史提示该患儿逼尿肌功能可能受到影响。充盈期膀胱测压或加同步影像学检查,或同步影像一完全性膀胱测压是目前诊断小儿膀胱尿道功能障碍最为常用的尿动力学检查项目,由于患儿不能很好配合,或逼尿肌功能障碍等因素,完全性膀胱测压检查不一定能成功,尤其是排尿期测压时逼尿肌反射可能不能诱发,但这并不影响整个结果的判断,如脊髓拴系患儿,常表现为低顺应性膀胱、逼尿肌反射不能,尿动力学检查可显示低顺应性膀胱,是否存在膀胱输尿管反流、膀胱的容量、膀胱的感觉等,这些信息足可以供医生做出准确的判断,尽管未能诱发逼尿肌反射前无法判断有无膀胱出口梗阻,但对此类患儿最重要的是判断其膀胱储尿期是否有足够的容量和低压储尿,有无膀胱输尿管反流及反流时膀胱内的压力,以及膀胱的安全容量(膀胱内压力小于 $40cmH_2O$ 时的容量)。根据患儿疾病诊断的需要确定个体化的尿动力学检查项目,才能更好地应用和服务于临床。

(四)小儿尿动力学参数及其测定方法

尿动力学检查需了解膀胱尿道的以下功能,如膀胱顺应性、逼尿肌反射功能、有无逼尿肌不稳定或无抑制收缩及是否因此造成急迫性尿失禁、直肠的活动、内外括约肌的活动和膀胱排空能力等。

1.小儿尿动力学测定的技术

(1)完全性膀胱测压:理想情况下应该在患儿清醒状态下进行尿动力学检查,如患儿不配合,适当的水合氯醛或哌替啶(1mg/kg)一般不会影响尿动力学参数。在进行小儿尿动力学测定之前,应先插入测压导管后测定残余尿。由于儿童尿道管径细,采用成人常用的测压导管(如 8F 双腔测压导管)常造成人为的下尿路梗阻,而采用管径更细的测压导管(如 5F)膀胱灌注则很困难,往往需要较长的时间。因此,为避免以上的不足常采用双导管技术,即同时插入单腔 5F 测压导管测定膀胱压力,而插入 8F 导管进行膀胱灌注,接近充盈期末,拔除 8F 测压导管,留 5F 导管继续测定排尿期逼尿肌压力,这样能很好地解决以上的问题。灌注速度应在 10~50mL/min 以内。灌注液与成人尿动力学检查相同。直肠测压多采用气囊直肠测压管;肌电图多贴片电极,否则患儿可因疼痛而哭闹,影响检查结果。充盈期膀胱灌注时由于儿童不能很好表达膀胱憋尿的感受,尤其婴幼儿更是如此,因此膀胱充盈期通常主要了解膀胱壁的顺应性、膀胱测压容积、膀胱稳定性等。对儿童很难判断是否灌注至充盈期末,因此在灌注一定量的液体后如出现较为强烈的逼尿肌反射即可认定进入排尿期。由于儿童尿道管径较细,经尿道测压插管不能准确进行压力-流率分析,排尿期更重要的参数是逼尿肌反射的幅度和持续时间等。

(2)括约肌肌电图:盆底横纹肌肌电图能为小儿尿动力学提供重要的信息。单独进行横纹肌肌电图检查,分析所测得的肌电图图形,可了解括约肌是否存在神经系统缺陷。如与尿流率检查或多导膀胱测压同时进行,还可了解逼尿肌括约肌的协同性。

在采用肌电图分析括约肌的神经系统完整性时,应用细针电极,穿刺插入尿道或尿道周围横纹肌括约肌内,直接测定横纹肌细胞的动作电位,根据动作电位的变化来判断横纹肌括约肌是否存在去神经现象。而贴片电极和肛塞电极均无此功能。但目前的尿动力学系统检查中肌电图部分主要用于了解有无逼尿肌外括约肌协同失调,贴片电极基本上能满足小儿尿动力学检查的需要。

(3)尿道压力描计:过去,尿道压力描计曾用于神经源性膀胱尿道阻力的判断,由于神经源性膀胱患者间歇导尿的普及,尿道压力描计的诊断已逐渐失去临床意义。由于尿道测压时测压导管的移动所产生的痛苦,儿童常常不能耐受,因此小儿尿动力学检查中尿道压力描计的诊断并不常用。但是对膀胱外翻尿道上裂的患儿,为了解其尿失禁的原因,尿道压力描计仍有一定的临床意义。这类患儿如要达到控尿目的,术中所创建的尿道应有足够的长度和尿道内有足够的压力,术中行尿道压力描计对手术有一定的帮助。小儿尿道压力描计的方法与成人基本相同。

(4)尿流率:尽管尿流率常规用于下尿路疾病的筛选检查,但由于小儿因性别、体表面积和排尿量有很大差异,尚不能建立统一的判断标准。因此,小儿尿流率多用于多导膀胱测压和同步尿流率及肌电图的检查,单独应用对小儿膀胱尿道功能障碍无临床价值。

(5)影像尿动力学检查:目前影像尿动力学检查是诊断小儿膀胱尿道功能障碍的最为准确的检查手段,检查方法与完全性膀胱测压大致相同,不同的是采用含 15% 泛影葡胺生理盐水或蒸馏水以代替生理盐水进行膀胱灌注,由于儿童不易配合,需要有耐心并取得患儿的信任。灌注速率多为 10~50mL/min 之间(大约为预期膀胱容量的 10%~20%/min)。如有逼尿肌反射亢进,应将灌注速率降至预期膀胱容量的 2%/min 以下。由于患儿易动,往往不能保持长时间坐姿,可以先平卧位进行充盈期膀胱压力测定和同步影像学检查,患儿欲排尿前再改为站立位或坐位排尿。同步影像摄录须根据患儿病情的需要,如须了解有无膀胱输尿管反流及反流的出现与膀胱内压力的关系,可定时打开 X 线机等摄像设备进行摄录,以捕捉接近反流出现时的图像,了解出现反流时膀胱的压力;如须了解梗阻的解剖水平则在尿流率接近最大或逼尿肌反射最强时进行摄录,能清楚显示尿道全长;如须了解尿失禁的成因,应在出现尿失禁时进行摄录,了解尿失禁发生时逼尿肌是否收缩等;采用根据病情需要进行定时摄录能明显减少患儿受 X 线照射的时间。

2.小儿尿动力学结果分析

由于小儿泌尿系发育差异很大,小儿尿动力学结果分析较成人复杂,需要结合患儿的病史进行分析,才可能得到准确的判断。

(1)完全性膀胱测压:膀胱充盈期应观察膀胱测压容积、逼尿肌稳定性和膀胱顺应性三个主要参数。小儿膀胱解剖容量取决于膀胱的发育并随年龄增大有很大变化。正常膀胱测压容积为逼尿肌开始出现期相性收缩之前的膀胱容积,从曲线上看,一平坦的充盈期曲线开始出现急剧上升的转折点之前的膀胱容量即为膀胱测压容积。但如合并逼尿肌反射亢进时很难判断患儿的膀胱测压容积,需要参考患儿检查前的排尿日记,才能对患儿膀胱可能容纳的容积有一定的了解。功能性膀胱容量指患儿在排尿之前能容纳的膀胱灌注量,一般小于膀胱的解剖容量,膀胱功能容量的大小取决于患儿对逼尿肌反射的抑制能力。遗尿和逼尿肌不稳定的患儿膀胱功能容量均明显减少。

小儿膀胱充盈期测压时膀胱出现不稳定收缩有很重要的临床意义,小儿不稳定膀胱的诊断与成人相同,即充盈期逼尿肌出现期相性收缩并超过 $15cmH_2O$。但有些儿童不稳定膀胱也常表现为逼尿肌的缓慢收缩,而膀胱内压逐渐上升,类似膀胱顺应性的减低或高张膀胱。正常儿童,尤其是婴幼儿也常出现膀胱不稳定现象,应结合患儿逼尿肌和尿道的功能状态和病史判断是否有临床意义。如一位 6 岁的患儿,有小脑损伤、肾衰竭和尿失禁病史,尿动力学显示逼尿肌反射亢进,这种逼尿肌不稳定现象是造成膀胱输尿管反流和肾衰竭的主要原因。

正常膀胱有很特殊的受容性,即能容纳一定量的尿液(尽管觉得憋尿感很强)而膀胱内压力维持在较低甚至几乎等于零的水平。膀胱的这种受容性被定义为膀胱顺应性,正常膀胱其顺应性极大且逼尿肌反射良好,但并非极大顺应性的膀胱即为正常膀胱,如无张力膀胱其顺应性也很大,但其逼尿肌反射不能。如随着膀胱内液体的增加,膀胱内压力逐渐上升,提示膀胱顺应性有所下降。目前对于低顺应性膀胱尚无统一的诊断标准。有学者将顺应性分为顺应性轻度受损、中度受损和重度受损三级,具体为:每升高 $1cmH_2O$ 所需灌注量在 $21\sim30mL$ 之间为轻度,$10\sim20mL$ 之间为中度,小于 $10mL$ 为重度。具体分析充通期膀胱压力的变化和曲线形态可能比顺应性的数值更为准确,如正常膀胱在接近膀胱最大容量时顺应性也有轻度的受损,因此建议在膀胱容量的 25%、50% 和 75% 计算顺应性,这些曲线或膀胱容量位置计算顺应性能更准确地反映膀胱的受容性和弹性。在计算顺应性时也应考虑患儿的膀胱生理容量,如对一 3 岁患儿行膀胱测压时,灌注至 $200\sim300mL$ 可能仍未出现逼尿肌反射,而此时顺应性可能有明显受损,但是这个年龄的儿童平日膀胱生理容量大多在 $150mL$ 左右,因此在 $200\sim300mL$ 时判定该患儿膀胱顺应性明显减低显然无实际临床意义。在行尿动力学检查前进行排尿日记的记录能事先了解患儿膀胱的生理储尿容量,有助于确定行检查时灌注量的多少。膀胱的顺应性还受到膀胱灌注的速度和充通期出现的逼尿肌无抑制收缩的影响,故在进行顺应性标定时最好停止灌注,观察此时膀胱内压力是否稳定,如膀胱内压力持续上升,这种压力的变化应与逼尿肌的收缩有关,并非膀胱顺应性减低所致。只有观察到膀胱内压力趋向稳定,所标注的顺应性才能真正反映膀胱壁本身的受容性。如停止灌注后,膀胱内压力逐步减低至一定水平,而开始灌注后又逐渐升高,提示膀胱灌注的速度已超过膀胱的受容性,应适当减低灌注速度以减少其对膀胱顺应性的影响。

导致膀胱顺应性减低的因素有内在因素和外在因素。在儿童最常见的外在因素是直肠或结肠内大量的粪便限制了膀胱的扩张,其他还有腹部包块和腹水等。引起膀胱受损的内在因素有上运动神经元损伤所致的逼尿肌反射亢进、下尿路梗阻所致的逼尿肌肥厚、膀胱壁的纤维化、膀胱黏膜病变(如间质性膀胱炎)等。

膀胱顺应性减低的直接作用是影响了上尿路的引流而损害肾脏的功能,同时由于膀胱内压力的升高,造成膀胱储尿障碍,引起尿失禁。已有资料显示储尿期膀胱内压力超过40cmH$_2$O将明显危及上尿路的功能,这一点对小儿膀胱尿道功能障碍的患儿尤为重要,这类疾病可能会伴随其终生。

有时由于存在下尿路阻力很低(如括约肌功能丧失)或膀胱输尿管反流,尿动力学检查常不能正确评估膀胱的顺应性。对括约肌丧失功能而不能储尿者,须采用气囊尿道或夹闭尿道才能了解膀胱的顺应性,而出现膀胱输尿管反流其本身就

提示膀胱顺应性的严重受损。

排尿期应了解逼尿肌有无反射、反射的强度和持续时间,依据 P-Q 图曲线分析有无膀胱出口梗阻等。

除了解分析以上膀胱尿道功能外,检查前插管所测定的残余尿量也是很重要的参数,正常情况下儿童残余尿量为其膀胱容量的 10%～15%。由于经尿道插管和患儿紧张等因素可导致尿动力学检查时不能将尿液排尽,因此检查后残余尿量人为误差较大。

(2)逼尿肌括约肌:协同失调正常情况下,逼尿肌收缩的同时,括约肌出现松弛,尿液得以顺利排除。当逼尿肌和括约肌同时收缩时可造成下尿路梗阻,这种功能紊乱称之为逼尿肌括约肌协同失调。逼尿肌括约肌协同失调是基于逼尿肌和括约肌同时收缩之特征,而这不足以做出有临床意义的诊断有临床意义的逼尿肌括约肌协同失调特指括约肌对逼尿肌的收缩做出的反应性收缩,而并非其他非特异性刺激引起的括约肌收缩。如患者排尿时常使用腹压,该动作常导致肌电图出现收缩的假象,因为腹肌收缩和腹压增高常引起括约肌横纹肌反射性收缩,以防止尿失禁的发生,这种因腹压升高所致的假性逼尿肌括约肌协同失调并无临床意义,即是一种暂时现象并且也不会因此引起下尿路梗阻。值得注意的是儿童排尿时腹肌紧张和用力的表现很隐匿,没有类似成人腹压排尿的表现,如深吸气、憋气、弯腰或面红等,因此儿童出现腹压排尿时更易误诊为逼尿肌括约肌协同失调,只有监测直肠压(即腹压)才能做出准确的诊断。

(3)逼尿肌漏尿点压和充盈期末逼尿肌压:当因为仅仅是膀胱顺应性严重受损,充盈期膀胱压过高而导致尿失禁时,产生尿失禁时的膀胱内压称之为逼尿肌漏尿点压或膀胱漏尿点压,简称 DLPP 或 BLPP。DIPP 如超过 40cmH$_2$O 有可能明显损害到上尿路的功能,但是 DLPP 的高低应结合当时的膀胱容量,如膀胱容量大于 400mL 时出现尿失禁且 DLPP 超过 40cmH$_2$O,而患儿平日排尿量或间歇导尿量多在 300mL 左右,这种 DLPP 过高现象并无实际临床意义,因为患儿生理状态下不会出现 DLPP 过高而危及上尿路功能的可能。目前提出一种膀胱安全容量的概念,所谓膀胱安全容量指膀胱内压小于 40cmH$_2$O 时的膀胱容量,只要患儿排尿或间歇导尿量小于膀胱安全容量,膀胱内压一般在 40cmH$_2$O 以下,肾脏功能也将得到很好的保护。

通常 DLPP 是通过经尿道插管测压所得,由于测压导管的梗阻作用,常常影响到 DLPP 的准确性,DLPP 值可能会高于实际值,测压管径越粗,DLPP 值越高。为避免测压管的影响,最理想的方法时通过耻骨上膀胱穿刺置管测压,但是仅为行尿动力学检查而对婴儿或幼儿进行膀胱穿刺既困难也不易被接受。有学者提出的改良测定技术能很好克服常规测压技术的缺陷,具体做法是先采用常规技术测定,出现尿失禁后记录当时的膀胱压,停止膀胱灌注,拔除尿管,等尿失禁完全停止后再插入测压管测定此时的膀胱压,即能准确反映出此时膀胱的 DLPP。如拔管前的膀胱压和再插入后的膀胱压相差超过 $10cmH_2O$,须重复测定以得到稳定的结果。

并非所有低顺应性膀胱会出现 DLPP,如低顺应性膀胱患者尿动力学检查时未出现逼尿肌漏尿点,且储尿期膀胱内压很高,此时充盈期末逼尿肌压参数极为重要,充盈期末逼尿肌压超过 $40cmH_2O$ 同样预不上尿路功能将受到损害。

(4)逼尿肌不随意收缩:逼尿肌不随意收缩可以由神经性(如逼尿肌反射亢进)和非神经性(如逼尿肌不稳定)介导。但对与儿童,尤其是婴幼儿,应注意鉴别这种逼尿肌不随意收缩是该年龄段的正常发育阶段表现还是器官及其神经受到损害。从尿动力学判断,一般认为充盈期逼尿肌出现超过 $15cmH_2O$ 的期相性收缩即可认为有不随意收缩存在,但伴随有尿液溢出或急迫尿意的任何充盈期相性收缩都应有临床意义。对逼尿肌不随意收缩的了解应包括收缩的幅度、持续时间、产生时的膀胱容量、排空膀胱的能力、同时出现的膀胱颈和外括约肌的活动、有无膀胱输尿管反流、患儿对逼尿肌不随意收缩的感知能力和主动抑制该不随意收缩的能力等。

(5)腹压性漏尿点压(ALPP):尿失禁也可与腹压增高有关。腹压增高到出现尿失禁当时的直肠压(此时应无逼尿肌收缩)即为腹压性漏尿点压。腹压性漏尿点压与逼尿肌漏尿点压的临床意义完全不同,并不预示上尿路的危险性,ALPP 的下降预示膀胱出口控尿能力的减弱,产生的原因有膀胱颈的解剖移位、神经损害、外伤或手术创伤和尿道固有括约肌缺失等。

一般在膀胱容量的 25％,50％,75％和 100％时测定 ALPP,在每个测试点进行测定时应停止灌注,先观察有无逼尿肌收缩,只有在逼尿肌静止状态时进行测定才能得到有效的 ALPP 值。嘱患儿逐渐增加腹压,或医生用手逐渐压迫患儿的腹部以使腹压逐渐升高,同时观察尿道外口有无尿液溢出,一旦尿液溢出,或手动标记或尿流率测到溢出尿液后自动标记,即可得出腹压性漏尿点压。通常需要连续测定 2~3 次,取其平均值。如一旦出现逼尿肌反射性收缩,由于尿道括约肌同时出现反射性松弛,腹压性漏尿点压会明显下降,不能真正反映膀胱出口的阻力情况。

ALPP 测定有一定的缺陷,尤其对患儿来说更是如此。如经尿道插入的测压管其本身对尿道有一定的阻塞作用,导致 ALPP 人为升高。如发现 ALPP 偏高,可在完成膀胱灌注后,拔除经尿道插入的测压管,而以直肠测压管所测的数值作为 ALPP 的结果。

二、小儿非神经源性排尿障碍

女童的控尿训练完成明显早于男童,1.5 岁以内很少能达到控尿,而在 4.5 岁以前,大约每年都有 20％的儿童具备控尿能力,10 岁左右仍有 5％的儿童有尿失禁现象。

小儿尿失禁的评估首先要对病史有充分的了解,其中包括母亲怀孕和生产时的详尽情况,还有遗尿家族史、精细动作的协调性、有无控尿史等。如女童既有尿失禁又有正常排尿,可能为异位输尿管所致;男童有尿频、尿急和急迫性尿失禁,应行尿道造影或尿动力学检查除外下尿路梗阻。小儿行尿动力学检查的指征有:①可疑神经系统疾病;②白天尿失禁而无明显的相关疾病史;③常规治疗无效的青春期前夜间遗尿者;④泌尿系感染控制后仍长期排尿不适者;⑤不间断使用抗生素同时反复出现泌尿系感染;⑥膀胱尿道造影显示膀胱小梁小室形成,或"括约肌痉挛"等。

(一)小容量高张膀胱

反复泌尿系感染患儿,可伴有排尿障碍症状,如尿频、尿急、急迫性尿失禁、夜尿增多、遗尿甚至排尿困难等。有时尽管感染痊愈很长时间,以上一些症状仍长期存在。膀胱黏膜感染,其感觉神经末梢受到刺激后黏膜敏感性明显增加,造成憋尿不适,如膀胱炎症严重,可刺激逼尿肌,引起逼尿肌不稳定,长期感染刺激甚至造成低顺应性膀胱。患泌尿系感染的儿童因排尿时疼痛,常试图收缩括约肌以阻止排尿,临床上常表现为尿线细和间断排尿等下尿路梗阻的假象。有学者认为这种因括约肌收缩所致的间断排尿,可使尿道口的细菌逆流至膀胱,造成泌尿系的感染。从理论上来说,如果这种排尿障碍不处理,将来男孩易患慢性前列腺炎,而女孩成年后易患间质性膀胱炎。

影像学检查显示上尿路正常,但膀胱容量小,且膀胱外形不规整,类似膀胱小梁小室的造影表现,超声常显示膀胱壁明显增厚。排尿期尿道造影或影像尿动力学检查显示,排尿期后尿道间断开放,而外括约肌部位常相对狭窄。女童常被误诊为尿道远端狭窄,而男童常被误认为后尿道瓣膜。

尿动力学检查显示膀胱容量减小,充盈期膀胱内压力过高,充盈期末常出现较强的逼尿肌收缩,尽管此时尿道外括约肌仍处于收缩状态。排尿期逼尿肌反射过强,尿液不一定能完全排空。充盈期同步肌电图常出现间断放电活动,或表现为肌电图间断松弛而出现急迫性尿失禁等;排尿期肌电图显示括约肌出现间断收缩现象。

治疗原则是尽量消除已存在的感染和任何易引起泌尿系感染的因素。如女童可改盆浴为淋浴,孩童排尿时尽量使其放松并耐心劝其一次将尿液排尽。有明显感染证据(如尿常规异常)或症状严重时可适当服用抗生素和解痉药物。

(二)逼尿肌反射亢进

如孩童有长时间的日间尿频、尿急,或下蹲以防止突发尿失禁和遗尿等现象,该患儿可能存在逼尿肌反射亢进。患儿的父辈或兄弟姐妹常有类似的病史。患儿体格检查一般正常,但可出现下肢肌腱深反射亢进、踝关节阵挛、紧张步伐或无法协调行走等。详尽了解病史有时能发现孩童围生期可能出现一些能引起中枢神经系统的疾病。

影像学检查可见膀胱小梁小室特征或膀胱壁明显增厚等。尿动力学检查显示膀胱充盈期出现明显的无抑制收缩,且患儿常常不能感觉或不能及时作出反应收缩尿道外括约肌以防止尿失禁的发生。膀胱测压容积减小,但排尿期逼尿肌反射持续,排空良好。充盈期出现的无抑制收缩是导致患儿尿频、尿急、急迫性尿失禁或遗尿的主要原因。

患儿产生逼尿肌反射亢进的机制多与围生期中枢神经系统的损伤有关,但也可能为患儿脊髓通路和脑干排尿抑制中枢成熟滞后所致。有时患儿便秘也导致逼尿肌出现无抑制收缩,产生急迫性尿失禁,但便秘解除后泌尿系症状也随之消失,对便秘引起膀胱功能障碍的机制了解甚少。

有时患儿反复泌尿系感染,刺激膀胱引起逼尿肌反射亢进现象,所以在诊断中应除外泌尿系感染的可能性。

治疗以抗胆碱能药物为主,如奥西布宁或丙咪嗪等。如存在泌尿系感染,应同时使用抗生素。

(三)排尿次数过少——懒膀胱综合征

多数儿童每天排尿 4～5 次,每天或隔天排便一次。但有些儿童,主要常见于女童,每天仅一两次排尿。这些孩子婴幼儿时期排尿常正常,但排尿训练后更多愿意过长时间憋尿。可能与尿床后的不适刺激或父母常要求其憋尿有关;有些孩子可能与排尿训练期间出现泌尿系感染,因排尿疼痛经历而出现不愿排尿;有些孩子甚至因为不喜欢厕所环境所致,且排尿时常以缓解憋尿压力为止,每次不能完全排尽。

长期排尿次数过少和不完全排尿可导致膀胱容量的明显增大,膀胱的慢性扩张易导致泌尿系感染、充盈性尿失禁或压力性尿失禁等。而有时这些并发症常是患儿的首发症状,仔细询问病史才可能发现产生并发症的原因。尿动力学检查表现为膀胱测压容积明显增大,顺应性良好,逼尿肌反射存在,但逼尿肌收缩持续时间较短,常不能完全排空,有残余尿;排尿时常使用腹压,肌电图显示逼尿肌静止状态时,括约肌肌细胞动作电位图形正常,协同良好;因排尿时使用腹压,尿流率呈间断图形;膀胱造影显示膀胱大,壁光滑,一般无膀胱输尿管反流。膀胱的这些特征与长期慢性充盈后逼尿肌肌源性收缩力减弱相似。

改变患儿的排尿习惯是治疗的基础。鼓励和强迫患儿按照严格而合理的时间表进行排尿,每次排尿时应尽可能鼓励患儿将尿液排尽。有时服用氯贝胆碱协助排尿会有所帮助。必要时也可采用间歇导尿,有助于逼尿肌收缩力的恢复。如有泌尿系感染时应同时服用抗生素。

(四)精神性非神经源性膀胱——Hinman 综合征

指类似神经源性膀胱的表现,实为精神因素所致,被认为是一种获得性异常,逼尿肌收缩时尿道外括约肌也同时收缩为主要特征,并可造成下尿路梗阻。产生的原因可能与儿童排尿训练时过度应用收缩尿道外括约肌方法来控制逼尿肌收缩、防止出现尿失禁有关,因为儿童并不能知道什么时候是逼尿肌无抑制收缩而需要控尿,什么时候应该完全放松充分排尿,最终造成尿道外括约肌长期处于收缩状态而产生一系列的症状。

患儿主要表现为尿频、尿急,或压力性尿失禁、排尿次数过少、腹压作用下间断排尿等。常因此合并泌尿系感染和大便不规律现象。该病还明显与父母性格有关,尤其是患儿父亲一般比较固执而不耐心,把孩子尿床当成一种故意行为而谴责;孩子常因尿床受到精神上和肉体上的惩罚。迷茫、压抑和担心尿床所带来一切后果的恐惧成为患儿的主要心理状态,因为他并不知道,也不可能知道如何来防止这种现象的发生。因此平日无论是否应该排尿,患儿尽可能收缩尿道外括约肌,这种行为更加重已有的泌尿系症状。

影像学检查显示大约有 2/3 的患儿会出现肾盂输尿管积水,有些患儿因反复泌尿系感染而出现肾盂瘢痕等影像学征象。50% 患儿有膀胱输尿管反流,几乎所有的患儿其膀胱表现为小梁小室和大容量等特征。常有大量的残余尿量。膀胱尿道造影录像显示大约 50% 患儿其排尿期尿道外括约肌出现间断痉挛。

尿动力学检查显示膀胱容量明显增大,顺应性减低,充盈期逼尿肌无抑制收缩明显,排尿期逼尿肌反射亢进且膀胱排空不良。由于尿道外括约肌的间断痉挛,尿流率曲线也呈间断尿流图形。EMG显示尿道外括约肌细胞动作电位图形正常,提示肌细胞的神经支配良好,排尿期EMG显示尿道外括约肌出现间断痉挛。脊髓MRI检查一般正常。

在正确认识该病之前,很多患儿被施行多次手术以改善膀胱排空和膀胱输尿管反流,由于手术疗效欠佳,成年后常行尿流改道术。目前治疗原则完全不同,主要着重于改善患儿自行排空尿液的能力和消除引起排尿障碍的精神压力。如制定合理的排尿时间表,在排尿时结合生物反馈技术放松尿道外括约肌。抗胆碱能制剂能改善逼尿肌膀胱无抑制收缩所致的尿失禁。如有便秘也应进行相应的治疗。如逼尿肌收缩欠佳,可服用氯贝胆碱和仅受体阻滞剂。如以上治疗效果欠佳,应进行间歇导尿,防止上尿路损害。

精神治疗也是患儿康复的重要组成部分,须重新训练孩子排尿,包括训练患儿父母如何帮助孩子排尿等,应停止对孩子的惩罚,帮助孩子建立信心等。

三、小儿神经源性排尿障碍

(一)脊髓发育不良

小儿神经源性膀胱最常见的病因为脊髓发育不良。大约在妊娠18天胚胎脊髓和椎体开始形成,妊娠35天神经管自尾侧向头侧方向逐渐关闭。导致神经管关闭不全的确切机制不甚清楚,可能受多种因素的影响。如家族中有脊柱裂病史,其下一代发生脊柱裂的可能性为2%～5%,提示神经管关闭不全可能与基因遗传有关。有证据显示孕妇叶酸缺乏可导致胎儿脊柱裂的发病率明显增高。

1.发病机制

脊髓发育不良是脊柱各种先天异常导致脊髓功能障碍的总称。如脊膜膨出特指脊膜从椎管裂隙突出到椎管外,其内并无神经组织;脊髓脊膜膨出指有部分脊髓或神经根随膨出的脊膜翻出椎管外。开放性脊柱裂中大约90%以上均为脊髓脊膜膨出,而发生膨出的水平多位于腰椎,其次为骶椎、胸椎和颈椎。绝大多数脊膜膨出朝向后方,骶椎裂中也偶有朝向前方膨出者。通常在膨出的脊膜表面覆盖一层极易受损的透明组织,但也有呈开放性,出现脑脊液漏出现象。因此出生后一旦发现脊柱裂,进行无菌保护和尽快手术修补极为重要。

脊髓脊膜膨出所致的神经系统损伤取决于随脊膜膨出的神经组织的类型,而骨性椎体的缺损水平对此无明显影响,骨性缺损的水平与脊髓受损的最高水平可相差上下三个椎体左右,而同一水平的脊髓损伤,躯体两侧功能受影响的程度也有所不同。此外,20%患儿脊髓受损水平更趋向头侧,可造成脊髓更广泛的损伤。胸节或腰节脊膜膨出患儿其骶髓可完全正常,这些患儿大多为单纯脊膜膨出。S1水平异常的患儿尿动力学表现也各异,逼尿肌反射可正常或逼尿肌反射不能。此外椎体生长速度的不同和脊髓受牵拉的程度各异使得神经系统损伤的表现更为复杂。

由上述可见,脊髓脊膜膨出对下尿路功能的影响差异很大,因此很难通过脊髓损伤的水平或下肢神经系统损伤的范围来进行预测。在进行下尿路功能受损评估时尿动力学检查处于极其重要的地位,因为尿动力学检查不仅能准确判断患儿下尿路功能的状态,还能预测上尿路功能是否受到危险。

2.新生儿评估

一旦发现新生儿有脊髓脊膜膨出或脊膜膨出,最理想的是马上进行尿动力学检查,由于可能存在的脊髓感染和手术的急迫性,一般不能马上进行下尿路功能的评估。患儿出生后应尽早进行肾脏超声和残余尿量的测定,而尿动力学检查最好放在脊髓手术修补后再进行。如发现新生儿不能排空膀胱,压腹协助能排空应采用有效的压腹排尿进行膀胱排空,直至尿动力学检查后再决定下一步治疗,如压腹排尿也不能排空膀胱,应尽早开始间歇导尿。正常新生儿的膀胱容量大约为 10~15mL,5mL 以下的残余尿量是可以接受的。脊髓脊膜膨出的新生儿还应行尿液分析、尿培养、血肌酐和下肢神经系统的检查等。

一旦脊髓缺损修补后,应行排泄性泌尿系造影和肾图等检查以了解上尿路的解剖结构和功能,以及排尿期膀胱尿道造影录像或影像尿动力学检查等,通过这些检查,可了解上、下泌尿系的结构和功能以及骶髓和中枢神经系统的情况。有了这些基础资料,在今后的随访中将能更准确判断上、下尿路功能的变化,能及时了解上尿路的功能和神经系统的功能是否继续受到损害。可了解患儿有无高张膀胱、逼尿肌外括约肌协同失调或下尿路梗阻等,确定患儿上尿路功能的危险因素,为日后的治疗提供依据。

3.临床表现及诊断

大约 10%~15%新生儿首次检查时发现泌尿系有异常。3%患儿因脊髓修补术后脊髓休克出现肾盂输尿管积水,大约 10%的患儿在胎儿期内就因下尿路梗阻等出现上尿路积水。

脊髓脊膜膨出新生儿尿动力学检查显示 57%患儿逼尿肌反射存在,上腰节和胸节损伤者 50%其逼尿肌能收缩。大约 43%出现逼尿肌反射不能,其中 25%膀胱顺应性良好,18%膀胱顺应性减低。肌电图研究显示,40%的新生儿其骶神经反射弧无去神经表现,25%表现为部分去神经化,而完全丧失骶髓功能者占 36%。

综合考虑逼尿肌收缩性和尿道外括约肌活动,可将下尿路功能障碍大致分为三大类,即协同良好、协同失调伴或不伴逼尿肌收缩亢进,以及完全性去神经化。低顺应性膀胱储尿期膀胱内压力明显升高,如排尿期合并逼尿肌外括约肌协同失调,则排尿期膀胱压力过高更为明显,将严重损害上尿路功能。括约肌完全去神经化指无论储尿期、排尿期或腹压作用,括约肌肌电图显示无任何生物电反应。这种小儿下尿路功能障碍分类与评估小儿上尿路是否受到严重的损害有一定的临床意义,能确定哪些患儿需要预防性治疗和哪些患儿需要严密随访等。71%伴逼尿肌括约肌协同失调患儿 3 年内将出现泌尿系功能的明显恶化,而协同良好者只有 17%,完全性去神经化者也仅为 23%。协同良好的患儿出现上尿路功能损害者其可能的机制也与逼尿肌外括约肌出现协同失调有关。完全性去神经化的部分患儿可能会出现尿道外括约肌成分纤维化现象,最终可造成下尿路梗阻和肾功能损伤。患儿充盈期膀胱压力的高低被认为是影响上尿路功能的最危险因素之一,有资料显示,充盈期保持膀胱压力小于 $30cmH_2O$ 将明显减低膀胱输尿管反流、上尿路积水和行膀胱扩大术等的可能性。

4.治疗

由于逼尿肌外括约肌协同失调所致的下尿路梗阻可引起肾功能的严重损害,因此最理想的是进行预防性治疗。新生儿期患儿采用间歇导尿是可行的,该方法其父母比较容易掌握,但偶尔可出现尿道炎、附睾炎和尿道损伤等并发症。如患儿储尿期膀胱压力大于 $40cmH_2O$，或排尿期大于 $80\sim100cmH_2O$，采用间歇导尿或同时结合服用抗胆碱能药物，仅有 $8\%\sim10\%$ 出现上尿路功能的损害。抗胆碱能药物奥宁的用量和用法为每 12 小时 1mg/岁。如膀胱压力仍然过高，必要时应行耻骨上膀胱穿刺造瘘并持续引流膀胱尿液。

脊髓脊膜膨出所致的神经损伤并非一成不变，随着患儿的发育成长，脊髓损伤也会出现一系列的改变，神经系统、骨骼系统和尿动力学等一系列随访显示中枢神经系统常出现以下变化：①脊髓拴系，指在身体发育过程中，脊髓不断上移，但膨出的神经组织与周围结缔组织发生粘连，故出现脊髓受到逐渐牵拉现象，长期牵拉脊髓，可造成脊髓广泛而复杂的损伤；②脑脊液瘘和脊髓积水；③分流功能异常造成颅内压升高；④出现小脑或脑干的部分疝出等。有完整或部分去神经化的骶髓功能的患儿更易出现上述的进行性病变。通过磁共振检查可清楚显示脊髓的解剖结构，但并不能了解这些神经结构的功能。

脊髓脊膜膨出患儿无论进行何种治疗，每年须进行尿动力学检查直至 5 岁左右，监测下尿路功能的变化，尽早发现可能影响到肾功能的危险因素。

(1)膀胱输尿管反流：大约 $3\%\sim5\%$ 脊髓发育不良新生儿出生后有膀胱输尿管反流，可能与逼尿肌反射亢进和逼尿肌外括约肌协同失调有关。如不进行适当处理，5 岁左右大约有 $30\%\sim40\%$ 出现严重的膀胱输尿管反流。降低充盈期膀胱压力和排尿期膀胱压力是防止出现反流的主要措施，如间歇导尿或结合服用抗胆碱能制剂能明显降低脊髓发育不良患儿的膀胱输尿管反流发生率。如为 $1\sim3$ 度膀胱输尿管反流，膀胱能排空且无膀胱出口梗阻，可以先采用抗生素控制反复的泌尿系感染；如反流较严重（$4\sim5$ 度），应进行间歇导尿以保证膀胱排空；如患儿膀胱不能排空者，无论反流的严重程度如何，均应进行间歇导尿以有效排空膀胱；如患儿伴有逼尿肌反射亢进或低顺应性膀胱，无论有无膀胱输尿管反流或上尿路积水，均应采取措施，可服用抗胆碱能制剂，减低膀胱内压力，防止上尿路功能的损害。

有膀胱输尿管反流和括约肌痉挛的患儿应避免采用压腹排尿（Crede 手法排尿），否则压腹排尿不但能反射性增加尿道外括约肌的张力，而且因膀胱压力的明显升高，加重膀胱输尿管的反流。

如出现以下两种情况应考虑耻骨上膀胱造瘘：①反流严重，尽管进行间歇导尿和抗胆碱能药物治疗，肾脏功能仍不能改善；②患儿父母不能协助进行间歇导尿。

行输尿管膀胱再植入术的手术指征：①反复泌尿系感染，经严格的抗感染和间歇导尿治疗无效；②尽管采用抗胆碱能制剂和间歇尿道治疗，降低了储尿期和排尿期膀胱内压力，肾积水仍持续加重；③严重的膀胱输尿管反流伴输尿管膀胱结合部解剖异常；④直至青春期反流仍持续存在，反流消退的可能性几乎不存在；⑤在施行人工尿道括约肌术等任何增加尿道阻力、改善控尿的术式前均应同时行输尿管膀胱再植入术，防止反流加重，影响上尿路功能；⑥严重的低顺应性膀胱或逼尿肌反射亢进，伴膀胱输尿管反流者，经保守治疗（如抗胆碱能药物），肾功能持续恶化，决定行膀胱扩大术时，应同时行输尿管膀胱再植入术。

(2)控尿：在患儿逐渐长大后，患儿的尿失禁将逐渐受到关注。应行尿动力学检查，了解患儿产生尿失禁的原因，如逼尿肌反射亢进可导致急迫性尿失禁，而尿道外括约肌完全去神经化可导致压力性或完全性尿失禁。急迫性尿失禁者，治疗初始可采用间歇导尿和药物治疗，以抑制逼尿肌反射亢进,同时协助排空膀胱。如为膀胱颈或尿道括约肌完全或部分去神经化,丧失控尿机制,可服用 α 受体激动剂以增加后尿道阻力。

如果保守治疗失败,应在患儿 5 岁以后考虑外科手术治疗,因为患儿 5 岁以内会有很多变化,其中包括影响膀胱尿道功能的神经系统损伤,5 岁后病情将相对稳定。如逼尿肌反射亢进或低顺应性膀胱,药物治疗和间歇导尿仍不能控尿或保护上尿路功能,可先暂时膀胱造瘘,5 岁以后再考虑采用肠道膀胱扩大术或尿流改道等破坏性非可逆手术。适合患儿膀胱扩大术的肠段依次为乙状结肠、回盲部和小肠。所取的肠段应去管状化,以消除肠道蠕动引起的高压现象。如为压力性或完全性尿失禁,手术目的在于增加膀胱颈后尿道的阻力,早期有膀胱颈成形术,现在常行膀胱颈袖带式悬吊术和经尿道膀胱颈黏膜下移植物注射。在行增加尿道阻力以达到控尿目的的手术时,应同时注意患儿的膀胱功能,并在术前应采用尿动力学检查对其准确评估。如完全性尿失禁者,逼尿肌收缩力差往往不能表现出来,一旦施行手术,改善括约肌的控尿能力后,会出现明显的残余尿,但这并不妨碍手术的疗效,在手术前应与患儿及其家属进行详尽讨论,向其说明尿失禁手术的目的和术后进行间歇导尿的可能性。尿动力学检查发现膀胱顺应性较差,如行膀胱颈袖带式悬吊术控制尿失禁后,膀胱储尿期压力会明显升高,可能影响到上尿路功能,因此,同时行膀胱扩大术应该是一种合理的选择。人工尿道括约肌尽管费用昂贵,仍是完全性尿失禁治疗的理想术式之一。

(3)尿流改道:常用的尿流改道术式及其并发症与成人大致相同。但尿流改道显然对儿童产生更为深远的影响,可能会影响其一生的生活,这一点与成人明显不同。因此该类手术应该是最后的考虑。

(4)性功能障碍的治疗:脊髓脊膜膨出患儿进入青春期后的性功能问题显然没有受到关注,目前相关的资料很少。有资料显示大约 28% 的患者有性伙伴,几乎所有成年患者都希望能结婚生子。大约 70%～80% 女性患者能怀孕并顺产,但妊娠晚期尿失禁症状会明显加重,而只有 17%～38% 男性患者成为父亲,这种区别可能与男性勃起功能和射精功能与骶髓关系更为密切有关,S1 以下损伤者大多能保留生殖和勃起功能,而 S1 以上脊髓损伤者只有 50% 有生殖和勃起功能。

(5)肠道功能障碍的治疗:目前尚无针对肠道功能障碍治疗的统一意见。肛门外括约肌的神经支配与尿道外括约肌相同,而肛门内括约肌主要有交感神经分布。因此,如尿道括约肌神经损伤出现尿失禁时常同时合并大便失禁。多数学者主张采用有规律而有效的肠道膀胱措施,如大便较稀、大便失禁,可多食用蔬菜类纤维素类食品,协助大便形成;如因肠道蠕动,大便干燥,而导致肠道排空困难,可服用缓泄剂或使用甘油栓剂或每天定时灌肠等。以上处理大肠排空的措施应该在患儿 1 岁左右开始为佳。通常详尽和耐心的肠道护理后,绝大多数患儿基本能达到控便能力。

(二)脂肪脊膜膨出和隐性脊柱裂

这类疾病指一些先天性缺损尽管影响到脊柱的形成,但并未造成椎管的开放。这类疾病很隐匿,但 90% 患儿腰骶部皮肤有明显的异常表征,如皮肤凹陷、皮丘、毛发和局部血管性异常等,又称隐性脊柱裂。此外,仔细体检还能发现足弓过高、两腿肌肉饱满程度和肌力不等及步态异常等。年龄较大的患儿会阴部感觉消失和背部痛觉消失现象并非少见。首诊时下尿路功能已异常者大约占 40%,这些患儿常经历了排尿训练困难、再次出现尿失禁(尤其是接近青春期时再次出现尿失禁)、反复泌尿系感染和大便失禁等。

1.临床表现

如这类患儿新生儿期或婴儿早期进行检查,神经系统通常无异常发现,但是在 1 岁半以前大约 1/3 患儿尿动力学检查显示已有下尿路功能障碍的异常。尿动力学异常结果常常是患儿神经损伤的早期表现,多数患儿表现为逼尿肌反射亢进,逼尿肌外括约肌协同失调少见。仅有 10%的患儿出现逼尿肌反射不能。

2.发病机制

隐性脊柱裂造成神经系统损伤的机制有膨出的脂肪组织、脂肪瘤,或膨出的脊膜对圆锥和髁神经根的压迫;由于生长发育过程中,骨性结构和脊髓的生长速度不同,加之膨出组织与周围组织粘连固定,逐渐造成脊髓受牵拉现象.可造成脊髓广泛和复杂的损伤,又称脊髓拴系综合征。正常情况下,新生儿其骶髓圆锥位于 L2 水平,成年后可上移至 T12,因此早期手术松解膨出组织可防止日后神经系统的损伤。大约 60%术前尿动力学异常的隐性脊柱裂婴儿术后可恢复正常,有 30%明显改善,只有 10%出现恶化。但是年龄稍大时,只有 27%手术后恢复正常,27%有明显改善,27%无明显变化,19%仍逐渐病情恶化。术前逼尿肌反射亢进者术后恢复的可能性较大,而术前逼尿肌反射不能者术后恢复的可能性极小。大约 20%左右术后患儿数年后会再次出现脊髓拴系现象,产生二次拴系的原因可能与手术粘连有关。因此,对怀疑隐性脊柱裂者应早期行尿动力学检查并早期手术松解膨出组织,只有这样才能防止日后神经系统的损伤。

3.治疗

对怀疑有隐性脊柱裂患儿应行磁共振检查,了解有无隐性脊柱裂和脊髓是否有牵拉现象,同时每个患儿均应行尿动力学检查,并根据患儿的膀胱尿道功能变化制定相应的治疗措施。目前神经外科多采用椎板切除术,并尽可能去除压迫积水的脂肪组织等,以防止日后脊髓拴系的发生。由于术后神经系统会受到一定的影响,在术后 6 个月之内以保守治疗为主处理膀胱尿道功能的障碍,以后再根据尿动力学检查结果制定相应的治疗方案,其原则与脊髓发育不良所致的膀胱尿道功能障碍的治疗原则基本相同,在此不一一叙述。

(三)骶髓发育不良

骶髓发育不良指骶骨两节以上完全或部分缺失。病因目前不清,可能与某些致畸因素有关,如胰岛素依赖母亲,其子女有 1%的概率发生骶髓发育不良,而 16%的患儿其母亲也有类似病史,并且母亲常有胰岛素依赖性糖尿病病史,因此胰岛素可能为骶髓发育不良的致畸因素之一。

1.临床表现

患儿常常因排尿训练较差就诊而被发现为骶髓发育不良。会阴部皮肤感觉基本正常,下肢运动也不受影响,因此常被医生忽略。下肢异常少见,仔细体检常发现臀背部平坦,臀裂较短。骶尾骨触诊常发现有缺失。磁共振和盆腔侧位片可做出准确诊断。

尿动力学检查显示上运动神经元损害和下运动神经元损害者分别为 35%和 40%,另有 25%左右无明显的神经系统损害。上运动神经元损害的尿动力学特征表现为逼尿肌反射亢进、骶髓反射亢进、膀胱测压容积明显减小,一般无逼尿肌外括约肌协同失调,肌电图显示尿道外括约肌也无去神经化表现。下运动神经元损害的尿动力学特征表现为逼尿肌反射不能,尿道外括约肌约肌后仍有尿失禁发生,膀胱容量明显减小。该膀胱功能障碍以上运动神经元损伤为特征出现部分或完全的去神经化,骶髓反射基本消失围与神经损害的严重程度并不成正比,且出现在儿童。体检可以根据球海绵体肌反射情况判时期神经损害程度比较稳定。

2.治疗

治疗方案取决于尿动力学检查所提示的神经源性膀胱的类型。逼尿肌反射亢进者可采用抗胆碱能制剂,而逼尿肌反射不能伴尿道括约肌功能丧失者可采用间歇导尿和α受体激动剂。在患儿接收排尿训练之前发现并进行适当处理有助于患儿日后膀胱尿道功能的恢复。

(四)肛门闭锁与膀胱尿道功能障碍

肛门闭锁可单独存在,也可合并其他各种先天性异常,涉及脊柱、肛门、心脏、气管食管瘘和肾脏等,大约30%~40%高位肛门闭锁患儿同时合并有脊髓先天异常。18%~30%肛门修补术前尿动力学检查显示有神经源性膀胱的可能。如肛门修补手术不伤及盆底的肌肉和神经,患儿很少出现尿失禁现象。除消化道检查外,腹平片和脊柱肾脏超声检查也有临床参考意义。如脊柱有畸形常提示可能存在脊髓发育异常,磁共振能进行明确的诊断。如影像学检查提示患儿脊柱可能出现先天异常,应行尿动力学检查了解有无神经源性膀胱的可能,在进行肛门修补术之前也应该行尿动力学检查,以便监测手术对膀胱尿道功能的影响。如出现明显的膀胱尿道功能障碍,在制定肛门闭锁的治疗方案同时应考虑神经源性膀胱的诊断,并且治疗原则应与脊髓发育不良患儿相同。

(五)脑瘫与膀胱尿道功能障碍

1.病因

脑瘫为围生期各种因素所致的大脑非进行性损害,由此产生一系列神经肌肉功能障碍。围生期引起脑瘫常见的因素有围生期感染、惊厥和颅内出血等。

2.临床表现

脑瘫患儿表现为粗运动发育迟缓,精细运动、肌张力和步态异常等。常出现肌腱深反射亢进。多数患儿并不出现尿失禁,其中确有部分患儿因智力障碍不能完成排尿训练而常出现尿失禁现象,只有很少一部分患儿的尿失禁与其肢体运动障碍无关,因此对那些有一定的智商,能很好接受排尿训练患儿,或已经接受了排尿训练能控尿者再次出现尿失禁时需要进行尿动力学检查,以全面评估膀胱尿道的功能。

脑瘫患儿如出现膀胱尿道功能障碍,一般以上运动神经元损害为主要特征,即表现为尿频、尿反射亢进,或伴有逼尿肌外括约肌协同失调等。上尿路造影多无异常表现。

3.治疗

多采用抗胆碱药物抑制膀胱充盈期逼尿肌无抑制收缩受到抑制,如残余尿量过多,会逼尿肌无抑制收缩,缓解尿频、尿急和急迫性尿失产生膀腕排空障碍,必要时可结合间歇导尿。

(六)小儿脊髓损伤的泌尿外科处理

1.流行病学及病因

小儿脊髓损伤占脊髓损伤的10%左右,但随不同小儿年龄段各报道的发生率有所不同。

小儿脊髓损伤中 24 小时内出现死亡者高达 40％。从目前文献看大约 60％～70％的小儿脊髓损伤患儿为男孩。从病因分析，车祸是小儿脊髓损伤最常见的原因，在汽车内，或在人行道，或骑自行车时受到意外事故。其次是参加各种运动造成的意外伤害，其中足球运动是最常见的原因之一。胎儿臀位明显增加脊髓损伤的危险因素，大约 20％臀位胎儿经阴道分娩时有颈部过度伸展现象，因此一旦损伤多为颈胸髓损伤。肩位难产也可导致脊髓损伤。

因小儿的脊髓与成人有所不同，因此小儿脊髓损伤的类型和严重程度与成人相比有很大差异，尤其是 8 岁以下的患儿这种差异更为明显。婴幼儿头部比例相对较大，脊柱活动支点的位置较高，对婴儿来说大约在 C2～C3，而成人大约在 C5～C6。因此年龄越小脊髓损伤的位置越高。儿童的脊柱因关节发育不成熟和周围支持韧带弱等因素更易半脱位。以上因素表明儿童在受到相同的外力作用下远比成年人更易发生脊髓损伤。

成年人出现脊髓损伤时多数伴有锥体的骨折或移位，而小儿则常出现 X 线未见异常的脊髓损伤（SCIWORA）。小儿脊髓损伤中 SCIWORA 的发生率占 16％～67％，其中完全性截瘫者占 29％～39％。小儿如同时出现脊柱骨折或脱位，则完全性截瘫者占 80％以上。大约 8 岁以后脊柱逐渐成熟，脊髓损伤的特征才逐渐与成年人大致相同。小儿脊髓损伤与成年人还有一个明显的不同之处是小儿脊髓损伤后有一潜伏期，大约长达 30 分钟～4 天。但是这种潜伏期的长短并不意味着损伤严重程度的不同。如果不能及时识别小儿的 SCIWORA，有可能造成二次脊髓损伤，将会明显加重脊髓损伤的严重程度。

2.小儿脊髓损伤的神经泌尿处理

有关脊髓损伤的神经泌尿处理方法取决于损伤的部位和严重程度。一般来说可以将骶髓作为膀胱活动的协调中枢。因此可将脊髓损伤分为骶髓损伤和骶上损伤，也有学者称之为下运动神经元性（骶髓）损伤和上运动神经元性（骶上）损伤。伤及骶髓的病变可破坏骶髓反射弧，造成逼尿肌反射不能。这些患者的尿道外括约肌也将部分或完全去神经。患骶上病变的病人其骶髓反射弧完整，但由于失去更高一级神经中枢的调节，一般会出现逼尿肌反射亢进，部分患者同时伴有逼尿肌外括约肌协同失调。

脊髓损伤早期脊髓将处于休克状态，表现为损伤水平以下的骨骼肌和膀胱逼尿肌处于无张力状态，由于膀胱颈的关闭，多数患者会出现尿潴留。经过一定时间后，随着脊髓休克的逐渐消退，最先出现肛门皮肤反射和球海绵体肌反射，逼尿肌反射也将逐渐恢复，恢复初期表现为持续时间短的逼尿肌反射性收缩，逐渐恢复至自主性反射性收缩。不完全性损伤者脊髓休克期较短，而完全性损伤者脊髓休克期将长达 6～12 周，也有报道可长达 1～2 年者。

因骶上脊髓损伤所致的下尿路功能障碍主要表现为逼尿肌反射亢进，逼尿肌内括约肌协同失调（病变在交感神经输出以下者，即 T6 水平以下），逼尿肌外括约肌协同失调（病变在交感神经输出以上，即 T6 以上者），伴有协同失调者常导致下尿路梗阻。T6 以上脊髓损伤者有可能出现自主神经反射障碍。骶髓损伤者逼尿肌表现为反射不能，损伤初期膀胱顺应性可正常或高顺应性，但随着时间的推移顺应性将逐渐减低。膀胱造影显示膀胱颈处于开放状态，但尿道外括约肌则痉挛并可造成下尿路梗阻。

以上两种脊髓损伤均为典型表现，但多数患者表现为混合形式，因此不能以神经系统病变来预测膀胱尿道功能障碍的类型，需要经尿动力学检查来进一步明确。

3.评估

脊髓损伤患儿病情一经稳定即需要泌尿外科医师参与治疗。由于先前骨科和神经科已确定了损伤的范围和严重程度,泌尿外科将关注 S2～S4 范围的体检,如这些区域出现神经反射将预示膀胱逼尿肌反射的恢复,检查手段包括直肠指诊了解在手指插入肛门时肛门括约肌是否存在反射性收缩(指肛反射),同时还可挤压阴茎头或阴蒂是否能诱发肛门括约肌反射性收缩(球海绵体肌反射),或留置尿管患者牵拉气囊尿管是否出现肛门收缩(尿管牵拉反射)。刺激肛门周围皮肤如出现肛门收缩(肛门皮肤反射)也可能预示逼尿肌反射的恢复。

小儿脊髓损伤评估应包括以下内容:①泌尿系感染的评估;②肾功能检查;③泌尿系造影;④膀胱尿道功能检查。肾脏超声检查能了解肾实质的厚度和收集系统的情况,此外,超声检查还能了解有无残余尿和膀胱壁的厚度。但是超声检查并不能了解器官的功能,因此需要行肾同位素扫描或静脉肾盂造影以了解肾脏的功能。

在脊髓损伤评估中最重要和最基础的检查是尿动力学检查。而影像尿动力学检查不但能了解逼尿肌的功能,而且能准确判断逼尿肌括约肌的协调性。尿动力学检查内容包括了解逼尿肌的收缩力及其收缩特征和收缩幅度;逼尿肌和内外括约肌的协同性,以及有无膀胱出口梗阻,及梗阻部位在尿道内括约肌(膀胱颈)还是尿道外括约肌(尿道膜部);通过尿道外括约肌肌电图了解该括约肌的活动情况。

漏尿点压力和逼尿肌括约肌的协同性是因脊髓损伤所致的神经源性膀胱的预后性指标,而影像尿动力学检查能准确区分尿道内外括约肌协同失调的情况。

4.治疗

小儿脊髓损伤处理的总的原则与成年人无明显不同。但是由于小儿生理解剖的特点不同,脊髓损伤的类型明显多于成年人,因而在处理中也应充分考虑小儿所处的心理、社会环境。在脊髓损伤急性期,由于脊髓休克,逼尿肌无张力,通常采用经尿道留置尿管引流膀胱尿液。一旦患儿病情稳定,可以采用间歇导尿。脊髓损伤晚期(即脊髓休克恢复后),泌尿外科处理主要目的是防止膀胱内压力过高而影响上尿路功能。曾有学者提出"平衡膀胱"的概念,指依靠自主反射,膀胱基本能将尿液排尽。但是这种提法并未考虑储尿期和排尿期膀胱内压力状况,而这恰恰是上尿路功能是否安全的重要指标。临床中也发现很多所谓的"平衡膀胱"出现肾盂输尿管积水。尽管小儿脊髓损伤的处理原则与成年人大致相同,但是小儿的家长对孩子的将来充满期望,希望自己的孩子能最终回归社会,因此给泌尿外科医师提出了更高的要求。原则上小儿脊髓损伤处理的目的是保证膀胱有足够的容量,顺应性良好并有适当的方法引流尿液。要达到这个目的,对于逼尿肌反射亢进或低顺应性膀胱者应用各种方法扩大膀胱,或利用肠道重建一个符合要求的储尿囊,并结合间歇导尿将能较好地满足生理或回归社会的需要。

第六节　遗　尿　症

遗尿的概念是指尿流的一种不随意改变。这一概念单独应用比较含糊,在此仅限于发生在夜间睡眠时的尿床,更确切地应称为夜间遗尿。

因为尿失禁正常可在婴儿和幼儿中发生,因此,在评价其影响因素时,应考虑到排尿控制发育过程中的年龄、尿床的方式和频率、儿童的性别及父母的提醒等因素。5 岁儿童中大约有15％仍然在夜间尿床。通常夜间遗尿持续到 5 岁或进学校的 7 岁左右才引起注意,这不是直到 7 岁父母才期望他不再尿床,而是与开始进入社会有关。夜间遗尿的自然缓解率大约为15％,到 15 岁时,99％的儿童已不再尿床。在 2 岁儿童中男孩发生尿床的比率明显高于女孩。

大部分夜间遗尿症的患者每晚都尿床,被称为原发性夜间遗尿。大约 25％已经不再尿床的 12 岁左右的孩子可以复发,被称为继发性遗尿。这说明排尿控制发育过程的这一阶段是相当脆弱的,情绪过于紧张易导致复发。

【排尿控制发育过程中的生物学因素】

在婴儿,排尿作为脊髓反射自发性发生。当膀胱充盈时刺激传入支,通过反射弧引起收缩发生。尿道外周由横纹肌组成的括约肌完全与排尿反射同步,以保证膀胱的充盈。尿道括约肌持续收缩以防止尿失禁的发生。当排尿发生时,括约肌反射性地松弛,以保证低压下膀胱排空。

婴儿每天 60％的时间是在睡眠中度过的,大约 40％的排尿发生在睡眠中。1 岁时减少到20 次,到 3 岁时每天排尿约 11 次。膀胱排空次数的逐渐减少归因于排尿反射的潜意识抑制。这时排空频率的改变只是简单地反映摄入液体和膀胱容量大小的改变,而膀胱容量的增加所占的成分要大于尿液容量的增加。

年龄较大的儿童,其正常排尿和成人型排尿方式的训练成功,依赖于三个不同的方面。首先,膀胱容量必须增加到与它的功能所适应的容积,新生儿的膀胱容量大约 30～60mL 左右,在 12 岁以前,膀胱容量每年增加约 30mL。其次,在排尿过程开始和结束中能自主地控制尿道括约肌。横纹肌不断得到训练,使括约肌的控制能成为一种有序的行为,一般在 3 岁左右可以完成。第三,儿童能发育到有意识地启动和抑制自发的脊髓排尿反射引起逼尿肌收缩。这一点在排尿控制发育中是最复杂的。

大多数儿童在 4 岁时即在白天和夜间的排尿控制上已发育成成人模式,成人模式的尿流动力学特征是没有膀胱的不稳定性或无抑制性收缩。尿流动力学研究证实,当膀胱充盈时,除非有自主的启动,否则即使有强烈的愿望要排尿,也不会有逼尿肌的收缩。当膀胱充盈时,尿道括约肌的横纹肌被反射性地激动,这时它们的收缩力最强,其目的在于防止尿失禁的发生。当逼尿肌自发地收缩,间时反射性地引起尿道括约肌的横纹肌松弛,即可允许低压下膀胱排空。

【病因】

遗尿症患儿除在睡眠中膀胱充盈或收缩时不能及时醒来外,其生物学与生理学表现与正常儿童是相似的。关于发生夜间遗尿的理论较多,包括发育迟缓、睡眠异常、遗传因素、精神紧张和泌尿系疾患等。因为夜间遗尿仅是一种症状,没有一种假设可以解释所有的原因,对每个个体来说,也可能是多个因素的结果。然而,大多数夜间遗尿的患儿并没有明显的心理障碍、神经病学异常和泌尿系疾患。

(一)尿流动力学因素

尿流动力学改变首先是膀胱容量较正常儿童为小,这种容量的减少通常超过 50％。但是,在麻醉情况下进行测量,其膀胱容量实际上并没有减少,而只是功能性的膀胱容量减少。这一发现支持抗胆碱能药物治疗遗尿的结果,Johnstone 认为它可以增加功能性膀胱容量 50%～60%。

在许多白天或夜间尿床的孩子中,他们的膀胱不稳定性用清醒时的膀胱测压很易证实,特别是白天伴有尿急、尿频症状者。这些白天出现的症状提示夜间尿床是由不稳定膀胱引起的。通常应用抗胆碱能药物治疗可以改善或治愈白天的症状和夜间遗尿。而 Mahoney 发现单纯有夜间遗尿的患儿清醒时行膀胱测压,在显示膀胱不稳定上有很大差异,其范围可达 16%～84%。研究中发现经尿道插管测压不稳定膀胱的检出率要高于耻骨上穿刺插管测压。同样,采用引出不稳定性的诱发试验如变动体位(坐位或立位)或排尿停止试验,可以诱发出非常高的发生率(78%～84%)。但是,Nogaard 等所做的更精细的尿流动力学研究证实:单纯有夜间遗尿的患儿膀胱充盈时的不稳定性发生率为 16%,与正常儿童的发生率相似。

在睡眠中监测夜间膀胱充盈的尿流动力学研究有助于阐明夜间遗尿的病理生理学因素,众多的研究证明:白天膀胱的不稳定性并不引起单一症状患儿的夜间遗尿的发生。然而,睡眠中的膀胱不稳定性通常 50%发生遗尿,且几乎所有的遗尿都能被充盈的膀胱所诱发。夜间遗尿不能在无膀胱收缩的情况下发生,然而,这些收缩本身不足以引起尿失禁,因为在大多数儿童,收缩仅能导致醒来去排尿。所以治疗目的是为消除单一症状夜间遗尿儿童的膀胱不稳定性,单一应用抗胆碱能药物则常常是无效的。

(二)睡眠因素

在睡眠中发生尿床的事实提示夜间遗尿可能存在着一种睡眠的紊乱,即睡眠过深或睡眠中唤醒困难。对于夜间遗尿与睡眠之间的个体评价需要通过仔细观察多种夜间生理变量,包括脑电图(EEG)、眼睛移动、尿流动力学参数、脉搏和血压等。一些研究证实睡眠并不是简单的机体和大脑活动被动地减慢,睡眠、觉醒与夜间遗尿之间既不是简单的也不是本能的。

正常睡眠以称之为非快速眼球运动(NREM)睡眠开始,睡眠能渐次分为 4 个深度级别(1～4 期),每一期都有其特异的 EEG 特征改变。实际上睡眠具有特征的是快速眼球运动(REM)睡眠。REM 睡眠伴有自律性增加、肌肉松弛和入梦。正常睡眠由 NREM 睡眠、REM 睡眠和偶尔的清醒这一循环所构成。在稍大儿童和成人,这一循环大约 1～1.5 小时,并且在夜间睡眠时,在这一循环中 REM 睡眠所度过的时间比例增加。

众多研究证实,遗尿症患儿的睡眠方式与正常儿童并无特别的差异,大多数遗尿的发生也并不是过深的睡眠和唤醒困难所致。

Robert 在对夜间睡眠与膀胱监测的研究中将遗尿的发生分为三种不同的类型。①尿床时膀胱压力逐渐波浪状升高至顶点,并伴随着明显的躯体和内脏的反射,包括心跳加速、明显的肢体运动、呼吸加快和渐进的唤醒反射。如果唤醒反射非常强烈,患儿可表现出与尿床"斗争"的迹象。②非常快的排尿并伴随小的肢体运动和内脏征候,其唤醒反射非常简短,不尿床的努力很有限。③完全的深眠状态对膀胱刺激的反射中枢神经反射和反应都缺乏,在脑电图上既没有膀胱充盈的记录,也没有膀胱收缩的记录,作为结果,尿床是在没有任何睡眠改变的情况下不知不觉发生的。

Watanabe 和 Azuma 依据膀腕测压与 EEG 监测将遗尿分为三种不同类型。对这三型患者的随访分析发现明显的 EEG 和尿流动力学改变提示随着时间的延长,许多患儿产生一些发育中的改变,包括中枢神经系统对膀胱充盈和膀胱收缩的识别增加,中枢神经系统对排尿反射的控制增加。由此看来,睡眠异常虽是遗尿的一个原因,但更重要的是,在许多病例中发现,遗尿的确由发育延缓引起。实际上,它是在中枢神经系统对膀胱充盈和膀胱收缩的识别和抑制两方面的发育均延缓。

(三)抗利尿激素与夜间遗尿的关系

抗利尿激素(ADH)是下丘脑视上核与室旁核分泌的一种肽类激素,又名加压素,分泌后沿下丘脑-垂体束进入神经垂体储存。现已确定,下丘脑视上核及其周围有渗透压感受器存在,当血浆渗透压高于细胞内液渗透压时,渗透压感受器即感受到高渗刺激,引起视上核的兴奋,增加 ADH 的合成、分泌和释放,ADH 作用于肾,使排尿减少,以保留水分,继而使血浆渗透压恢复正常。

至少 100 年前人们就认识到夜间的尿量要少于白天。1975 年 George 等证实血浆抗利尿激素水平有节律性改变,即夜间分泌增加,它是对夜间排尿改变的应答。而一些研究者发现有些遗尿患儿却表现为白天与夜间 ADH 分泌呈一稳定的水平,其引起夜间产生大量稀释尿。尿量超出功能性的容量,即引起夜间多尿。虽然这些研究者发现夜间多尿与 ADH 分泌缺乏之间有密切的关系,ADH 缺乏可能是夜间遗尿的原因。但也有不同意见,Steffens 等发现仅有 25% 夜间遗尿儿童的夜间 ADH 较对照组有显著的分泌缺乏。Kawauchi 和 Watanabe 在一个大的人群研究中发现夜间遗尿和正常儿童夜间尿渗透压方面并无显著性差异。因此,ADH 在夜间遗尿患儿中出现的频率、作用机制及病理生理学意义等都需要做进一步的探索。

有些研究提示 ADH 的分泌也可能被膀胱的充盈所影响,Kawauchi 等观察到:①局张膀胱尿流转向后,白天和夜间 ADH 水平的正常差异消失;②膀胱压力检测中,膀胱充盈时的 ADH 水平要高于膀胱空虚时。Ohne 的实验研究尿潴留在 ADH 产生中的作用时发现,在尿道梗阻 2 小时内下丘脑产生 ADH 的细胞活性增加,推测是被尿潴留影响的膀胱壁充盈和壁的扩展对神经末梢的刺激的结果,引起下丘脑对 ADH 分泌的调节。这些观察提示:夜间 ADH 分泌的低水平可能是夜间遗尿的原因,因为夜间膀胱排空即尿床后失去对 ADH 分泌的刺激。

一些证据提示,真正从病理生理学角度看,有些遗尿症患儿 ADH 缺乏节律性变化被认为是发育延缓更为贴切。对遗尿儿童和正常儿童晨起第一次尿标本渗透压测定证实,4 岁以下儿童尿渗透压较 5 岁以上儿童低,并具有临床意义,而遗尿儿童和正常儿童之间尿渗透压并无明显的差异。Knudsen 等观察到 25% 的遗尿儿童缺乏 ADH 的节律变化,但随年龄增长而改善,这也提示 ADH 的节律变化可能是发育延缓所造成的。但在一些患者即使发育过程中夜间 ADH 分泌增加之后,这些患者的症状可以得到缓解,仍不能治愈遗尿。

(四)发育延缓

前面提到的尿流动力学方面的改变、睡眠、ADH 分泌和尿渗透压、包括白天的不稳定性膀胱和夜间的膀胱无抑制收缩、膀胱充盈时的唤醒困难以及 ADH 的节律性变化等,所有这些改变都可以在正常婴儿和幼儿身上发生。所以,夜间遗尿可以解释为发育的停滞。这些生理改变的每一种都可随时间推移而改善,在大多数儿童可自发地缓解。儿童有这些异常并不是有任何神经疾患的证据,而实际上单纯夜间遗尿的患儿明确有神经系统疾患的还是少数。这些现象可能是神经生理发育不完善的不同表现。

神经生理发育不完善的假说也被一些临床观察所支持:社会压力和情绪紧张可以延缓无器质性改变的患儿尿流控制的发育及影响遗尿发生的期限。在社会经济地位低下和非技术工人的人群家庭中,夜间遗尿的发生率较高。在紧张环境里生活的家庭,遗尿的发生率要增加3倍。MacKeith 指出 2～4 岁是控制夜间遗尿发育的敏感期,在此期间,明显的焦虑状态可以增加遗尿的发生。

尽管在夜间遗尿患儿中神经解剖方面是完善的,人群的对照研究显示,发育延缓有很大的不同,而这些发育延缓的表现在非遗尿症儿童中并不发生。这些延缓反映出中枢神经系统调节功能的不完善,它包括精细和粗的动作笨拙、感觉异常和说话晚。且有一定数量的遗尿儿童显示骨骼成熟延缓即骨龄延迟。

这些发现提示:儿童夜间控制排尿的能力是儿童总体发育的一个组成部分,它能被一些内在或外在的因素影响,导致它的发育延缓。对这些儿童的进一步研究发现:这些发育延缓的发生并不是孤立的,它都伴随着一些其他的发育延缓,而几乎所有的病例,都随着时间的推移而改善。

(五)遗传因素

早就有观察发现有些遗尿症患者有家族史,多项研究中表明:超过 1/3 的遗尿症患儿的父亲和 1/5 的母亲有遗尿病史。父母双方都有遗尿病史者,他们的孩子 77％可发生遗尿,父母双方一方有遗尿病史者,他们的孩子 44％可发生遗尿。Hogg 和 Husmann 检测遗尿症儿童对去氨加压素(DDAVP)的反应发现有遗传学的易患性倾向,遗尿症总的反应率为 75 ％,而有阳性家族史则可达 91％。

(六)泌尿道疾患

遗尿症儿童,特别是女孩容易发生泌尿道感染,这些儿童有些并不是单一症状的夜间遗尿,而是白天的症状导致膀胱的不稳定性。遗尿的男孩子很少发生泌尿道感染。除了膀胱的不稳定性以外,对大多数遗尿症儿童来说,他们的遗尿并不是由器质性泌尿道原因所造成,器质性疾患的发生率低于 10％,甚至可能接近 1％。有些患儿有意地使膀胱括约肌收缩以控制排尿,使膀胱内压升高,这与尿路梗阻一样,容易患泌尿系感染。

(七)精神因素

遗尿症儿童情绪不稳定的发生率较正常人群要高,而多数遗尿者并不患有明显的精神疾患。从精神动力学观点看,如果遗尿是单纯的一种情绪异常的机体反映,它可以产生不良后果,如精神生理学损害或对发育引起的替代症状。许多临床医生发现,遗尿症治愈之后,相应的精神损害也得到了改善。临床上也发现二者共存,但遗尿可以引起情绪的紊乱,同样,情绪紊乱又可以加重遗尿的发生,这也是不争的事实。

(八)其他

虽然对大多数遗尿症患者来说,并没有证据说明遗尿与过敏有关,但也确有一小部分患者与其有关并经治疗后缓解。Zaleski 等指出食物过敏可引起膀胱功能性容量减小及膀胱活动增强,但 Kaplan 等发现:由食物过敏引起的遗尿患者中,其伴随过敏现象出现的免疫球蛋白

IgE 的水平较对照组并无显著性差异。遗尿症儿童脑电图异常的发生率较正常儿童高,这一发现可反映轻微程度的大脑功能异常,或可以提供中枢神经系统发育延缓的证据。有些女孩因感染蛲虫可致突发性尿频和遗尿,驱虫后症状可迅速消失。

鉴于遗尿症发病原因的多样性和患儿所处的年龄段,有遗尿症儿童的家庭既应积极探索发病原因,更应给患儿以最大的宽容和理解,以期待他能自发地痊愈,而责骂和惩罚只能造成患儿精神上的损害。虽然大多数遗尿症儿童没有器质性损害,但对年龄稍大仍然持续尿床的患儿,应做进一步的检查。病史的询问十分重要,一些特征能帮助鉴别这些患者并指导治疗,它包括泌尿道感染或泌尿道感染史、遗尿情况、尿失禁类别、是否便秘、阳性家族史、明显的深睡眠、成功的排尿训练及既往治疗史等。应常规行体检和评价、尿常规和尿培养,体检应包括相关的神经系统检查,包括仔细的观察和触诊,注意腰骶部有无膨出或毛发生长,以免遗漏隐性骶椎裂。这些检查正常者应行放射学检查,如肾盂静脉造影、排尿时的膀胱尿道造影和骶椎的平片。没有明确的指征,一般无须行膀胱镜检查。

上述检查的目的是为了筛选和鉴别出少数须进一步检查的患儿。通常这种非侵入的途径将患儿分为三组。①无须做进一步检查的单一症状的患儿;②有泌尿道感染或明显神经系统异常,须做全面的泌尿系检查者;③没有泌尿道感染或明显神经系统异常,但有白天或夜间尿失禁,或有一些排尿异常的症状。虽然许多孩子在第二组,最终发现有尿流动力学异常,如不稳定性膀胱,但首先除外泌尿道解剖学异常是非常必要的。这可利用 B 超来完成对肾、输尿管和排尿前后膀胱的检查。如有严重或持续的排尿障碍,应行尿流动力学检查,目的是为了除外神经系统病变并指导以它可除外肾输尿管积水、膀胱壁增厚及有无残余后的治疗。

【治疗】

(一)药物治疗

1.胆碱能受体阻断剂

虽然胆碱能受体阻断剂显示可增加遗尿症小儿的功能性膀胱容量、减少膀胱的无抑制性收缩,但大约一半的遗尿症儿童并没有这些尿流动力学改变。总体来说,胆碱能受体阻断剂治疗遗尿症的效果不十分理想,它的有效率范围是 5%～40%。这些药物能有效地治疗不稳定性膀胱,被限定用于合并有不稳定性膀胱的遗尿症,疗效还是比较理想的。Kass 等发现胆碱能受体阻断剂治疗有不稳定性膀胱症状诸如尿急、尿频、白天或夜间尿失禁等的遗尿症非常有效,有效率达 87.5%,尿流动力学检查证实有不稳定性膀胱的患者疗效甚至可高达 91%。

奥昔布宁是目前遗尿症治疗中应用最广泛的胆碱能受体阻断剂。它在欧美被列为遗尿症治疗的常规药物之一,也是合并有不稳定性膀胱遗尿症的首选药物。Persson-Junemann 等对 63 例遗尿症儿童应用奥昔布宁,患儿中 84% 有尿流动力学改变,有改变患儿的治疗有效率达 71%。Kosar 等对 37 例有不稳定性膀胱的遗尿症儿童应用奥昔布宁每天 15mg,其有效率为 88.2%。Lottmann 综述了法国治疗遗尿症的情况,据他统计,患儿治疗的最初选择 48% 为奥昔布宁,选择 DDAVP 者占 22%,选择丙米嗪者占 12%。近年来,托特罗定作为一种新的胆碱能受体阻断剂应用于临床,它的药效与奥昔布宁相同,但口干等副作用发生率及严重程度要低。Munding 等通过临床观察认为:托特罗定可安全地应用于有膀胱过度活动的患儿,减少尿床的发生。

2.影响尿量的药物

夜间尿量减少和 ADH 昼夜的节律变化为临床应用影响尿量的药物提供了理论根据。简单地限制饮水或白天应用利尿剂,造成与夜晚相对的脱水,这些方法实际上并不是很有效。而控制 ADH 的水平是有用的,因为如上节所述,在一些遗尿症儿童中证实了夜间 ADH 水平降低,导致夜间多尿。然而,应用任何含有天然加压素的药物控制遗尿并不有效,主要原因是作用时间太短和平滑肌的副作用。

去氨加压素(DDAVP)系合成的类似物.与天然激素精氨酸加压素结构相似,其结构改良是将 1 位置上的半胱氨酸脱氨,以 8-D-精氨酸取代 8-L 精氨酸,这些结构改变后,显著增加抗利尿作用,但对平滑肌的作用很小,避免了产生增压的副作用。这种药物可经鼻或口服给药,在治疗量作用下,对多数患者可维持 8～12 小时的抗利尿作用。经双盲临床研究显示,DDAVP 治疗遗尿较安慰剂更有效。它的作用机制是抗利尿作用。临床使用剂量范围:经鼻喷雾给药剂量为每晚 20～40μg,片剂为每晚 200～400μg,关于它的疗效各家报告不一,但多数作者认为在减少每周的尿床次数上显得更有效。Hj alims 等观察长期应用 DDAVP 的疗效和安全性发现:61.4%(245/399)的患儿减少了一半以上的尿床次数,并认为长时间应用 40μg 是安全和有效的。Snajderova 等对国际间开放的多中心临床研究的一长达 42 个月的应用观察发现:265 例患儿经滴鼻给药 6 周,78.1%停止了尿床。继之对其中 55 例继续用药,有效剂量使用 3 个月减至原剂量的 1/3,一年后,有效者为 72.7%,两年治疗后为 70.9%,三年治疗后为 61.1%,长时间治疗期间复发者占 29.6%。Glazener 和 Evans 在综述了 21 组 948 例研究报告后认为:DDAVP 能迅速减少遗尿症患儿的尿床次数,但有一些证据表明在治疗停止后,这一作用并非持续不变。在比较研究中,DDAVP 与三环类抗抑郁药有相似的临床疗效,但条件反射疗法可产生更持久的作用。Skoog 等观察一组 141 例患者口服 DDAVP 的临床研究,随机分别给予 200 、400 和 600mg,睡前口服,发现效果与剂量有线性依赖关系,600mg 组在减少尿床次数上最为显著,可能增加剂量可改善疗效。临床上也发现了 DDAVP 的一些副作用,如鼻刺激、鼻出血、短暂头痛、恶心等,有患者睡前过量饮水引起水中毒的报道,应引起患者与家属的重视。

3.三环类抗抑郁药

治疗遗尿症的三环类抗抑郁药是长期以来应用最广泛、研究最多的,其中大家最为熟悉的是丙咪嗪,临床上也有应用阿米替林和氯米帕明的报道。自从 1960 年首次报道丙咪嗪治疗遗尿症有效以来,在控制良好的大样本研究中它被证实较安慰剂有显著效果,其疗效范围虽较大,但一般认为约 50%的遗尿症儿童可经丙咪嗪治愈,但约 60%的患儿在停药后可能复发。

丙咪嗪在外周神经系统和中枢神经系统有不同的药理作用,导致其抗遗尿作用。它确切的作用机制尚未完全搞清。它的外周作用包括:①弱的抗胆碱能作用,其在膀胱平滑肌上的作用仅是阿托品的 1/160,它在控制逼尿肌的无抑制收缩上也是无效的;②在体外对膀胱平滑肌有直接的抗痉挛作用,但在临床有效的抗遗尿剂量上这种作用并不明显;③在进入膀胱的交感神经上有复合作用,通过抑制去甲肾上腺素的再吸收,干扰其在 α 受体上的作用并增强在 β 受体上的作用。综合上述对外周神经系统的作用,丙咪嗪倾向于能增加膀胱容量。丙咪嗪对中枢神经系统的影响包括抗抑郁作用和对睡眠的影响。它的抗遗尿作用与其抗抑郁作用有关,因为在遗尿症作用的时间过程是即刻的,而对抑郁的作用通常是延迟的,并需要更大的剂量。丙咪嗪通过减少 REM 睡眠时间、增加轻 NREM 睡眠的时间来改变睡眠。遗尿在睡眠早期很少发生,更常见发生在睡眠第三期。Rapoport 等在睡眠研究中发现,丙咪嗪减少了总的遗尿次数,但并没有改变发生遗尿的睡眠分期。丙咪嗪减少夜间尿床,并不是将遗尿症转换成夜尿症,丙咪嗪也并没有导致比安慰剂更多的夜间醒来。这也提示在遗尿症中丙咪嗪在睡眠上的作用和在睡眠分期上的作用是比较独立的。Hrnisballe 在研究中发现:如有夜间多尿存在时,丙咪嗪有一种独立于 ADH 的抗利尿作用,丙咪嗪的这种抗利尿作用归因于最初在肾近曲小管 α 肾上腺素的刺激增加,继之发生肾单位近曲小管及更远部分尿素和水的重吸收增加的结果。

丙咪嗪推荐剂量是每次 25mg,12 岁以上每次 50mg＞或 0.9～1.5mg/kg·d,睡前服。常见的副作用有口干、便秘、头昏、失眠、心动过速等,虽然发生率较低,但在大剂量应用时容易发生。

Tahmaz 等对联合用药进行了观察,他们选用了丙咪嗪加奥昔布宁,对其治疗效果进行的分析表明,两者合用与单用的治疗效果经统计学处理虽没有显著性差异,但临床资料表明较单用有效。

1.其他药物治疗

多年来,临床上探索了不少药物治疗的新途径,疗效较为肯定的有下列几种。

(1)盐酸甲氯芬酯(又名氯酯醒、遗尿丁)主要作用于大脑皮层、能促进脑细胞的代谢,提高神经细胞的兴奋性。它的副作用较小。每次用量 0.1g,每日三次。

(2)盐酸伪麻黄碱与麻黄碱一样,具有中枢兴奋作用,但较弱。伪麻黄碱、奥昔布宁和吲哚美辛治疗原发性遗尿症,治疗效果良好,且副作用很小,认为它可以作为治疗遗尿症的替代药物。

(3)卡马西平治疗遗尿症的报道不少,它的化学结构与丙咪嗪相关,在炎症条件下,它能减少前列腺素 E2 样活性,增加膀胱容量,增加肾小管对 ADH 的敏感度,导致抗利尿作用。A1-Waili 等用卡马西平 200mg/d 治疗遗尿症,治疗组疗效为 30 天内无尿床夜 18.8＋8.82,而安慰剂组为 3.92±5.22,观察期间未发现显著副作用。

(4)前列腺素合成抑制剂:Batislam 等应用双氯芬酸栓剂治疗遗尿症,其疗效较安慰剂有显著性差异。也有应用吲哚美辛或吲哚美辛栓剂的报道,取得相同的效果。其机制系前列腺素可增加逼尿肌张力,降低尿道内压力,并可对抗 ADH 的作用。因此,应用其合成抑制剂可减少前列腺素的作用。Kuznetsova 等的研究发现,遗尿症儿童肾脏分泌 PGE2、PGE$_1$ 等并没有增加,但 PGE2 与钠离子相关,说明前列腺素与其他生理活性物质共同作用于肾小管。

(二)行为治疗

对于遗尿症来说,行为治疗也是很有效的,虽然对其疗效因影响因素过多而不好客观评价,但应该被认为是治疗遗尿症的一线方法。这些方法包括:膀胱训练、增强自信心和条件反射疗法等,通常几种行为治疗方法结合药物治疗可获得良好的疗效。

1.膀胱训练

膀胱训练是指有意控制排尿的训练。遗尿症的特征是由于膀胱收缩,导致膀胱功能性容量的减少。这一方法所显示的最初效果是良好的,随着膀胱功能性容量的增加,尿床的次数相应减少。

这一方法主要是逐渐延长排尿的时间间隔,以达到使功能性容量逐渐扩大的目的。在患儿有尿意时,父母应鼓励儿童尽可能地推迟排尿时间。随着排尿间隔的延长,所记录的尿量也在增加。膀胱训练方法可使遗尿症儿童的膀胱容量平均值较对照组有较大程度的增加(大约35％)。但令人遗憾的是,这一增加并不都使遗尿症患儿改善了症状。然而,Geffken 发现当膀胱训练结合条件反射疗法即定时唤醒排尿,其结果获得了更高的成功率。

2.增强自信心

行为改变治疗方法在遗尿症治疗中是成功的,但它的成功需要一个有信心的患儿、认真而有耐心的父母以及医生与家庭的密切配合。增强自信心可以包括激励、反应、奖励和巩固等过程。对孩子的进步应有详尽的记录或制一粘贴红星的表格,这样可以对孩子的进步予以量化,长时间不尿床或不尿床的夜晚,都可以红星或相同的方式来奖励,以这种方式来激励孩子,肯定他所做出的努力,增强他的自信心。评价这一方法的效果是比较困难的。对于有选择的儿童,采用这种方法可以改善治疗效果,并减少复发率。实际上增强自信心的训练更多地作为行为治疗的一个组成部分。

3.条件反射疗法

随机可控试验和临床研究都显示,条件反射疗法应用定时唤醒排尿对治疗遗尿症是一种很有效的手段。最初,其设计由一个电池驱动的监测器组成,患儿睡时放置在身下,它被尿液激发然后以铃声唤醒患儿,止闹后起床上厕所排空尿液。长时间训练后形成条件反射,多次重复后,膀胱充盈的敏感度也成为条件之一,即膀胱充盈到即将排尿时,也会像铃声一样引起条件反射,使患儿起床排尿。这一方法建立在经典的条件反射理论上。一些学者认为:应用唤醒的条件反射疗法对夜间遗尿来说是一种最有效的治疗方法。在改进的设备里,用小的电池做动力传感器,可装置在衣领或袖口,在衣服下用细的导线相连,它可以被很少的尿液激发。

这种疗法失败的主要原因是缺乏双亲的理解和配合,可以通过适宜的装置和监督将其降至最低。在进行此疗法之前,父母和儿童必须认识到这种疗法可能要延续几个月。在对照研究中,条件反射疗法要优于药物治疗如丙米嗪、DDAVP。其治愈率 60％～100％。这种疗法在不同条件下,如年龄、智力、尿床的频度等,均不成为影响疗效的因素。

条件反射疗法可与药物治疗或其他行为疗法联合应用。Sukhai 等联合应用 DDAVP 与条件反射疗法取得很好的疗效。在无购置监测器条件下,采用闹钟加父母定时唤醒的办法,也能收到一定的效果。

(三)祖国医学治疗遗尿症

1.针灸疗法

中医认为肾司二便、主气化,膀胱有储藏和排泄小便的功能,如肾气不足,下元不能固摄.每致膀胱约束无权,而发生遗尿。

治法:取膀胱俞、肾俞、募穴为主。针刺用补法或灸法,以补肾益气。

处方:肾俞膀胱俞中极三阴交大敦

随证配穴:有梦遗尿配神门;食欲不振配脾俞、足三里。

国外也有应用电针刺治疗遗尿症的报道,瑞典 Bjorkstrom 等应用电针刺治疗遗尿症儿童25 例,除 1 例不能耐受外,其余均完成了 8 周的治疗。结果显示,不尿床的夜晚数由治疗前的每周平均 2.3 天,逐渐增加至 5 天,约 65％的患儿有效。

2.中药治疗

祖国医学很早就对遗尿症有明确的认识,该证候最早见于《诸病源候论·尿床候》。《景岳全书·遗溺》说:"遗溺一症,有自遗者,以睡中而遗失也。"临床常见的遗尿辨证论治可有以下几型:

(1)肾督虚损

主证:神疲怯寒,小便自遗,头昏眼花,腰膝酸痛,两足无力,舌淡苔白,脉细无力。

治则:补肾填精。

方药:沈氏菟丝子丸。药用菟丝子、莲肉、枸杞子补肾益精;茯苓、山药固肾健脾。另可加女贞子、旱莲草、续断、狗脊、龙骨、牡蛎等。

(2)心肾虚热

主证:夜寐遗尿,精神不振,形体消瘦,寐不安宁,心烦而溲数淋漓,舌苔薄,舌尖有红刺,脉沉细而数。

治则:补心肾,清虚热。

方药:桑螵蛸散。药用人参、茯神、远志、石菖蒲益心气.开心窍;龟板、桑螵蛸、龙骨补肾固涩。若心肾不交而夜寐不安者,可加交泰丸;若肾阴虚,相火偏亢,加滋水清肝饮。另加益智仁、山药、五味子等。

(3)湿热下注

主证:夜寐遗尿,小便频数,淋漓短涩,且有灼热感,舌偏红,舌苔腻,脉细滑而数。

治则:清利湿热。

方药:八正散加减。方取瞿麦、篇蓄、车前子、大黄、栀子、木通、滑石、甘草、灯芯草等清热泻火,利水化湿。另加补肾固精之品,如山药、山茱萸、菟丝子等。

参考文献

1.郭震华.实用泌尿外科学(第2版).北京:人民卫生出版社.2013.

2.那彦群,叶章群,孙颖浩.2014版中国泌尿外科疾病诊断治疗指南.北京:人民卫生出版社.2013.

3.杨勇,李虹.泌尿外科学.北京:人民卫生出版社.2015.

4.张元芳,孙颖浩,王忠.实用泌尿外科和男科学.北京:科学出版社.2013.

5.郭应禄,周利群,孙颖浩.泌尿外科学内镜诊断治疗学(第2版).北京:北京大学医学出版社.2016.

6.叶章群.泌尿外科疾病诊疗指南(第3版).北京:科学出版社.2013.

7.杨登科,陈书奎.实用泌尿生殖外科疾病诊疗学.北京:人民军医出版社.2015.